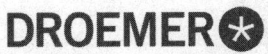

Michael Tsokos

Die Zeichen des Todes

**Neue Fälle von Deutschlands
bekanntestem Rechtsmediziner**

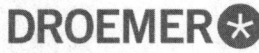

Besuchen Sie uns im Internet:
www.droemer.de

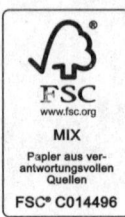

FSC
www.fsc.org
MIX
Papier aus ver-
antwortungsvollen
Quellen
FSC® C014496

© 2017 Droemer Verlag
Ein Imprint der Verlagsgruppe
Droemer Knaur GmbH & Co. KG, München
Alle Rechte vorbehalten. Das Werk darf – auch teilweise – nur mit
Genehmigung des Verlags wiedergegeben werden.
Covergestaltung: © FAVORITBUERO, München
Coverabbildung: © Andre Kowalski
Satz: Adobe InDesign im Verlag
Druck und Bindung: GGP Media GmbH, Pößneck
ISBN 978-3-426-27617-4

5 4 3 2 1

Bedenkt: den eignen Tod,
den stirbt man nur,
doch mit dem Tod der andern
muss man leben!

Mascha Kaléko

Inhalt

Vorwort

Willkommen zurück in meiner Welt, der Welt der Rechtsmedizin. Nach drei Romanen (die True-Crime-Thriller *Zerschunden, Zersetzt, Zerbrochen*) ist es mal wieder an der Zeit, Sie, verehrte Leserin und verehrter Leser, mit einem Buch über Fälle aus meiner rechtsmedizinischen Praxis an Leichenfundorte, in den Sektionssaal, ins Labor und in den Gerichtssaal mitzunehmen.

Ich verspreche Ihnen: Bei jedem der hier geschilderten, teilweise unglaublichen, zumeist tragischen, allesamt so spannenden wie echten Fälle aus der Rechtsmedizin wird Ihr Kopfkino anspringen. Der entscheidende Unterschied zur Kriminalliteratur, die Sie sonst vielleicht verschlingen, ist, dass sich die Fälle, von denen ich hier berichte, tatsächlich so ereignet haben. Ich selbst war in der einen oder anderen Form an ihrer Untersuchung und Aufklärung beteiligt. Sie bekommen die Informationen zu diesen Fällen also aus erster Hand und nicht von einem um Authentizität bemühten Autor, der seine Geschichten realistisch verpacken und allem einen professionellen Anstrich verleihen will, dem aber leider das Grundverständnis der Rechtsmedizin völlig abgeht – ganz zu schweigen von dem Spezialwissen, das ich mir in mittlerweile 25 Berufsjahren angeeignet habe und in diesem Buch immer wieder einbringe.

Obwohl wir das Töten von Menschen in unserer zivilisierten Gesellschaft (zumindest behaupten die Politiker, sie wäre zivilisiert) verdammen, lieben die meisten Deutschen Krimis, True Crime und Thriller. Auch wenn es uns sadistisch und krank vorkommt, wenn Gewalttäter Lust am Töten und am Todeskampf ihrer Opfer empfinden, schauen wir ihnen als Leser, Fernsehzuschauer oder Kinobesucher gerne dabei zu. Die statistische Wahrscheinlichkeit, in Deutschland Opfer eines Tötungsdelikts zu werden, ist indessen sehr gering. Dass dies so bleibt, ist allerdings keine Selbstverständlichkeit, sondern es verlangt uns allen harte und unermüdliche Arbeit ab.

Wie Menschen in unserem Land sterben, sagt etwas darüber aus, wie wir leben – heute, hier und jetzt. Als Rechtsmediziner bekomme ich Einblicke in die Abgründe unserer Gesellschaft. In die jeweils aktuellen Abgründe. In früherer Zeit waren das Giftmorde von Frauen an ihren ungeliebten Ehemännern, Leuchtgasvergiftungen oder Methanolintoxikationen von Schnapsbrennern; später kamen dann die Junkies, Schnüffler, Bodypacker, Crash-Kids oder S-Bahn-Surfer. Heute sind es immer häufiger Todesfälle von Pflegepatienten, die an Rücken, Gesäß und Ellenbogen tiefe Krater, sogenannte »Durchliegegeschwüre«, aufweisen, oder Intensivpatienten, die von sogenannten »Todesengeln« in Kliniken von ihren Leiden »erlöst« wurden. Und leider werde ich als Rechtsmediziner immer öfter mit totgeschüttelten Säuglingen und ermordeten Frauen – fast ausschließlich Muslimas – konfrontiert, die gegen einen mehr als nur befremdlichen archaischen Kodex verstoßen hatten und dafür von einem engen Familienmitglied (meist der jüngste und zudem noch strafunmündige Bruder) regelrecht abgeschlachtet wurden und deren Tod zur Krönung dann auch noch von der Presse als »Ehrenmord« bezeichnet wird.

Armes Deutschland? Welcome to the jungle!

Michael Tsokos

Auf Kaperfahrt

**Donnerstag, 15. September 2016, 18:00 Uhr,
Berlin-Steglitz**

Am 15. September ist es drückend heiß in Berlin. Wenige Tage
später wird der erste Herbststurm durch die Straßen fegen,
aber noch hat das Hoch über der Hauptstadt seine letzte
Schlacht nicht verloren. Ebenso wenig wie der großwüchsige
Mann, der an diesem Donnerstag gegen 18 Uhr zu Fuß unterwegs ist. Er steuert einen »Spätkauf«-Laden in Steglitz an,
einem gutbürgerlichen Viertel im Südwesten der Stadt.
Der Mann heißt Gerwald Claus-Brunner, laut Personalausweis eigentlich nur Gerwald Claus. Den Namenszusatz hat er
frei erfunden, und das ist keineswegs das einzige phantastische
Detail in seinem Leben. Mit seiner Körperlänge von 2,03 Metern ragt der 44-Jährige aus jeder Menschenmenge heraus.
Durch sein schrilles Outfit fällt er überdies auf wie ein bunt
lackierter Elefant. Der übergewichtige Hüne trägt eine oran-
gerote Latzhose wie die Männer von der städtischen Müllab-
fuhr, dazu ein Palästinenserkopftuch und um den Hals einen
Davidstern. Seine unförmige Statur und das dickliche Gesicht,
das in einem Ausdruck von Trotz und Argwohn eingefroren
scheint, sind nicht nur in Berlin, sondern weit über die Stadt-
grenzen hinaus bekannt.
Gerwald Claus-Brunner, von Freunden und Kollegen »Faxe«
genannt (wie der extrem beleibte Wikinger bei »Wicki und die
starken Männer«), ist Abgeordneter der Piraten-Partei im Berliner Parlament. Der Wahlkampf um die Sitze im städtischen
Abgeordnetenhaus läuft auf vollen Touren. In drei Tagen werden die Berliner ihre Stimmen abgeben, und die Umfragen sagen für die Piraten ein Desaster voraus. Nach sensationellen

8,9 Prozent fünf Jahre zuvor werden sie diesmal kläglich an der Fünf-Prozent-Hürde scheitern – falls nicht noch ein Wunder geschieht. Doch danach sieht es keineswegs aus, ihren Vorrat an Wundern haben die Piraten restlos aufgebraucht. Die aus dem Nichts aufgestiegene Exotenpartei, die 2011 mit Berlin ihr erstes Bundesland enterte und im Jahr darauf deutschlandweit auf zwölf Prozent taxiert wurde, hat sich binnen kürzester Frist selbst zerlegt. Die Berliner Piraten-Fraktion ist heillos zerstritten, Medien und Öffentlichkeit nehmen den schrillen Haufen nur noch als Chaostruppe wahr.

Claus-Brunners persönliche Aussichten sind entsprechend düster: Nach fünf fetten Jahren mit monatlich 7000 Euro Abgeordnetendiät steht dem gelernten Fernmeldeelektriker ein schmerzlicher sozialer Abstieg bevor. In früheren Jahren hat er auf Großbaustellen im Nahen Osten oder in der Schweiz malocht. Aber das packe er heute nicht mehr, soll er gegenüber Bekannten geklagt haben. Parallel zu seiner Arbeit als Stadtpolitiker hat er einige Semester Maschinenbau studiert, doch das Studium schon 2014 ohne Abschluss abgebrochen.

Seit Jahren verbreitet er das Gerücht, er sei »unheilbar krank« und habe nur noch wenig Lebenszeit vor sich. Das ist zwar, wie so vieles bei ihm, frei erfunden, aber der Mann ist offenkundig ausgebrannt. »Ich betreibe Raubbau an mir selber und an denen, die ich kenne«, erklärte er schon Ende 2011, wenige Wochen nach seiner Wahl ins Abgeordnetenhaus. »Eigentlich bin ich völlig am Ende. Aber ich halte durch, weil ich sicher bin, dass ein großer Teil der Basis hinter mir steht.« Doch die »Basis« ist nun auch zerbröselt, und so steht Faxe vor den Trümmern seines Lebens. Politisch, beruflich und privat.

Davon lässt er sich allerdings nichts anmerken, als er an jenem Spätnachmittag bei dem »Späti« in Steglitz eintrifft. Claus-Brunner führt einen Rollkoffer im XXL-Format mit sich, den er auf einer Sackkarre transportiert. Oben auf dem Koffer liegt zudem ein Rollbrett, wie es bei Umzügen eingesetzt wird. Der Sohn des Kioskbetreibers kommt heraus, um mit dem prominenten Kunden zu plaudern. Der junge Mann, der als Verkäufer im Familienbetrieb arbeitet, begrüßt Claus-Brunner und fragt ihn, was in dem Koffer sei. Ob er umziehen wolle? Der Politiker winkt lachend ab. »Altkleider«, sagt er und wirkt ganz entspannt. Der Verkäufer denkt sich nichts weiter dabei. An exzentrische Auftritte des Piraten ist man hier im Kiez schließlich gewöhnt.

Claus-Brunner lässt Karre und Koffer auf dem Bürgersteig stehen und folgt dem Verkäufer in den kleinen Laden. Dort checkt er die Lottozahlen und wählt aus dem Zeitschriftensegment einen Westernroman aus. In aller Seelenruhe kramt er in seinen Taschen nach dem nötigen Kleingeld für das Groschenheft. Später wird der Verkäufer gegenüber der Polizei erklären, dass sich Gerwald Claus-Brunner ganz normal verhalten habe – jedenfalls für seine Verhältnisse.

Wieder draußen auf der Straße, schnappt sich der Pirat erneut die Sackkarre und schiebt sie vor sich her. Ein findiger Journalist hätte einen Schnappschuss von dem Politiker und seinem monströsen Gepäckstück wohl mit der Schlagzeile »Piraten packen die Koffer« garnieren können. Aber die Medien haben zu diesem Zeitpunkt ihr Interesse an der Piraten-Fraktion und deren auffälligstem Mitglied weitgehend verloren.

Ein paar Jahre zuvor sah das noch ganz anders aus. Als die Piraten im Oktober 2011 das Berliner Parlament enterten, waren Kamerateams aus aller Welt dabei. Al-Dschasira, BBC, ein japanischer Sender. Die Bilder von dem riesenhaften Piraten mit PLO-Kopftuch, der eine Totenkopfflagge im Abgeordnetenhaus aufpflanzte, gingen um den Globus. Claus-Brunner war »das Gesicht« der bizarren neuen Partei. Kaum jemandem schien aufzufallen, dass es das Gesicht eines Menschen mit einer ganz erheblich gestörten Persönlichkeit war.

Dabei gab es von Anfang an Warnhinweise. »Alle Latzhosenträger zusammen können nicht so viel Schaden anrichten wie ein Anzugträger«, sprach er an seinem ersten Tag als Abgeordneter in die Mikrophone. In Claus-Brunners Welt wimmelt es von Feinden, Widersachern, Verschwörern. Die »Anzugträger« sind nur ein Teil davon. Von Kindheit an ist dem Sohn rechtsextremer Eltern, die »völkisch-nationalistischen« Ideen und »germanisch-heidnischen« Mythen anhängen, eine Paranoia eingeimpft worden, deren sichtbarer Ausdruck ihm zwischen den Schulterblättern sitzt. Nie tritt er ohne seinen Rucksack auf, in dem er nach eigenem Bekunden einen »Stahlbolzen« mit sich herumträgt – als Verteidigungswaffe für alle Fälle.

Claus-Brunner ist ein Choleriker, der weder vor derben Beleidigungen noch vor körperlichen Drohungen zurückschreckt. Nach kurzer Zeit hatte er sich auch mit seinen Fraktionskollegen überworfen. Seine Mitarbeiter nannte er »Sackgesichter« und »Vollhonks«. Bis kaum jemand in Partei und Fraktion mehr mit ihm zusammenarbeiten wollte. Längst haben sich nicht nur die einstigen Anhänger von der Berliner Piraten-Partei abgewendet. Auch Gerwald Claus-Brunner, ihr Gesicht und Aushängeschild, ist weitgehend isoliert.

Später wird sein Ex-Fraktionskollege Stephan Urbach auf Twitter daran erinnern, dass Claus-Brunner einmal einen vermeintlichen Gegner »mit Backsteinen in der Hand bedroht« habe. Und Julia Schramm, zeitweise Beisitzerin im Bundesvorstand der Piraten-Partei, wird auf Facebook bittere Bilanz ziehen: Bei den Piraten sei pathologisches Verhalten akzeptiert oder sogar verherrlicht worden. »Wir können dankbar dafür sein, wenn wir lebend und gesund aus diesem Wahnsinn rausgekommen sind.«

Doch Claus-Brunner selbst wird aus dem Wahnsinn, dem die Piraten jahrelang eine Bühne geboten haben, keineswegs unbeschadet hervorgehen. Ebenso wenig wie der junge Mann, zu dem er an diesem drückend heißen Septembernachmittag unterwegs ist.

Kurz darauf steigt Gerwald Claus-Brunner am nahe gelegenen Bahnhof Feuerbachstraße in die S-Bahn der Linie 1. Eine Bekannte bemerkt ihn im Zugwaggon, wo der Riese mit dem übergroßen Koffer und der Sackkarre allen im Weg steht. Aber sie spricht ihn nicht an, da sie ihn bei einer früheren Gelegenheit als nachtragenden Querulanten kennengelernt hat.

Claus-Brunner ist ein Brettspiel-Enthusiast. Bevor er Politiker wurde, hat er oft Tage und Nächte mit einem Fantasy-Spiel verbracht, bei dem Trollarmeen epische Kriege gegeneinander führen. Auch als Pirat hat er Freunde und Bekannte häufig zu Spieleabenden eingeladen. Nachdem die Frau einmal eine solche Verabredung kurzfristig abgesagt hatte, war sie von Faxe tagelang mit »anmaßenden, pöbelnden, quengelnden Mails« und Anrufen traktiert worden. In der S-Bahn wundert sie sich daher nur im Stillen über den »gewaltigen Rollwagen«, den er hinter sich herzieht.

Nach 25 Minuten Fahrt steigt Claus-Brunner am Bahnhof Gesundbrunnen im Norden der Stadt aus. In unmittelbarer Nähe, in einem eher ärmlichen Viertel, wohnt Jan Mirko L., ein junger Mann, den der nach eigener Einschätzung »zu 95 Prozent schwule« Politiker seit mindestens eineinhalb Jahren mit aufdringlichen Liebesbekundungen verfolgt.

Claus-Brunner hatte sich wohl schon vor Monaten heimlich einen Schlüssel zur Wohnung des 29-Jährigen, der von allen in seinem Freundeskreis und näheren Umfeld immer nur Mirko genannt wird, verschafft. In seinem Rucksack hat er genügend Kabelbinder, um sein Opfer zu fesseln. Bei 1,74 Meter Körpergröße wiegt Mirko gerade mal 59 Kilo. Der Koffer hat genau die richtige Größe, um den jungen Mann darin zu verstauen, den Faxe immer nur »mein Wuschelkopf« nennt.

Als sich Jan Mirko L. am frühen Donnerstagabend auf den Rückweg zu seiner Wohnung macht, ist er in guter Stimmung. Wie meistens in den letzten Wochen. Am Nachmittag hat er einen Freund besucht und mit ihm Tischtennis gespielt. Mirko hatte eine schlimme Zeit hinter sich, doch nachdem er Anfang August die Studentin Anne W. kennengelernt hatte, ging es mit seinem Leben wieder bergauf.

Vorhin beim Tischtennis hat ihn der Freund auf Claus-Brunners Nachstellungen angesprochen. Doch Mirko antwortet leichthin: »Das ist nicht so wild.« Dabei hat der schmächtige junge Mann mit den langen schwarzen Haaren gute Gründe, sich vor seinem Stalker zu fürchten.

Mirko ist dreißig Zentimeter kleiner als der hünenhafte Pirat und bringt weniger als halb so viel Körpergewicht auf die Waage. Mehrfach hatte ihm Claus-Brunner bereits vor seiner Haustür aufgelauert. Er hatte Mirkos Freunden Geld geboten, damit sie den »Wuschelkopf« für ihn überwachten. Er hatte sogar eine versteckte Kamera in Mirkos Bad eingebaut und ein gefälschtes Facebook-Profil unter Mirkos Namen angelegt. Aber obwohl ihm die Zudringlichkeit Claus-Brunners zunehmend zu schaffen machte, hielt sich Jan Mirko L. nicht für gefährdet. Der liebeskranke Mann tat ihm vielmehr leid.

Hatte Faxe mitbekommen, dass sein »Wuschelkopf« nun eine feste Beziehung mit einer Frau hatte? Befürchtete Mirko nicht, dass der jähzornige Pirat vollends ausrasten würde, wenn er seine Hoffnungen auf eine Liebesbeziehung mit Mirko endgültig zerstört sähe? Allem Anschein nach dachte der junge Mann nicht darüber nach.

Später am Abend will Mirko mit Anne per WhatsApp besprechen, wo sie diesmal zusammen übernachten werden – bei ihr oder bei ihm. Gegen 21:30 Uhr schickt sie ihm eine Kurznachricht: »Schläfst du heute bei mir?« Zu diesem Zeitpunkt hält sich Gerwald Claus-Brunner höchstwahrscheinlich zusammen mit Jan Mirko L. in dessen Wohnung auf. Nachbarn des jungen Mannes werden später aussagen, dass sie gegen 21 Uhr »Lärm im Treppenhaus« gehört hätten. »Es klang nach Umzug.« Vermutlich kam das Getöse von der Sackkarre und dem Rollbrett, mit dem Claus-Brunner seinen XXL-Koffer transportierte.

Auf ihre WhatsApp-Message bekommt Anne W. jedenfalls keine Antwort mehr. Möglicherweise hat Gerwald Claus-Brunner ihre Nachricht an Mirko gelesen und daraufhin die letzte Grenze überschritten.

»Man kann sagen, dass wir auf dem Weg waren, eine Lebensgemeinschaft aufzubauen«, wird Anne W. später bei der Mordkommission zu Protokoll geben. Doch dazu sollte es nicht mehr kommen. Denn während es Mirko sonst immer geschafft hatte, sich seine Verehrer »vom Hals zu halten«, gelingt ihm das bei dem Piraten nicht.

Buchstäblich nicht.

Rückblende: Der Stalker und sein Opfer – Ende 2011 bis Mitte 2016

Gerwald Claus-Brunner und Jan Mirko L. kannten sich schon mindestens seit dem Jahr 2011, als den Piraten der triumphale Einzug ins Abgeordnetenhaus geglückt war. Jan Mirko L. war Mitglied der Piraten-Partei und begeisterte sich für deren utopische Parolen. Bereits in den Monaten nach dem Wahlerfolg soll er mehrfach an Claus-Brunners Seite im Abgeordnetenhaus aufgetaucht sein. Doch welcher Art die Beziehung der ungleichen Männer damals war, ist unklar.

Im Jahr 2014, als Claus-Brunner ein Kiezbüro in seinem Wahlkreis Steglitz-Zehlendorf eröffnete, stellte er jedenfalls Jan Mirko L. als seinen persönlichen Mitarbeiter ein. Mirko war ein verträumter, idealistischer Typ. Er stammte aus einem gutbürgerlichen Elternhaus, seine Mutter war promovierte Lehrerin, der Vater Psychologe. Beide Eltern waren erleichtert, als ihr Sohn die Anstellung bei Claus-Brunner bekam. Bis dahin hatte Mirko in den Tag hineingelebt. Er hatte die Schule vorzeitig verlassen, eine Lehre abgebrochen und noch nie regelmäßig gearbeitet.

Für Mirko war der Ältere damals wohl so etwas wie ein großer Bruder. Er bewunderte Claus-Brunner für dessen Mut und scheinbare Geradlinigkeit. Und wohl auch für seine Prominenz. Vermutlich fühlte er sich von dem Interesse des Politikers an seiner Person geschmeichelt. Faxe half Mirko bei einem Umzug, fuhr mit ihm zusammen in Urlaub. Spätestens da zeigte sich allerdings, dass er mehr von Mirko wollte als Freundschaft und politische Gefolgschaft. Der Politiker hatte sich heftig in seinen jungen Mitarbeiter verliebt.

Mirkos Mutter wird später bei der Polizei aussagen, ihr Sohn habe öfter schwule Freunde und Verehrer gehabt, aber da sei nie etwas Sexuelles gewesen. »Ein Komponist wollte was von ihm«, gab sie zu Protokoll, doch Mirko habe sich die Männer »vom Hals gehalten«. Allerdings scheint er ihre Zuneigung genossen zu haben, obwohl ihm klar sein musste, dass er bei seinen Verehrern falsche Hoffnungen weckte. Dass derlei Spiel mit dem Feuer gefährlich werden kann, wird jeder erfahrene Kriminalbeamte bestätigen.

Auch Jan Mirko L. wusste im Grunde, dass Faxe keinerlei Grenzen akzeptierte. Das musste ihm spätestens Ende 2014 bewusst geworden sein, als Claus-Brunner im Krankenhaus lag. Mirko sollte ein paar Sachen aus der Wohnung des Piraten holen. Claus-Brunners PC war eingeschaltet, auf dem Bildschirm waren Fotos zu sehen, die Freunde von ihm auf seiner Toilette zeigten.

Der junge Mann war schockiert. Um den Politiker zu schützen und der »gemeinsamen Sache« nicht zu schaden, verschwieg er seine Entdeckung. Er sprach auch Claus-Brunner nicht auf die Fotos und die versteckte Kamera an. Dabei musste er sich eigentlich darüber im Klaren sein, dass jemand, der ihm nahestehende Menschen heimlich beim Toilettengang fotografiert, nicht nur Straftaten begeht, sondern auch psychisch schwer gestört ist.

Doch Mirko stellte Faxe nicht zur Rede, sondern kündigte nur seine Stelle als persönlicher Assistent. Zur Begründung sagte er, dass er Claus-Brunners Gefühle nicht erwidere und es ihm leichter machen wolle, darüber hinwegzukommen. Der Verschmähte reagierte verletzt und wütend. Er bat und drohte, aber Mirko nahm seine Kündigung nicht zurück. Faxe war ja nicht der erste männliche Verehrer, dem er auf seine sanfte Art einen Korb gab. Anfangs glaubte er wohl, dass auch der Pirat sich schließlich damit abfinden würde.

Nachdem er seine Stelle aufgegeben hatte, fiel Mirko zunächst in seine frühere ziellose Lebensweise zurück. Er lebte von Hartz IV, kümmerte sich um seine betagte Großmutter und besuchte hin und wieder das Meditationszentrum einer Inderin, von deren menschenfreundlichen Visionen er sich angezogen fühlte. Dort lernte er eine afghanische Flüchtlingsfamilie kennen und fand eine neue Aufgabe, die zwar kein Geld einbrachte, aber seinem Idealismus entsprach. Er passte auf die Kinder auf, wenn die afghanische Mutter zum Sprachunterricht ging. Mit dem Familienvater ging er einkaufen. Ansonsten spielte er zu Hause in seiner Wohnung Brettspiele und stellte Kritiken dazu ins Netz. Mirko war zwar kein fanatischer Spieler wie Faxe, aber dessen Leidenschaft für (Fantasy-)Brettspiele teilte er durchaus.

In den folgenden Monaten ging er Claus-Brunner nach Möglichkeit aus dem Weg.

Im Mai 2015 war er auf der Geburtstagsfeier des Politikers, der ihn per SMS, Mail und Twitter mit Liebesbekundungen traktierte. Die Mehrzahl dieser verbalen Ergüsse ignorierte Jan Mirko L., einige »likte« er, aus Mitleid oder vielleicht auch, weil ihn die hartnäckige Zuneigung des stadtbekannten Exzentrikers schmeichelte. Doch die Nachstellungen des Piraten wurden immer aufdringlicher. Claus-Brunner lauerte ihm vor seiner Haustür auf, verfolgte ihn auf Bahnhöfe, versuchte seine Freunde auszuhorchen.

Jan Mirko L. fühlte sich weiterhin nicht gefährdet, sondern nur zunehmend belästigt. Erst als er im Frühjahr 2016 eine versteckte Kamera im Duschkopf seines eigenen Badezimmers entdeckte, schien auch für ihn eine rote Linie überschritten. Diesmal schwieg er nicht mehr, um den Politiker zu schützen, sondern erzählte im Bekanntenkreis, er sei sich sicher, dass Claus-Brunner heimlich in seine Wohnung eingedrungen sei und die Kamera installiert habe.

So erfuhr auch der Pirat, dass ihm Mirko auf die Schliche gekommen war und sich zu wehren begann. Daraufhin erstattete er am 1. Juni 2016 Strafanzeige gegen Jan Mirko L. – wegen angeblicher »Verleumdung«. »Die Anzeige dient meinem Selbstschutz, um den falschen Verdächtigungen etwas entgegenzusetzen, weil damit meine Reputation und mein Leumund nachhaltig beschädigt wird«, erklärte er seinen Schritt bei einer der wenigen Fraktionssitzungen, an denen er zuletzt noch teilnahm. Jan Mirko L. erzähle überall herum, er sei mehrfach in dessen Wohnung eingebrochen und habe dort »Spionage-Videokameras« eingebaut. »Herr Mirko L. sollte ob dieser paranoiden Wahnvorstellung einen Facharzt aufsuchen, da hier offensichtlich eine schwere Persönlichkeitsstörung vorliegt.« Eine Diagnose, die sich wohl eher auf Claus-Brunner selbst beziehen ließ.

Diese Strafanzeige wurde von der Polizei so wenig verfolgt wie die Anzeige, die Jan Mirko L. seinerseits vier Wochen später gegen Gerwald Claus-Brunner erstattete. Am 28. Juni 2016 suchte er eine Polizeiwache in Berlin-Kreuzberg auf und zeigte den Politiker wegen Stalkings an. Dessen Nachstellungen würden »langsam ungeheuerlich«, gab er zu Protokoll. Er fühle sich »erheblich in seiner Lebensqualität eingeschränkt und fürchte, dass die Situation eskalieren könnte, da er dem Tatverdächtigen körperlich unterlegen« sei. Mehrfach habe er Claus-

Brunner gebeten, ihn in Ruhe zu lassen, doch der habe ihm daraufhin angedroht, »richtigen Terror« zu machen.

Aber damit war Mirkos Wut anscheinend auch schon wieder verraucht. Die Kamera in seinem Bad und die Toiletten-Fotos auf Claus-Brunners PC erwähnte er bei seiner Anzeige mit keinem Wort. Einen Fragebogen, den er Wochen später von der Kriminalpolizei zugeschickt bekam, füllte er nicht aus. Damit die Staatsanwaltschaft tätig werden konnte, hätte er außerdem einen Strafantrag stellen müssen, da es sich bei Stalking um ein sogenanntes Antragsdelikt handelt. Doch Mirko stellte keinen Strafantrag. Und so legte die Amtsanwaltschaft die Angelegenheit wenig später zu den Akten.

Dabei hätte die Polizei auch ohne Strafantrag aktiv werden können: Die sogenannte »Gefährderansprache«, durch die der mutmaßliche Stalker nachdrücklich auf die Strafbarkeit entsprechender Übergriffe hingewiesen wird, erfüllt oftmals bereits den gewünschten Zweck. Ob sich Claus-Brunner auf diese Weise hätte zur Ordnung rufen lassen, ist allerdings zweifelhaft. Aufgrund der Anzeige von Jan Mirko L. erkannte die Polizei ohnehin keine konkrete Gefährdung. Hätte das Opfer das Eindringen des Stalkers in seine Wohnung angeführt, hätten die Beamten Claus-Brunner vielleicht doch auf sein Verhalten angesprochen – auch wenn ihr Drang, dem rabiaten Stadtpolitiker die Stirn zu bieten, sich vermutlich in Grenzen hielt.

Das englische Wort *Stalking* stammt ursprünglich aus der Jägersprache. Der Stalker pirscht sich an Wildtiere an und verfolgt sie. Laut deutschem Strafgesetzbuch ist der Stalker eine Person, die einem anderen Menschen gegen dessen Willen nachstellt und ihm Gewalt androht. Allein im Jahr 2015 waren ausweislich der Polizeilichen Kriminalstatistik mehr als 21 000 Menschen hierzulande von Stalking betroffen. Die offiziellen Fallzahlen gehen zwar seit Jahren zurück, aber die Dunkelziffer ist hoch. Aus Furcht, Scham oder falscher Rücksichtnahme schrecken viele Opfer davor zurück, ihren Stalker anzuzeigen. 80 Prozent der Stalker sind Männer, 80 Prozent der Opfer Frauen.

Oftmals werden Prominente aus Showbusiness, Sport und Politik von Stalkern verfolgt und angegriffen. Berühmt wie berüchtigt ist der Fall der Hollywood-Schauspielerin Jodie Foster, der bereits im Teenageralter ein Stalker nachstellte. Der geistig gestörte John Hinckley jr. hatte sie in dem Film *Taxi Driver* gesehen und identifizierte sich daraufhin mit dem von Robert De Niro gespielten Amokläufer, der im Film ein Attentat auf einen Politiker verübt. Am 30. März 1981 feuerte Hinckley sechs Schuss auf US-Präsident Ronald Reagan ab, verletzte ihn allerdings nur durch einen Querschläger.

Dagegen endete die Begegnung des 25-jährigen Stalkers Mark David Chapman mit John Lennon für diesen tödlich: Chapman erschoss den »Beatles«-Mitbegründer am 8. Dezember 1980 vor dessen Wohnung am New Yorker Central Park. Auch Sport-Promis werden immer wieder Opfer von Stalking. Die Tennisspielerin Steffi Graf wurde ganze 14 Jahre lang von einem durchgeknallten Fan verfolgt, der sie als »Liebe meines Lebens« anhimmelte. Im Jahr 1993, auf dem traurigen Tiefpunkt seiner Nachstellungen, rammte er Grafs Rivalin Monica Seles ein Messer in den Rücken. Zur Begründung gab er nach seiner Festnahme an, er habe »die Weltrangliste korrigieren« wollen.

Im Juli 2016 beschloss die Bundesregierung, das seit 2007 gültige Stalking-Gesetz zu reformieren. Seitdem müssen Opfer nicht mehr nachweisen, dass sie durch die Nachstellungen »schwerwiegend beeinträchtigt« werden, also beispielsweise Arbeitsstelle oder Wohnort wechseln müssen, um ihren Verfolger abzuschütteln. Denn diese hochschwellige Definition des Delikts hat vor allem die Täter geschützt. Nur ein bis zwei Prozent aller Strafanzeigen wegen Stalkings führten bislang zu einer Verurteilung des Täters. »Stalking soll künftig auch dann strafbar sein, wenn das Opfer dem Druck nicht nachgibt und sein Leben nicht ändert«, erläuterte Bundesjustizminister Heiko Maas den Sinn der Gesetzesreform. Das Strafmaß blieb unverändert: Wer einer anderen Person hartnäckig gegen deren Willen nachstellt, riskiert bis zu drei Jahre Haft.

Viele Stalker sind allerdings psychisch gestört und deshalb durch Strafandrohung kaum abzuschrecken. Oftmals sind es sozial, beruflich und privat Gescheiterte, die nichts mehr zu verlieren haben. Trotz seiner kurzzeitigen Prominenz muss wohl auch Gerwald Claus-Brunner dieser Personengruppe zugerechnet werden. Schon als ich ihn Ende 2011 auf einer Party der Illustrierten *Stern* in Berlin persönlich kennenlernte, erschien er mir als höchst fragwürdige Figur. Seine Kostümierung mit Latzhose und Palästinensertuch kam mir geradezu lächerlich vor, so aufgesetzt wie sein ungehobeltes Auftreten, das wohl nicht zuletzt seine Unsicherheit verbergen sollte. Sympathisch war er mir jedenfalls nicht. Im Gegenteil. Aber auch wenn ich damals schon gewusst hätte, dass er fünf Jahre später, bei unserem nächsten Wiedersehen, vor mir auf dem Sektionstisch liegen würde, hätte das meine Meinung nicht geändert.

Nacht von Donnerstag, den 15. September, auf Freitag, den 16. September 2016, Wohnung Jan Mirko L., Berlin-Wedding

Im August 2016 lernte Jan Mirko L. die Studentin Anne W. auf dem Elblichtfestival bei Magdeburg kennen. Sie verliebten sich ineinander, verbrachten seitdem so viel Zeit wie möglich zusammen und hielten sogar schon nach einer gemeinsamen Wohnung Ausschau. Für Mirko war Anne eine Seelenverwandte. Seit er sie getroffen hatte, begann Faxes düsterer Schatten zu verblassen. Mirko dachte kaum noch an seinen durchgeknallten Verehrer und fühlte sich weniger denn je bedroht.

Was sich im Lauf der Nacht auf Freitag in Mirkos Wohnung abgespielt hat, lässt sich nur bruchstückhaft rekonstruieren.

Anzunehmen ist, dass sich Claus-Brunner mit dem Schlüssel, der später an seinem Schlüsselbund gefunden wird, Zutritt zu Mirkos Apartment verschafft und ihm dort aufgelauert hat. Wozu hat er Koffer, Sackkarre, Kabelbinder dabei? Wollte er Jan Mirko überwältigen, fesseln und lebend verschleppen? Oder war er von vornherein entschlossen, sein Opfer zu töten?

Das Gesamtbild und die Indizien sprechen eher für einen kaltblütig und minutiös geplanten Mord als dafür, dass Claus-Brunner sein Opfer am Leben lassen wollte und lediglich seine Entführung geplant hatte. Bei der toxikologischen Untersuchung werden sich später keine Rückstände von Betäubungsmitteln im Blut des Opfers finden. Und auch wenn Claus-Brunner unter rapide zunehmendem Realitätsverlust litt, muss ihm bewusst gewesen sein, dass er erhebliches Aufsehen erregen würde, wenn er Mirko ohne Betäubung im Koffer durch halb Berlin transportieren würde. Jedenfalls solange sein Opfer noch am Leben war.

Doch andererseits werden die Ermittler in Claus-Brunners Wohnung einen Streifen Klebeband mit anhaftenden Barthaaren entdecken, die höchstwahrscheinlich von Jan Mirko L. stammen. Einen Toten zu knebeln ergibt jedoch wenig Sinn. Daraus lässt sich ableiten, dass der Politiker sein Opfer zunächst überwältigt, geknebelt und gefesselt haben könnte, ohne Mirko sofort zu töten. Als Mirkos Leiche drei Tage darauf entdeckt wird, weist sie Fesselungsspuren an Hand- und Fußgelenken auf. Doch zu diesem Zeitpunkt ist der Leichnam bereits so stark fäulnisverändert, dass sich nicht mehr mit Sicherheit feststellen lässt, ob der junge Mann schon zu Lebzeiten gefesselt worden war oder erst postmortal.

In der Nacht auf Freitag, den 16. September, wird eine Mitarbeiterin der Piraten-Fraktion jedenfalls um kurz vor Mitternacht auf einen Tweet von Claus-Brunner aufmerksam. Es ist keineswegs die Art von Nachricht, die man in der Endspurtphase des Wahlkampfs von einem Abgeordneten erwartet. Nicht einmal von einem exzentrischen Abgeordneten wie Gerwald Claus-Brunner. »Mein Herzmensch wurde heute in Berlin totgeschlagen«, twittert der Pirat und löscht die Mitteilung kurz darauf wieder.

In seinem Geständnis, das erst in der folgenden Woche auftauchen wird, behauptet Claus-Brunner, er habe Jan Mirko L. gegen 22 Uhr »im Affekt« getötet. An dieser Aussage ist der behauptete Affekt stark in Zweifel zu ziehen. Der Nachschlüssel zu Mirkos Wohnung und der eigens mitgeführte XXL-Koffer nebst Transportmitteln sprechen für eine sorgfältige Planung der Tat.

Fest steht jedenfalls, dass Jan Mirko L. am Abend des 15. beziehungsweise in der Nacht auf den 16. September durch eine massive Kompression seiner Halsweichteile getötet worden ist; das jedenfalls wird meine Obduktion später zweifelsfrei ergeben. Ob der Täter ihn mit bloßen Händen erwürgt oder/ und mit einem Kabel oder einem ähnlichen Hilfsmittel erdrosselt hat, muss infolge der bereits fortgeschrittenen Fäulnisveränderungen des Leichnams allerdings genauso offen bleiben wie der exakte Todeszeitpunkt. Sicher rekonstruiert werden kann jedoch, dass der Täter während der Tat auf dem Oberkörper seines Opfers gekniet haben muss. Bei der Obduktion werde ich feststellen, dass Mirkos Brustkorb einen Querbruch des Brustbeins und eine beidseitige Rippenserienfraktur aufweist. Da der junge Mann definitiv nicht reanimiert wurde, lässt dieses Verletzungsmuster keinen anderen Rückschluss auf die Entstehung der Frakturen zu.

Claus-Brunner hat sein Opfer buchstäblich zerquetscht. Zweifellos wird ihm bewusst gewesen sein, dass er Jan Mirkos zierlichen Körper durch sein schieres Eigengewicht zerstört. Wie ein Elefant, der ein Kaninchen unter seinem Fuß zerdrückt. Er muss das Splittern der Rippen unter seinen Knien gespürt haben. Doch die Schmerzen und die Todesangst seines Opfers hat er wohl nicht nur in Kauf genommen, sondern absichtlich herbeigeführt. Denn zu diesem Zeitpunkt ist die krankhafte Liebe des Piraten in Hass und Zerstörungswut umgeschlagen. Für Claus-Brunner ist Jan Mirko L. längst nicht mehr nur das Objekt seiner krankhaften Zuneigung, sondern zugleich ein Verräter, ein gefährlicher Feind, den es unschädlich zu machen gilt.

Höchstwahrscheinlich hat er seinen vermeintlichen »Herzmenschen« (O-Ton Gerwald Claus-Brunner über Jan Mirko L. auf Twitter) in der Nacht auf den 16. September noch vor Mitternacht getötet. Aufgewühlt durch die Tat, die er wohl seit längerem in seiner Phantasie durchgespielt hatte, loggt er sich jedenfalls kurz nach Mitternacht bei einer von ihm regelmäßig genutzten Dating-Plattform ein. Dort sucht er auch diesmal nach männlichen Sexpartnern, die seinem Beuteschema entsprechen: »zw. 26 und 46 J., mit blauen Augen und langen schwarzen Haaren«, so wie Jan Mirko L. In seinem Profil auf der Plattform beschreibt sich Claus-Brunner als »häuslich«, »schüchtern« und »bedächtig«. Seine Selbstcharakterisierung könnte von seinem tatsächlichen Auftreten kaum stärker abweichen. Seine Körpergröße und sein Gewicht gibt er allerdings korrekt an. Mit seinen Chatpartnern tauscht er sich über drastische Sexphantasien aus, die hauptsächlich um Gewalt, Missbrauch und Unterwerfung kreisen.

Erst nach und nach scheint ihm während der folgenden Stunden bewusst geworden zu sein, dass er mit dem Mord an Jan Mirko L. auch sein eigenes Leben endgültig ruiniert hat. Im Lauf der Nacht setzt er noch zwei Tweets ab. »Echter Kacktag heute«, vermeldet er zunächst, »übertrifft sämtliche schlechten Tage, die ich je erlebt hatte bisher. Hoffe, das Wochenende machts besser.«

Während sein Adrenalinspiegel weiter absinkt, wird er von Sentimentalität überwältigt. »Meine Liebe, mein Leben, für dich lieber Wuschelkopf, immer und ewig!«, lautet Faxes letzter Tweet. Dazu postet er ein Foto von Jan Mirko.

Gewalt hat in Gerwald Claus-Brunners Leben von Kindheit an eine prägende, unheilvolle Rolle gespielt. Vielleicht denkt der Pirat darüber nach, während er neben der Leiche des jungen Mannes liegt, der sich so hartnäckig geweigert hat, ihn zu lieben. Vielleicht erinnert er sich an die Prügel, die er und seine fünf Geschwister als Kinder von den Eltern bekamen. An den Landarbeiter, der ihn als kleinen Jungen missbraucht hat. Oder an einen seiner Brüder, der sich erschossen hat.

Es war eine gespenstische Welt, in der Gerwald aufwachsen musste. Der Vater war Tierheilpraktiker, die Familie lebte auf einem Bauernhof am Teutoburger Wald. Die Eltern waren Ludendorffianer, Anhänger der rechtsradikalen Ideologie von General Erich Ludendorff und dessen Frau Mathilde. Deren abstruse Ideen verbreitet noch heute der im bayerischen Tutzing sitzende »Bund für Gotterkenntnis (Ludendorff)« (BFG), der deutschlandweit etwa 240 Mitglieder hat.

Das Christentum ist für Mathilde Ludendorff mit dem »deutschen Wesen unvereinbar«. Jesus war schließlich Jude – und Mathilde Ludendorff ist die *»Urgroßmutter des Antisemitismus«*, wie der *Spiegel* zutreffend schrieb. Stattdessen propagierte die Generalsgattin »Deutsche Gotterkenntnis«, eine pantheistische Pseudoreligion, die angeblich auf »heidnisch-germanische« Überlieferung zurückgeht. Zur Wintersonnenwende feiern die Ludendorffianer das »von göttlichen Wesen durchseelte Weltall«. Gerwalds Eltern brachten sogar eine Schallplatte mit heidnischen Gesängen heraus, die neben veterinärmedizinischen Schriften in ihrem eigenen kleinen Verlag erschien. In diesem sektiererischen Geist erhielten Claus-Brunner und seine Geschwister »germanische« Namen. Dem bösen Omen seines Vornamens folgend – der sich vom germanischen *»Ger«* (Speer) und von *»waltan«* (herrschen, bewirken) ableitet –, wird Gerwald in seinem Leben mehr als einmal die Gewalt von Fäusten und Waffen walten lassen.

Die Erziehung der Kinder bestand aus dem Einimpfen von Wahnvorstellungen, aus maßloser Prügel und bösen Worten. Die Mutter trug Trachtenkleider, der Vater Kniebundhosen. Ihre Umgebung nahmen sie als in jeder Hinsicht feindselig wahr. Der Holocaust war für sie eine Propagandalüge der Amerikaner. Judenwitze gehörten zum Alltag der Familie Claus, die bei den Nachbarn schlicht »die Nazis« hieß. Immer wieder bleuten die Eltern ihren Kindern ein, dass »Jesuiten, Freimaurer und Juden« eifrig an Deutschlands Untergang arbeiteten. Jeans waren als antideutsche Kleidungsstücke verpönt. Homosexualität war in den Augen der Eltern eines der ärgsten Übel, »Rassentrennung« dagegen von den germanischen Göttern gewollt.

Als Gerwald seinen Eltern mit Anfang zwanzig gestand, dass er Männer liebe, war »zu Hause die Hölle los«. Sein erster Freund starb bei einem Autounfall. »Gut, dass er tot ist«, sagten die Eltern. Daraufhin brach der spätere Piraten-Politiker den Kontakt zu ihnen ab. 1996 wanderte seine Familie nach Kanada aus, wo die Eltern laut Gerwalds jüngerem Bruder Dietwald noch heute der Ludendorffianer-Ideologie anhängen.

»Wir sind zu Rechtsradikalen erzogen worden«, sagt der Bruder der Illustrierten *Stern*. Dietwald Claus war Mitglied der rechtslastigen Partei Die Republikaner und im rechtsextremen Thule-Netzwerk aktiv. Erst spät gelang ihm der Ausstieg aus dem braunen Milieu.

Sein älterer Bruder Gerwald dagegen brach schon mit Anfang 20 aus der verrückten Welt der »völkischen« Sektierer aus. Soweit bekannt, hatte er selbst niemals antisemitische Parolen geäußert, und er glaubte auch nicht an die Überlegenheit »deutscher Herrenmenschen« oder an eine »jüdische Weltverschwörung«. Aber er trat herrisch auf und propagierte gleichfalls extreme Ansichten. Wie seine Eltern witterte auch er ständig Verschwörungen und neigte zu – mindestens – verbaler Gewalt. Auch wenn er die Inhalte auswechselte, die strukturelle Prägung seiner Persönlichkeit war nicht zu übersehen.

Seine Gewalterfahrungen in Kindheit und Jugendjahren hatte Claus-Brunner offenbar nie verarbeitet. Eigentlich war es ein Wunder, dass er, der als Kind Tiere gequält und noch als junger Erwachsener Gleichaltrige verprügelt hatte, seine destruktiven Impulse danach jahrzehntelang unter Kontrolle hielt. Weit weniger verwunderlich ist, dass er diese Kontrolle zunehmend wieder verlor.

Gerwald Claus-Brunner, der als Teenager aus Ammoniumnitratdünger Bomben bastelte und im Wald detonieren ließ, war selbst eine wandelnde Zeitbombe. In der Nacht zum 16. September 2016 ist sie dann schließlich explodiert.

Freitag/Samstag, 16./17. September 2016,
Berlin-Steglitz, Wohnung Gerwald Claus-Brunner

Bis wann genau sich Gerwald Claus-Brunner mit der Leiche von Jan Mirko L. in dessen Wohnung aufgehalten hat, wird sich nie genau klären lassen. Irgendwann im Lauf des Freitags fesselt er den Toten jedenfalls so mit Kabelbindern, dass er in den XXL-Rollkoffer passt. Dann verstaut er den Leichnam im Koffer, hievt diesen auf die Sackkarre und macht sich auf den Weg. Zurück in seine eigene Wohnung.

Wie lange Gerwald Claus-Brunner für die mehr als zehn Kilometer von Wedding bis Steglitz braucht, ob und wo er zwischendurch möglicherweise Station macht, Sackkarre und Koffer wiederum auf dem Bürgersteig abgestellt – all das ist ungeklärt. Vielleicht befestigt er die Karre an einem Fahrrad, das er sich unterwegs verschafft. Vielleicht legt er den ganzen Weg auch zu Fuß zurück, von der eigentümlichen Zufriedenheit eines Jägers erfüllt, der seine Beute nach aufwendiger Pirsch erlegt hat. Oder von der Euphorie eines Piraten nach geglückter Kaperfahrt.

In der Schönhauser Straße in Berlin-Steglitz bewohnt er eine Zwei-Zimmer-Mietwohnung. Gegen zwei Uhr in der Nacht zum Samstag wird dort eine Anwohnerin durch Geräusche geweckt. Sie schaut aus dem Fenster und bemerkt eine Sackkarre vor dem Nachbarhaus.

Claus-Brunner verfrachtet sein Opfer mitsamt Koffer in seine Wohnung im zweiten Stock. Dort entkleidet er den Leichnam und legt ihn auf die mit einem Spannbettlaken bezogene Matratze in seinem Wohnzimmer. Auch die Kabelbinder um Fuß- und Handgelenke entfernt er, ebenso wie den auf Mirkos Mund geklebten Knebel. Die Fesseln entsorgt er in einem Müllsack in seinem Flur.

Mutmaßlich zieht er dann auch sich selbst nackt aus und legt sich neben das Objekt seiner Obsession, das sich gegen seine Liebesbezeugungen endlich nicht mehr wehrt. Das lässt sich jedenfalls aus den sonderbaren Kurznachrichten ableiten, die Claus-Brunner bereits zwischen März und Juni 2015 auf Twitter verbreitet hatte. »Ich liebe den Wuschelkopf ganz doll und freu mich, dass ich auch morgen wieder neben ihm aufwachen kann«, schrieb er dort beispielsweise. Und ließ den vermeintlichen Jan Mirko L. nachts um 1:40 Uhr mit einem weiteren Tweet antworten: »Menno stell den PC aus und komm ins Bett!« In seiner Phantasie hatte Faxe wohl schon unzählige Nächte mit Mirko verbracht. Und als zeitgemäßer Pirat verstand er sich nicht nur auf Überfall und Mord in der analogen Welt, sondern auch auf digitalen Identitätsraub.

Was geht Claus-Brunner wohl durch den Kopf, während er am Berliner Wahl-Wochenende in seiner verwahrlosten Wohnung neben der nackten Leiche seines Opfers liegt? Ich bin der festen Überzeugung, dass manche Menschen durch und durch böse sind. In meinem Berufsleben hatte ich schon häufig mit solchen Individuen zu tun. Aber auf die überwiegende Mehrheit der Straftäter – einschließlich der meisten Mörder und Totschläger – trifft das keineswegs zu.

Auch Gerwald Claus-Brunners Persönlichkeit hatte durchaus eine helle, positive Seite. Weggefährten, Wähler und Reporter, die ihn während seiner kurzen Politikerkarriere begleiteten, stimmen darin überein, dass der Pirat trotz seines meist brachialen Auftretens ein gewinnender, hilfsbereiter Mann sein konnte. Als Abgeordneter hörte er zu, wenn Menschen aus seinem Wahlkreis sich mit ihren Sorgen und Nöten an ihn wandten. Gebraucht zu werden, anderen helfen zu können kitzelte geradezu die positiven Facetten seiner Persönlichkeit hervor. Und half ihm, seine dunkle Seite, seine Phantasien von Gewalt und Zerstörung unter Kontrolle zu halten – zumindest für gewisse Zeit.

Vermutlich zieht er Bilanz, während er neben seinem »Wuschelkopf« liegt, dessen Körper in der spätsommerlichen Schwüle Berlins zu faulen beginnt. Als Politiker hatte er die Chance, sich neu zu erfinden, seine destruktiven Impulse besser zu kontrollieren. Wenn er nun ehrlich mit sich selbst ist, muss er sich eingestehen, dass er auch diese wohl letzte Chance seines Lebens vermasselt hat.

Rückblende: Schiffbruch als politischer Pirat – 2011 bis 2016

Er sei Pirat geworden, »weil ich aufhören wollte, zu motzen, und selbst was tun«, erklärte Claus-Brunner im März 2012 einer Journalistin von der *taz*. Die Reporterin fand, Claus-Brunner sei »vielleicht sogar einer der nettesten Politiker, den die Stadt in diesem Moment hat«.

Anfangs stürzte er sich so enthusiastisch wie unbedarft in die politische Arbeit. Er saß in nicht weniger als sechs Ausschüssen, hielt Bürgersprechstunden ab, arbeitete bis spätabends in seinem Büro. Doch nicht nur der bundesweite Piraten-Hype flaute rasch wieder ab, auch Claus-Brunners Politikerlaufbahn ging zu Ende, bevor sie richtig angefangen hatte. Der Pirat witterte überall Feinde und Verrat. Wenn er Widerstand spürte, schlug er um sich – zumindest mit Worten.

Bereits der Mini-Skandal um sein PLO-Kopftuch ließ erahnen, wie fragil die Persönlichkeit dieses körperlichen Kolosses war. Anfang November 2011, kurz nach dem Wahlerfolg der Piraten, machte Charlotte Knobloch, die ehemalige Präsidentin des Zentralrats der Juden in Deutschland, ihm einen eigentlich erwartbaren Vorwurf: Mit seinem Palästinensertuch bekunde der Berliner Ober-Pirat »eine nationale, antijüdische Gesinnung und Sympathie für Gewalttätigkeit im Kampf gegen die westliche Modernität«, hielt sie ihm vor.

Als Claus-Brunner mit diesem Vorwurf konfrontiert wurde, war er außer sich vor Wut. Dass er nicht mit kritischen Interpretationen seines symbolträchtigen Outfits gerechnet hatte, mochte schlicht der Naivität des unerfahrenen Neu-Politikers geschuldet sein. Aber dass er sich persönlich angegriffen fühlte und geradezu hysterisch zurückschlug, ließ Beobachter frühzeitig in den persönlichen Abgrund des Gerwald Claus-Brunner blicken.

Noch am Abend des 2. November 2011, dem Tag, an dem Charlotte Knobloch ihren rituellen Vorwurf veröffentlicht hatte, gab Claus-Brunner vor Kameras und Mikrophonen ein Statement ab. Er sei kein Antisemit. Er habe eine jüdische Großmutter. »Und ich werde das Tuch tragen, solange mir das Grundgesetz das Recht der freien Meinungsäußerung einräumt.« Damit hätte er es gut sein lassen können. Auf seine Stellungnahme verweisen und jeden weiteren Kommentar zu dem Pseudo-Skandälchen ablehnen. Aber Claus-Brunner kriegte sich vor Zorn kaum mehr ein.

Er witterte eine Verschwörung der Medien gegen die Piraten und vor allem gegen ihn selbst. Am Tag darauf beobachteten Reporter, wie er in seiner Stammbäckerei in Steglitz Kaffee trank und sein Handy unablässig klingelte. Journalisten unzähliger Medien aus dem In- und Ausland wollten von ihm wissen, wie er zu den Vorwürfen stehe. Anstatt sein Telefon schlicht auszuschalten, knöpfte er sich einen Anrufer nach dem anderen vor. »Sie wollen doch nur, dass ich jetzt einen Fehler mache!« Damit hatte er sicher nicht ganz unrecht, aber der ihm von Kindheit an eingeimpfte Verfolgungswahn ließ ihm offenbar keine Wahl. Faxe schimpfte sich mehr und mehr in Rage, verrannte sich komplett und ließ sich von den Journalisten wie ein Bär am Nasenring durch die Manege ziehen.

Dabei ist die Geschichte, wie er zu dem PLO-Tuch gekommen ist, eigentlich ganz einfach. Jedenfalls seiner Meinung nach. Als Elektriker hatte er vor Jahren auf einer Großbaustelle in Haifa, Israel, geschuftet. Dort hatte ihm ein Kollege das Tuch geschenkt. »Auf dem Bau hat jeder dort so ein Tuch auf dem Kopf. Gegen die Sonne.«

Gerwald Claus-Brunner war im Grunde ein sentimentaler Mensch. Er umgab sich gerne mit Souvenirs aus früheren Phasen seines Lebens. Ein Foto seines ersten Liebhabers verwendete er noch 25 Jahre später als Desktophintergrund auf seinem PC. Typisch für Personen mit narzisstischer Störung, projizierte er Emotionen und Erinnerungen in Menschen und Objekte seiner Umgebung hinein. Dass diese Menschen autonome Individuen sind und dass Gegenstände wie das Palästinensertuch mit – historischen, politischen, sozialen – Bedeutungen aufgeladen sind, nahm er offenbar kaum wahr. Nur so lässt sich erklären, dass er als Reaktion auf den Vorwurf »antijüdischer Gesinnung« fortan auch noch einen Davidstern trug, gut sichtbar an einer Kette um den Hals.

In der deutschen Realität des Jahres 2016 ergab es keinerlei Sinn, wenn sich ein demokratisch gewählter Abgeordneter demonstrativ mit den Opfern antisemitischen Unrechts im untergegangenen Hitler-Reich identifizierte. Der Erfolg der Piraten war ja gerade ein Beweis für eine funktionierende Demokratie, die selbst bizarren Minderheiten politische Mitwirkung ermöglicht.

Doch im persönlichen Mikrokosmos des Gerwald Claus-Brunner ergab dieses grelle Statement durchaus einen Sinn. Seine Eltern sind fanatische Antisemiten. Juden sind für sie »Verbrecher«, so minderwertig wie Schwule. Als sich Gerwald Claus-Brunner mit Anfang 20 outete, bekam er Hass und Verachtung seiner Eltern zu spüren. Mit der Logik narzisstisch gestörter Persönlichkeiten glaubte er seitdem zu wissen, wie man sich als Jude unter der Nazi-Knute gefühlt hat.

Seine verbalen Attacken wirkten selbst im traditionell ruppigen Berliner Umfeld meist überzogen. Über die »Frauenquote« kann man geteilter Meinung sein, aber sie als »Tittenbonus« zu verunglimpfen ist selbstentlarvend. Als Claus-Brunner auf einem Parteitag mit einem Hammer als »Meinungsverstärker« auftrat, setzte er offenkundig mehr auf Einschüchterung als auf Überzeugungskraft. Und den traditionell anarchischen Berliner Bezirk Friedrichshain-Kreuzberg als »Friedrichsfail-Scheißeberg« zu titulieren war nicht nur geschmacklos, sondern ein weiterer Schritt in Richtung politischen Selbstmords. Schließlich handelte es sich bei den unflätig beschimpften Stadtteilen um Hochburgen der Piraten-Partei.

Die Legislaturperiode war erst zur Hälfte vorbei, da hatte sich Claus-Brunner bereits gründlich ins Abseits manövriert. In seiner Fraktion war er isoliert, an deren Sitzungen nahm er ab Mitte 2014 kaum mehr teil. Aus den meisten Ausschüssen wurde er von seiner Fraktion wieder abberufen. So herrisch Claus-Brunner vermeintlich unfähige Mitarbeiter abkanzelte, so wenig kam er selbst mit der politischen Arbeit zurecht. Anträge stümperte er fehlerhaft zusammen, Hilfsangebote wies er barsch zurück. Keine drei Jahre nachdem er als »Gesicht« der Piraten international bekannt geworden war, wollte ein Teil der Fraktion eigentlich nur noch eines: ihn möglichst schnell wieder loswerden.

Im Januar 2016 beantragte die Mehrheit der fünfzehnköpfigen Piraten-Fraktion, Gerwald Claus-Brunner aus ihrem Kreis auszuschließen. Der Antrag wurde mit seinen unerträglichen verbalen Ausfällen begründet und scheiterte nur knapp. Spätestens damals musste für Claus-Brunner klar sein: Selbst wenn die Piraten doch noch den Wiedereinzug ins Abgeordnetenhaus schaffen sollten, würde er definitiv nicht mehr dabei sein.

Am 23. Juni 2016, bei einer Rede im Berliner Abgeordnetenhaus, gab Claus-Brunner eine düstere Ankündigung von sich, die einige Abgeordnete hellhörig werden ließ. Nach der bevorstehenden Wahl, erklärte der Hüne mit dem PLO-Kopftuch, würden es die Abgeordneten der anderen Fraktionen nicht nur bereuen, dass es die Piraten-Fraktion dann nicht mehr geben werde. »Ihr werdet dann auch in der laufenden Legislatur für mich am Anfang irgendeiner Plenarsitzung mal aufstehen dürfen und eine Minute stillschweigen.«

Mehrere Senatoren und Abgeordnete anderer Fraktionen, so wird berichtet, hätten danach Mitglieder der Piraten-Fraktion angesprochen: Hatte ihr Kollege Claus-Brunner gerade seinen eigenen Suizid angekündigt? Aber die anderen Piraten zuckten bloß mit den Schultern. Die meisten von ihnen wollten Faxe nur noch los sein.

»Auskopplung aus der Gesamtgruppe«, diese rückblickende Selbstdiagnose von Gerwald Claus-Brunner lässt sich nicht nur auf seine Kinder- und Jugendjahre beziehen, sondern auf sein gesamtes Leben. Sein Leben lang war Gerwald Claus-Brunner ein Außenseiter, der sich letztlich nur auf eine Art Respekt verschaffen konnte: durch Drohung, Einschüchterung, Gewalt. Kurzzeitig hatte er wohl geglaubt, als fürsorglicher Stadtpolitiker könnte er sich selbst neu erfinden. Doch bald schon war sein Drang zu verbaler und körperlicher Aggressivität wieder übermächtig.

Letztlich kehrte in ihm immer wieder das von Kindheit an gelernte zerstörerische Handlungsmuster hervor. Wie beispielsweise bei dem Vorfall, der zwei Jahrzehnte zuvor zu seiner unehrenhaften Entlassung aus der Bundeswehr geführt hatte. Der Unteroffizier, dem Claus-Brunner seine Zuneigung gestand, verhöhnte ihn als »Schwuchtel«. Der verschmähte Liebhaber rastete aus – und schlug zu.

Piratendämmerung: Sonntag, 18. September 2016, Berlin-Steglitz, Wohnung Gerwald Claus-Brunner

An diesem Sonntag fliegen die Piraten krachend aus dem Berliner Abgeordnetenhaus. Mit 1,7 Prozent der Wählerstimmen sind sie nur noch eine von vielen bedeutungslosen Splitterparteien.

Vielleicht hat Gerwald Claus-Brunner den Wahlausgang noch in den Medien verfolgt. Wahrscheinlicher ist aber, dass er auch mit dieser Episode in seinem Leben bereits abgeschlossen hatte. Das Wetter hat mittlerweile umgeschlagen, doch in seiner Wohnung herrscht immer noch drückende Schwüle. Der Fäulnisgestank muss immer unerträglicher geworden sein.

Irgendwann im Lauf des Sonntags zieht sich Claus-Brunner in sein Schlafzimmer zurück. Als Brettspiel-Routinier weiß er, wann ein Spiel endgültig verloren ist. Und als gelernter Elektriker braucht er nicht lange darüber nachzudenken, wie sein letzter Spielzug aussehen sollte.

Montag, 19. September 2016, mittags, Berliner Abgeordnetenhaus, Büro der Piraten-Fraktion

Am Montag herrscht bei den Berliner Piraten Katerstimmung. Ihre Tage im Abgeordnetenhaus sind definitiv gezählt. Da trifft ein Brief von Claus-Brunner ein. Die Fraktionskollegen lesen die Botschaft des einstigen Vorzeige-Piraten – und die allgemeine Apathie weicht hellem Entsetzen. »Wenn Ihr das hier lest, bin ich tot«, teilt ihnen Faxe mit. »Bitte informiert die Polizei und gebt ihr den Wohnungsschlüssel, den ich beigelegt habe.«

Aus der Sicht der Piraten muss es einer jener Momente sein, für die die Redensart »Es geht immer noch schlimmer« erfunden worden ist. Noch am selben Tag zerlegt sich der traurige Rest der Freibeutertruppe vollends selbst. Heftige digitale Gefechte setzen ein, bei denen sich die Partei-Oberen via Twitter und Facebook gegenseitig der Mitschuld bezichtigen – an der Wahlniederlage, an Claus-Brunners pathologischem Treiben und an allem, was bei den Piraten in den zurückliegenden Jahren aus dem Ruder gelaufen ist. Beobachtern drängt sich der Vergleich mit einem Freibeuterschiff auf, in dem nach einer Meuterei jeder gegen jeden kämpft, während das steuerlose Schiff auf ein Riff läuft und die Piraten untergehen.

In meinen Augen ist das nicht wirklich ein Verlust für die deutsche Parteienlandschaft.

**Montag, 19. September 2016, 16:00 Uhr,
Berlin-Steglitz, Wohnung Gerwald Claus-Brunner**

Auf Anordnung der Polizei öffnen Feuerwehrleute gewaltsam die Tür zu Claus-Brunners Wohnung in dem mehrstöckigen Mehrfamilienhaus. Beamte der Berliner Mordkommission sind ebenfalls bereits vor Ort. Im Inneren der Wohnung im zweiten Stock bietet sich den Anwesenden ein schauriges Bild. Im Flur entdecken Kriminalhauptkommissar K. und seine Kollegen neben einer Tropfspur – mutmaßlich Blut – eine Sackkarre sowie neue und teils gebrauchte Kabelbinder in einem Müllsack. Der Geruch nach Leichenfäulnis ist erdrückend. Die gesamte Wohnung ist verdreckt, es herrscht ein heilloses Durcheinander. Überall liegen Abfall, schmutzige Kleidungsstücke und Sexspielzeuge herum – Fetischkleidung, Handschellen, Cockrings, Hodenquetscher, Dildos und Anal Plugs (»Analstöpsel«), letztere von teilweise grotesken Ausmaßen. Einfach alles, was das Herz eines 1-a-Psychopathen begehrt. Der Politiker stand offenbar auf extremen Hardcore-Sex.

Auf einer Matratze auf dem Wohnzimmerboden finden die Ermittler die bereits stark fäulnisveränderte unbekleidete Leiche eines schlanken jungen Mannes mit schwarzen Haaren. Seine Identität ist zunächst unbekannt – um den deutlich älteren und größer gewachsenen Gerwald Claus-Brunner, der seinen Tod

37

brieflich angekündigt hatte, handelt es sich jedenfalls nicht. Der nackte Tote liegt in Linksseitenlage auf der mit einem Spannbettlaken bezogenen Matratze, die Arme und Beine sind vor dem Körper in Embryonalstellung angewinkelt. Hinter seinem Rücken liegt eine weiße Decke, die den Leichnam im Gesäßbereich teilweise bedeckt. Unter seinen Kopf ist ein blaues Frotteehandtuch geschoben, unter den Armen liegt ein violettes T-Shirt. In der linken Hand hält er ein Foto, das ein Madonnenbild zeigt. Der Leichnam ist eindeutig postmortal so in Szene gesetzt worden. Äußere Anzeichen für tödliche Verletzungen sind für die Ermittler nach erstem Augenschein bei dem nackten Toten nicht ersichtlich.

Den Leichnam von Claus-Brunner finden die Kriminalbeamten im zweiten Zimmer der kleinen Wohnung. Er liegt in seinem Schlafzimmer in Bauchlage auf dem Bett, gleichfalls unbekleidet und leblos. Um seine Handgelenke hat er blanke Kabelenden geschlungen, die Isolierung ist an diesen Stellen entfernt worden. Das andere Ende des Stromkabels ist mit einem Mehrfachstecker mit eingeschaltetem Kippschalter verbunden. Allem Anschein nach hat Claus-Brunner Suizid durch Strombeibringung begangen.

Zur genaueren Klärung der Umstände, unter denen der Politiker und der zweite, bisher nicht identifizierte Mann ums Leben gekommen sind, zieht der mittlerweile ebenfalls am Leichenfundort eingetroffene Staatsanwalt P. die Rechtsmedizin hinzu.

Montag, 19. September 2016, 18:00 Uhr,
Berlin-Steglitz, Wohnung Claus-Brunner

Mein Kollege Herr Möller, der an diesem Tag diensthabende Rechtsmediziner des Landesinstituts für gerichtliche und soziale Medizin Berlin, trifft kurze Zeit später am Leichenfundort ein. Als Erstes untersucht er den unbekannten Toten auf der Matratze im vorderen Zimmer. Der Rechtsmediziner macht sich zunächst ein Bild von der Auffindesituation, was für die spätere Interpretation der Obduktionsbefunde und die anschließende Rekonstruktion des Tatgeschehens elementar ist, ehe er noch vor Ort mit der eigentlichen Untersuchung des Toten beginnt.

»Die Totenstarre bereits in Lösung begriffen. Die Totenflecke durch Fäulniserscheinungen überlagert«, spricht Möller ins Diktaphon und beschreibt bis ins kleinste Detail, was die Inspektion der Körperoberfläche des nackten Toten an Erkenntnissen erbringt, während Beamte der Spurensicherung den Ort des Geschehens fotografisch dokumentieren. *»Fortgeschrittene Fäulniszeichen mit Grünbraunfärbung der Körperoberfläche und durchschlagendem Venennetz, Fäulnisblasen mit Austritt von Fäulnisflüssigkeit, betont an der linken Körperregion und im Kopfbereich, Dunsung von Kopf- und Gesichtsbereich, grünlich-bräunlich verfärbt, Gesichtsoberfläche feucht glänzend.*

Der Schädel bei Betasten und Beklopfen stabil erscheinend, grobsichtig keine durchgreifenden Verletzungen erkennbar. Die Gesichtsknochen tasten sich fest. Die Augen fäulnisbedingt deutlich aufgequollen, der linke Augapfel hervorgetreten. Deutliche Dunkelrotfärbung der Lid- und Bindehäute beidseits, hierin bei fortgeschrittenen Fäulnisveränderungen punktförmige Einblutungen nicht sicher abgrenzbar [...].

Die Beine seitengleich mäßig kräftig mit Fäulniserscheinungen im Sinne von durchschlagendem Venennetz. Zirkulär um die Knie bzw. Oberschenkel verlaufende gelbliche, mindestens 1,5 cm breite Vertrocknungen sowie blasse, bläulich-rötlich erscheinende Verfärbungen, betont am rechten Oberschenkel. [...]

Der rechte Arm nahezu frei von Fäulniserscheinungen, der linke Arm mäßig fäulnisverändert im Oberarmbereich. Außenseitig, am Übergang vom mittleren zum unteren rechten Oberarmdrittel, eine ca. 1,5 sowie 2 cm messende rötlich-

bräunliche Hautvertrocknung. Unterhalb eine streifige, bläu-
lich-rötliche, ca. 1,5 cm messende, in den Randbereichen leicht
weißlich abgeblasste, zirkuläre Hautverfärbung. Ähnliche
Hautverfärbungen um den Ellenbogen ziehend, diese im obe-
ren streckseitigen Unterarmdrittel als ca. 3 x 1,5 cm große
bräunliche Hautvertrocknung endend. Am linken Arm gleich-
artige blasse Hautverfärbungen [...].«

Zusammenfassend schließt Möller: »*Bei der äußeren Leichen-*
schau fanden sich Hinweise auf Fesselungsspuren an den Ar-
men und Beinen, welche am ehesten postmortal anmuteten.
Durchgreifende Verletzungen ließen sich grobsichtig nicht fest-
stellen, der Kopf- und Gesichtsschädel tastete sich fest. Auf-
grund der fortgeschrittenen Fäulniserscheinungen ist von einer
Leichenliegezeit zum Untersuchungszeitpunkt von zwei bis
drei Tagen auszugehen.«

Anschließend begutachtet der Rechtsmediziner den toten
Claus-Brunner. »*Der unbekleidete Leichnam befindet sich in*
Bauchlage im Bett des Schlafzimmers liegend, mit dem Kopf
Richtung Wand zeigend«, hält er fest. »*Um beide Handgelen-*
ke sind zirkulär Metalldrähte gewickelt, welche in einem
Stromkabel in einer Steckdose mit Kippschalter münden. In
Gesichtshöhe sind blutsuspekte Antragungen am Bettlaken so-
wie der Matratze erkennbar. Äußere Verletzungen sind grob-
sichtig nicht zu erkennen, mit Ausnahme der zirkulär um bei-
de Handgelenke verlaufenden, grünlich schimmernden, etwa
einen Zentimeter breiten Verbrennungen auf Höhe der zur
Steckdose führenden Metalldrähte, die als thermische Läsionen
interpretiert werden können. Aufgrund der Leichenerschei-
nungen«, gibt Möller schließlich zu Protokoll, »*ist von einer*
Leichenliegezeit von ein bis zwei Tagen auszugehen.« Das bedeutet, dass der unbekannte jüngere Mann mindestens einen
Tag vor Claus-Brunner verstorben sein muss.

Der zuständige Staatsanwalt ordnet die Obduktion der beiden
Toten an.

Dienstag, 20. September 2016, 8:00 Uhr, Berlin-Moabit, Landesinstitut für gerichtliche und soziale Medizin Berlin

Die Obduktionen der beiden Toten führe ich mit meinen Kollegen Dr. Lilienthal und Herrn Möller zeitgleich an zwei Sektionstischen direkt nebeneinander durch. Anwesend sind – außer unseren Sektionsassistenten – auch Staatsanwalt P. und Kriminalhauptkommissar K. als der leitende Mordermittler sowie zwei Fotografen der Spurensicherung. Die Nachricht vom Tod des weit über Berlin hinaus bekannten Piraten-Politikers hat mittlerweile bundesweit für Schlagzeilen gesorgt. Zumal die Identität des zweiten Toten inzwischen geklärt worden war und an die Öffentlichkeit durchgesickert ist, dass Gerwald Claus-Brunner den jüngeren Mann seit geraumer Zeit gestalkt hatte.

Bei der Obduktion von Mirko L. wird die Befunderhebung durch die fortgeschrittenen Fäulnisprozesse zwar erschwert, jedoch können wir bei der Präparation der Halsweichteile ohne Probleme deutliche Zeichen einer massiven Kompression des Halses feststellen. An der Halsvorderseite zeigen sich sowohl im Unterhautfettgewebe als auch in der oberflächlichen und tiefen Halsmuskulatur frische dunkelrot-schwarze, feucht glänzende Einblutungen. Das Kehlkopfskelett des jungen Mannes ist – seinem Alter entsprechend – noch überwiegend knorpelig angelegt, deshalb noch biegsam und elastisch und damit gegenüber äußerer Gewalteinwirkung deutlich widerstandsfähiger als bei einem alten Menschen, bei dem diese Strukturen bereits verknöchert und somit fragiler sind. Dennoch finden wir bei der Präparation des Kehlkopfes einen Abbruch beider Schildknorpeloberhörner sowie einen Bruch der Schildknorpelplatten des Kehlkopfes. Das den Kehlkopf umgebende Weichgewebe ist diffus unterblutet.

Diese Befunde sprechen für uns Rechtsmediziner eine eindeutige Sprache: Jan Mirko L. wurde stranguliert, seine Halsweichteile wurden durch äußere Gewalteinwirkung massiv komprimiert. Ob es sich um einen Würge- oder Drosselvorgang handelte, ob Claus-Brunner seinem körperlich extrem unterlegenen Opfer die riesigen Hände um den Hals legte und zudrückte oder ob er dafür ein Drosselwerkzeug (zum Beispiel einen Gürtel oder ein Kabel) verwendete, lässt sich aufgrund der eingeschränkten Beurteilbarkeit der Halshaut von Jan Mirko L. bei fortgeschrittener Leichenfäulnis nicht mehr feststellen. Vielleicht handelte es sich auch um eine Kombination beider Strangulationsmechanismen. Auf jeden Fall starb Jan Mirko L. einen qualvollen Tod durch gewaltsames Ersticken.

Darüber hinaus stellen wir einen Querbruch des Brustbeins und beidseitige Rippenserienfraktur bei Jan Mirko L. fest. *»Frische Einblutungen im Unterhautfettgewebe an der Körperrückseite und in der korrespondierenden Rückenmuskulatur im Verlauf der Lenden- und Brustwirbelsäule sowie über beiden Schulterblättern sind im Sinne von Widerlagerblutungen zu interpretieren«*, diktiere ich für das Protokoll. Widerlagerblutungen oder Widerlagerverletzungen entstehen bei massivem Druck oder einer anderen Form heftiger Gewalteinwirkung auf einen am Boden liegenden Menschen und geben dem Rechtsmediziner damit entscheidende Hinweise für die Rekonstruktion eines Tatgeschehens. In unserem Fall ließen die zahlreichen Frakturen des Brustkorbs in Kombination mit den Widerlagerverletzungen an der Körperrückseite nur einen Schluss zu: Der 128 Kilogramm schwere und 2,03 Meter große Claus-Brunner hat auf dem Brustkorb seines 59 Kilogramm schweren und 1,74 Meter großen Opfers gekniet, während er ihm den Hals zudrückte. Unterschiedliche Gewichtsklassen und damit ein höchst ungleicher Kampf, den Jan Mirko L. verlieren musste, auch wenn er sich in seinem Todeskampf gegen den ihm körperlich so sehr überlegenen Mörder aufs heftigste gewehrt hatte. Das jedenfalls belegen die frischen Einrisse und Abbrüche der Fingernägel an beiden Händen von Jan Mirko L. sowie zahlreiche frische Unterblutungen im Unterhautfettgewebe der Unterarme, die wir als Abwehrverletzungen klassifizieren.

Während in den Medien bereits die Behauptung kursiert, dass Jan Mirko L. vor seinem Tod vergewaltigt worden sei, finden sich bei seiner Obduktion keinerlei Hinweise auf einen sexuellen Missbrauch des jungen Mannes vor seinem Tod. *»Streifige Vertrocknungen bzw. Verfärbungen um Ellenbogen- und Kniepartien sind bei Kenntnis der Auffindesituation am ehesten auf einen postmortalen Leichentransport zurückzuführen«*, steht später in unserem Protokoll.

Nach ein bis zwei Tagen Liegezeit in schwülwarmer Umgebung weist auch der Leichnam von Gerwald Claus-Brunner bereits erste Fäulnisveränderungen auf. Unzweifelhaft ist jedoch, dass der Politiker erst einige Zeit nach Jan Mirko L. verstorben ist, da die Leichenfäulnis bei ihm deutlich diskreter ausgebildet ist als bei seinem Opfer und die Totenstarre in weiten Teilen seines Körpers noch vorhanden ist. Claus-Brunners Tod ist durch Strombeibringung verursacht worden. Die zirkulär um beide Handgelenke gelegten entisolierten Kabel, die mit den bereits am Leichenauffindeort festgestellten Strommarken an der Haut der Handgelenke korrespondieren, sprechen diesbezüglich eine unmissverständliche Sprache.

Im Gutachten unseres Obduktionsprotokolls heißt es abschließend: *»Hinweise auf eine gröbere, stumpfe oder scharfe, fremde, äußere Gewalteinwirkung fanden sich bei der Obduktion von Gerwald Claus-Brunner nicht. Vorbestehende krankhafte Organveränderungen, die ursächlich den Eintritt des Todes hervorgerufen oder begünstigt haben könnten, ließen sich gleichfalls nicht feststellen. Todesursache ist ein Stromtod.«*

Claus-Brunner hat sich durch einen Stromschlag suizidiert – als gelernter Fernmeldehandwerker mit zusätzlicher Elektriker-Ausbildung wusste er genau, wie er den Fehlerstrom-Schutzschalter (frühere Bezeichnung »FI-Schalter«) aushebeln konnte, der bei in den im Haushalt üblichen Niederspannungsnetzen schwere Verletzungen durch Stromschlag beziehungsweise tödliche Stromunfälle verhindern soll.

Der Suizid des prominenten Piraten-Politikers ist am ehesten als »Bilanzsuizid« (auch wenn der Begriff nicht unumstritten ist) zu klassifizieren. Die negative Lebensbilanz führt zum Suizid. Ob es sich um eine rationale, länger geplante Entscheidung oder um einen plötzlichen Impuls, eine überwiegend affektgesteuerte Tat handelte, mit der er seinem Leben ein Ende bereitete, werden wir nie erfahren. Fakt ist jedoch, dass Gerwald Claus-Brunner vor seinem eigenen Tod zum Mörder wurde.

In meiner rechtsmedizinischen Praxis hatte ich es schon mehrfach mit Suiziden durch Strombeibringung mittels entisolierter Kabelenden zu tun. Die grünlich schimmernde Hautverfärbung infolge elektrothermischer Verkohlung der Hautoberfläche, wie auch im Fall von Gerwald Claus-Brunner, ist hierbei ein typischer Obduktionsbefund. Insbesondere männliche Suizidenten mit entsprechendem beruflichen oder andersartig fachlichen Hintergrund fühlen sich offenbar von dieser Art, aus dem Leben zu scheiden, angezogen.

Während meiner Zeit als Rechtsmediziner am Institut für Rechtsmedizin der Universität Hamburg wurde ich gleich zweimal mit einer geradezu artistischen Variante konfrontiert, die ansonsten auch in der Rechtsmedizin als statistische Rarität bezeichnet werden muss. In beiden Fällen setzten die zum Suizid entschlossenen Männer Zeitschaltuhren ein, um den Zeitpunkt ihres Ablebens präzise zu steuern.

Der eine von ihnen, ein 35-jähriger Mann, wurde vollständig bekleidet in einer mit Wasser gefüllten Badewanne leblos aufgefunden. Um seinen Kopf war ein blankes Kupferkabel geschlungen, das an der linken Kopfseite durch eine Lüsterklemme mit einem isolierten, etwa 1,5 Meter langen Kabel verbunden war. Ein gleichartiges zweites Kupferkabel hatte er in Nabelhöhe um seinen Rumpf gelegt und durch eine weitere Lüsterklemme mit dem von seinem Kopf kommenden Kabel verschaltet. Ein zwölf Meter langes isoliertes Kabel führte von dort zu einer Zeitschaltuhr, mit der es wiederum durch eine Lüsterklemme verbunden war, und von der Schaltuhr zu einem Stecker.

Der zweite Suizident war ein 38 Jahre alter Elektriker, der eine Woche nach seinem Ableben auf dem Boden seiner Einzimmerwohnung liegend aufgefunden worden war. An seiner linken Thoraxhälfte war auf der Brust und am Rücken jeweils ein Kabel mit einer fest verlöteten Kupfermünze als Elektrode fixiert. Diese beiden Kabel führten über mehrere weitere miteinander verbundene Kabel zu einer Zeitschaltuhr, die bei Auffinden des Toten noch in Betrieb war. Aus diversen Aufzeichnungen, die auf dem Schreibtisch des Mannes sichergestellt wurden, ging hervor, dass er seinen Suizid minutiös geplant und per Checkliste schrittweise durchgeführt hatte. Die Zeitschaltuhr sollte eine Stunde und 19 Minuten nach Aktivierung den Stromtod herbeiführen, wenn er aufgrund der zuvor eingenommenen starken Betäubungsmittel den durch seinen Körper jagenden Stromschlag bewusst nicht mehr wahrnehmen würde.

Gemessen an solchen artistischen Suizidapparaturen begnügte sich Gerwald Claus-Brunner mit einer rustikalen Basisversion, wie es seinem Naturell entsprach: Er schlang die blanken Kabelenden um seine Handgelenke, drückte mit der rechten Hand auf den Kippschalter an der Mehrfachsteckdose und brachte durch den Stromschlag sein Herz für immer zum Stehen.

Mittwoch, 21. September 2016, Berlin-Tiergarten, LKA-Gebäude

Sechs Tage nachdem Gerwald Claus-Brunner mit XXL-Koffer und Sackkarre zu seiner letzten Kaperfahrt aufgebrochen war, wird im LKA-Gebäude in der Keithstraße ein Päckchen abgegeben. Laut Absender stammt es von Gerwald Claus-Brunner und war von diesem wohl schon am Samstag zuvor an einen einstigen Lebensgefährten und Fraktionskollegen verschickt worden. Jedoch hatte es den ausersehenen Empfänger nicht erreicht und wurde schließlich von Nachbarn entdeckt, die es ungeöffnet beim LKA abliefern.

Nach der üblichen Prüfung auf versteckte Sprengvorrichtungen und ähnliche unerfreuliche Überraschungen wird das Päckchen von einem Kriminaltechniker geöffnet. Es enthält mehrere Bündel Banknoten, Claus-Brunners Testament und sein Geständnis. *»Ich habe am 15. September um ca. 22 Uhr Mirko im Affekt getötet«*, heißt es darin. *»Ich kann ohne ihn nicht leben und folge ihm.«*

Der behauptete Affekt, wie schon gesagt, ist mehr als zweifelhaft. In Kenntnis der geschilderten Einzelheiten muss man davon ausgehen, dass der Plan, Jan Mirko L. zu töten und nach Steglitz zu verfrachten, bereits in den Tagen vor der Tat in Claus-Brunner gereift war.

Für die Kriminalpolizei ist der Fall damit erledigt. Aufgrund der bis dahin durchgeführten Ermittlungen und unserer Obduktionsergebnisse lässt sich ausschließen, dass Claus-Brunner einen Mittäter hatte. Und gegen Tote wird in aller Regel nicht ermittelt. Das bedeutet im konkreten Fall, dass einige Fragen wohl für immer offenbleiben werden. Hat Claus-Brunner sein Opfer tatsächlich in der Dusche mittels einer im Brausekopf versteckten Mini-Videokamera gefilmt, wie er es Freunden und Bekannten gegenüber angegeben hatte? Nur wenig spricht dafür, dass Jan Mirko L. diese Behauptung frei erfunden haben könnte. Schließlich hat er seinen Stalker und späteren Mörder über einen langen Zeitraum verteidigt und dessen Übergriffe vor Freunden und Bekannten heruntergespielt. Allerdings wurde Claus-Brunners PC nicht kriminalpolizeilich ausgewertet, weil die polizeilichen und staatsanwaltschaftlichen Ermittlungen eben sehr bald nach Auffinden der beiden Toten eingestellt wurden. Theoretisch könnte Jan Mirko L. also auch die Entdeckung der Toiletten-Fotos frei erfunden haben, doch dafür hätte er kein erkennbares Motiv.

Unzweifelhaft ist dagegen, dass die Ermittler am Schlüsselbund von Claus-Brunner einen Schlüssel zu Jan Mirko L.s Wohnung sicherstellen konnten.

»Ich habe in all den Jahren so ziemlich alles mitbekommen, was Menschen einander antun können«, sagt Hauptkommissar K. rückblickend, nachdem die Akte Claus-Brunner geschlossen worden ist. »Dieser Fall ist doch wieder auf seine Art ganz einzigartig. Er erinnert einen daran, dass man nicht in die Seele von Menschen schauen kann.«

Die Kriminalpsychologin Lydia Benecke dagegen glaubt, dass man die Warnzeichen sehr viel früher hätte erkennen können. Gegenüber der Tageszeitung *Die Welt* erklärt sie, dass man bei Claus-Brunner »zumindest von einer narzisstischen und emotional instabilen Persönlichkeitsakzentuierung« sprechen könne. Typisch für Menschen mit dieser tendenziell pathologischen Persönlichkeitsstruktur sei es, »Beziehungen zu übersteigern und Kränkungen und Ablehnung im ungünstigsten Fall als unerträglichen Kontrollverlust und existenzielle Bedrohung wahrzunehmen«. Dass Jan Mirko L. ihn zurückgewiesen habe und er zudem als Politiker gescheitert sei, könne Claus-Brunner in eine Krise gestürzt haben, die sein Selbstwertgefühl untergraben habe. »Instabilität, Klammern, Wut, all das kann in einer emotional aufgeladenen, aggressiven Tat gipfeln.«

Im Rückblick ist offenkundig, dass hochemotionale Aggressionsentladungen in Claus-Brunners Leben eher Regel als Ausnahme waren. Sozialpsychologen wird wohl noch lange die Frage beschäftigen, wie eine so offenkundig gestörte Persönlichkeit kurzzeitig zum Hoffnungsträger einer Partei werden konnte, die doch alles anders und besser machen wollte als die etablierte Konkurrenz. Doch zu welchen Antworten auch immer die geneigten Wissenschaftler gelangen werden, für Jan Mirko L., der von einer friedlichen Welt voller Nächstenliebe träumte, kommen sie definitiv zu spät.

Killer auf vier Pfoten

Bereits seit Beginn der 1990er wurde in Deutschland über die Einführung einer Kampfhundeverordnung diskutiert. Doch fast zehn Jahre lang passierte nichts. Erst als der sechsjährige Volkan K. im Juni 2000 in Hamburg von Kampfhunden zerfleischt wurde, beugten sich die Politiker in Deutschland dem enormen öffentlichen Druck, mit dem der Tod des kleinen Jungen die Kampfhundedebatte aufgeladen hatte. Nun endlich rangen sie sich dazu durch, schärfere Gesetze und Vorschriften zum Umgang mit gefährlichen Hunden auf den Weg zu bringen.

Die Geschichte des *Gesetzes zur Bekämpfung gefährlicher Hunde,* das am 21. April 2001 in Deutschland in Kraft trat, ist untrennbar mit dem grausamen Tod des sechsjährigen Volkan verbunden, den ich als junger Facharzt am Institut für Rechtsmedizin der Universität Hamburg am 26. Juni 2000 obduziert hatte, noch an demselben Tag, an dem er von zwei Pitbull-Mischlingen getötet worden war. Es ist die Geschichte eines kleinen Jungen, der bei vollem Bewusstsein und in größter Todesangst vor den Augen seiner hilflosen und verängstigten Mitschüler und Lehrer über mehr als zehn Minuten auf einem Spielplatz direkt neben seiner Schule von zwei Hunden zu Tode gehetzt und gebissen wurde. Es ist die Geschichte von verantwortungslosen und überforderten Kampfhund-Besitzern und von sträflichem Staatsversagen. Und es ist auch aus rechtsmedizinischer Sicht ein besonderer Fall, denn durch das Ergebnis der Obduktion von zwei Kampfhunden konnte ich im Gerichtssaal zur Klärung der Frage beitragen, welcher der beiden Hunde dem kleinen Jungen die tödlichen Verletzungen zugefügt hatte. Die rechtsmedizinische Untersuchung der Hunde diente damit nicht nur der Identifizierung eines der

Hunde als »Täter«, sondern half auch, die Frage zu beantworten, welcher der beiden Angeklagten die Hauptverantwortung und damit die Hauptschuld am Tod des Kindes trug.

Hamburg-Wilhelmsburg, Schulgelände Buddestraße, 26. Juni 2000, 11:40 Uhr

Die kleinen Jungen spielen Fußball auf der Wiese neben ihrer Grundschule. Gerade hat der sechsjährige Volkan K. den Ball zugespielt bekommen, da sieht er aus den Augenwinkeln, wie am Rand der Spielwiese zwei kompakte Körper auftauchen. Die beiden Kampfhund-Mischlinge Zeus und Gipsy, die jeder hier im Bahnhofsviertel kennt – und fürchtet wie die Pest. Volkan rennt hinter dem Ball her. Den dürfen die Biester auf keinen Fall bekommen! Weiter denkt er nicht.

Er hat noch zwanzig Minuten zu leben. Und ein unfassbar qualvolles Sterben vor sich, von den Kampfhunden – so der Richter später in der Urteilsbegründung – »wie eine Beute zerfleischt«.

Rückblende: Mitte bis Ende der 1990er Jahre

Ibrahim K. ist für die Hamburger Polizei kein Unbekannter. Der junge Mann mit türkischem Pass lebt im Stadtteil Wilhelmsburg – einem Brennpunktviertel mit hoher Arbeitslosigkeit, in dem rund ein Drittel der Bewohner ausländische Wurzeln haben. In den letzten Jahren ist er schon oftmals ins Visier der Polizei geraten: gefährliche Körperverletzung, schwerer Diebstahl, Drogendelikte, Hausfriedensbruch. Mit Rücksicht auf sein jugendliches Alter kam er anfangs noch ohne Verurteilung davon – schließlich ist das Jugendstrafrecht darauf ausgerichtet, jugendlichen Delinquenten neue Chancen zu eröffnen. Doch Ibrahim, genannt »Ibo«, zog aus der richterlichen Milde offenbar andere Schlüsse. Wenn er sogar für Straßenraub und Drogenhandel nicht bestraft wurde, gab es auch keinen vernünftigen Grund, sich mit einem regulären Broterwerb zu plagen. Also brach er seine Lehre ab und schaffte sich einen Kampfhund an, einen Pitbull-Mischling namens Zeus. Den jungen Rüden ließ er ohne Leine und Maulkorb durch die Straßen des Wilhelmsburger Bahnhofsviertels laufen. Das trug ihm Respekt bei seinen Kumpels ein, und zweifellos genoss er auch die Angst in den Gesichtern von Nachbarn und Passanten.

Im April 1998 war Zeus gerade mal sieben Monate alt, als er einen Schäferhund und dessen Besitzerin anfiel und beide verletzte. Die Frau zeigte Ibo an, und der mittlerweile 21-jährige Mann wurde wegen Körperverletzung erstmals verurteilt – zu einer Geldstrafe von 1600 DM. Außerdem erhielt er vom Ordnungsamt die Auflage, mit Zeus beim Amtstierarzt zu erscheinen. Der begutachtete den Hund und befand, dass der Pitbull »nicht bissig« sei, wenn auch »scharf gegenüber anderen Rüden«. Folglich wurde Ibo dazu verpflichtet, Zeus künftig an der Leine zu führen, wenn er mit dem Kampfhund seine Wohnung verließ.

Doch weder das Ordnungsamt noch die Polizei überprüften jemals, ob sich der Hundebesitzer an diese Auflage hielt. Zahlreiche Zeugen sollten später erklären, dass Ibrahim K. seinen Kampfhund nach wie vor ohne Leine und ohne Maulkorb laufen ließ. Die meisten Nachbarn schauten weg, mit dem vorbestraften Gewalttäter und seinem beißwütigen Hund wollte sich niemand anlegen. Wer genügend Mut aufbrachte, bat den jungen Mann, das Tier zumindest anzuleinen. Doch Ibo antwortete dann immer nur: »Da passiert schon nichts.«

Dabei wohnte er unmittelbar neben einer Schule. Der Hof des Mietshauses, in dem er mit seiner Freundin lebte, der vier Jahre jüngeren Silja W., war weder durch eine Mauer noch durch einen Zaun von der Spielwiese getrennt, die zum Pausenhof der Grundschule gehörte. Aber der junge Türke war überzeugt davon, alles unter Kontrolle zu haben.

Silja und Ibo lebten in den Tag hinein. Sie rauchten Haschisch, nahmen gelegentlich Jobs an, liehen sich Geld von Bekannten. Wirklich wichtig waren ihnen nur ihre Hunde – mittlerweile gab es zwei davon. Ibo hatte seiner Freundin eine junge Hündin geschenkt, gleichfalls ein Pitbull-Mischling, genannt Gipsy. Für das Mädchen war es der erste Hund; von dem richtigen Umgang mit Hunden – geschweige denn von deren Erziehung – hatten beide keinen blassen Schimmer. Vor Gericht wird Silja später schildern, wie sie sich in der ersten Zeit liebevoll um die Hunde gekümmert hätten. Erst nach und nach sei Ibo auf die Idee gekommen, vor allem Zeus, aber auch Gipsy durch Sprung- und Beißtraining für Hundekämpfe abzurichten.

Die Spielwiese nebenan nutzte er als Trainingsplatz. Kleine Hindernisse auf dem Hof des Mietshauses und dem Schulgelände zu überspringen gehörte zum Drillprogramm. Nachbarn beobachteten immer wieder, wie Ibo die Hunde auf diesem und anderen Spielplätzen im Viertel »scharfmachte«. Für das Beißtraining verwendete er mit Vorliebe Kinderschaukeln. Das Gartenbauamt ersetzte innerhalb von zwei Jahren rund fünfzig zerbissene Schaukeln im Wilhelmsburger Bahnhofsviertel, ohne dass bei der Stadtverwaltung irgendjemand stutzig wurde.

Zeus war gut zweieinhalb Jahre alt, eine Bio-Waffe mit vierzig Kilo Kampfgewicht, als er im April 2000 einen Labrador verletzte. Der Besitzer erstattete Anzeige wegen Sachbeschädigung (nach deutschem Recht sind Tiere Sachen), doch weil bei der polizeilichen Aufnahme von Ibrahims Personalien ein Fehler unterlief, blieb unbemerkt, dass der Kampfhund schon einmal zugebissen hatte. So verfügten die Behörden lediglich, dass Zeus erneut dem Amtsarzt vorgeführt werden sollte. Bei dem Versuch, das entsprechende behördliche Schreiben zuzustellen, traf der Briefträger Ibrahim K. weder bei seiner Meldeanschrift noch bei einer zweiten Adresse an, wo ihn die Behörde ersatzweise vermutete. Und so geschah einmal mehr – nichts. Dabei ging Zeus im selben Monat noch zweimal zum Angriff über. Innerhalb von zwei Tagen verletzte er einen Beagle und einen Schäferhund. Der Beagle erlag kurz darauf den Folgen von Zeus' Beißattacke. Die Besitzer beider Tiere erstatteten Anzeige; erneut wurde Leinen- und diesmal auch Maulkorbpflicht für Zeus angeordnet, doch die amtliche Post erreichte abermals nicht den vorgesehenen Empfänger. Allerdings machte das keinen großen Unterschied, Ibo hätte die Auflage wohl ohnehin wieder ignoriert.

Auch Gipsy war unterdessen zu einer beißwütigen Kampfhündin herangereift. Kurz nacheinander verletzte sie einen anderen Hund und biss einem elfjährigen Mädchen in den Arm. Wiederum wurde Anzeige erstattet, eine amtstierärztliche Untersuchung angeordnet, Leinen- und Maulkorbzwang verhängt. Wenig überraschend: Auch Silja W. kam den behördlichen Auflagen nicht nach.

Gipsys Angriff auf das kleine Mädchen habe ihr einen Schock versetzt, wird sie später vor Gericht erklären. Sie habe daran gedacht, das Tier einschläfern zu lassen, aber Ibrahim habe sie dazu überredet, den Hund zu behalten. Immerhin legte sie dem Tier einen Maulkorb an, doch nachdem dieser kaputtgegangen war, ließ sie Gipsy erneut frei laufen. Die Maulkörbe, die Silja gefallen hätten, waren ihr schlicht zu teuer, und einen hässlichen Beißschutz wollte sie Gipsy (oder vielmehr wohl sich selbst) »nicht zumuten«.

Vor Gericht wird Silja später weitere aufschlussreiche Details offenbaren. So habe Ibo seinen Hund zeitweise mit schweren Ketten um den Hals laufen lassen, ihn getreten und mit Eisenstangen geschlagen. Mit diesen brachialen Methoden wollte er Zeus zum »stärksten Kampfhund der Stadt« drillen. Nachbarn werden zu Protokoll geben, dass er Zeus an Hundekämpfen teilnehmen ließ, die teilweise auf dem benachbarten Spielplatz stattfanden. Doch als diese Einzelheiten nach und nach ans Licht kommen, war der kleine Volkan längst bis zur Unkenntlichkeit verstümmelt und tot.

Im Juni 2000 hatte Ibo bereits ein stattliches Vorstrafenregister, unter anderem wegen illegalen Waffenbesitzes. Im Vorjahr war er außerdem wegen Drogenhandels und – einmal mehr – wegen Körperverletzung angezeigt worden. Doch auf die Idee, ihm seine gefährlichste Waffe, den scharfgemachten Kampfhund-Mischling, wegzunehmen, kam seitens der Ordnungsbehörden der Stadt Hamburg nach wie vor niemand. Und auch die Nachbarn sahen ebenso wie die Lehrer in der benachbarten Schule weiter zu – oder geflissentlich weg –, wenn Ibo die Kampfhunde auf dem Spielplatz trainierte.

Hamburg-Wilhelmsburg, Schulgelände Buddestraße, 26. Juni 2000, 11:39 Uhr

Ibrahim K., mittlerweile 23 Jahre alt, lässt die beiden Hunde im Hof des Mietshauses frei herumlaufen. Danach will er Gipsy und Zeus allein in der Wohnung lassen und mit Silja einkaufen gehen. Das ist besser so, denkt er, in letzter Zeit hatten sie einfach zu viel Ärger mit den Hunden.

Doch plötzlich läuft Gipsy auf die Spielwiese hinüber. Ibo ruft, sie soll sofort zurückkommen, aber die Hündin kümmert sich nicht um ihn. Er will Zeus beim Halsband schnappen, da sprintet der Rüde gleichfalls los und ist weg. *Scheiße*, denkt Ibo, auf dem Schulhof spielen jede Menge Kinder. Große Pause. Er nimmt die Verfolgung der Hunde auf.

Auf der Wiese spielen kleine Jungs Fußball. Gipsy stürzt sich auf einen Jungen, der gerade den Ball spielen will, Volkan aus der Vorschulklasse. Sie reißt den schmalen Jungen um, jetzt ist auch Zeus da, beide verbeißen sich in ihr Opfer.

Die anderen Kinder auf dem Schulhof schreien vor Entsetzen durcheinander, dann stehen alle wie erstarrt da. Lehrer schwärmen aus, treiben die Schüler in das Schulgebäude zurück. Irgendwer alarmiert die Polizei, von allen Seiten kommen innerhalb kürzester Zeit Streifenwagen mit jaulenden Sirenen angerast. Volkan liegt am Boden, Zeus hat sich in sein Gesicht verbissen, Gipsy in seinen Hinterkopf und den Nacken. »Zeus, Gipsy, zurück!«, schreit Ibo. Die Biester hören nicht auf ihn. »Silja!«, schreit er. »Hilf mir!« Aber Silja ist nicht zu sehen.

Ibo greift den Hunden ins Nackenfell, kann sie mit letzter Kraft von dem Kind wegreißen. Doch die Tiere sind außer Rand und Band, Zeus schnappt nach Ibo, beißt ihn mehrfach in den Arm. Es tut höllisch weh, er kann die Hunde nicht richtig festhalten. Da endlich kommt Silja, von Nachbarsjungen alarmiert. Sie schreit hysterisch herum, die Hunde bellen wie verrückt, Volkan liegt wimmernd am Boden. Von seinem Gesicht ist nichts mehr vorhanden, nur noch ein paar Gewebefetzen und sehr viel Blut.

»Halt die Hunde fest!«, schreit Ibo. »Ich kann nicht mehr.« Sein Arm fühlt sich taub an. Silja packt die Hunde beim Halsband, ganz kurz sieht es so aus, als könnte sie Zeus und Gipsy bändigen. Da kommt Volkan hoch und versucht auf allen vieren wegzukriechen. Und die Hunde reißen sich los und stürzen sich erneut auf ihre Beute. Denn nichts anderes ist Volkan für sie. Die Pitbull-Mischlinge, von denen jeder mehr Gewicht auf die Waage bringt als der sechsjährige Volkan, sind im Blutrausch. Erneut verbeißen sie sich in seinen Kopf und Nacken.

»Schießen Sie die Hunde tot!«, schreit jemand. Fünf, sechs Uniformierte sind mittlerweile vor Ort, zwei von ihnen haben die Schusswaffen gezogen, doch keiner wagt zu schießen. Zu groß ist das Risiko, versehentlich den Jungen zu treffen.

Unvorstellbare zehn Minuten dauert schon Volkans einsamer, hoffnungsloser Kampf, als Zeus erneut für einen Moment von seinem Opfer ablässt. Einer der Polizisten feuert einen Schuss auf ihn ab. Der Hund bricht zusammen, auch Gipsy lässt den Jungen vor Schreck los. Volkan beginnt wieder wegzukriechen, doch Zeus rappelt sich auf und will sich erneut auf den Jungen stürzen. Der Beamte gibt einen weiteren Schuss ab, dann noch einen, er feuert aus kürzester Distanz sein ganzes Magazin leer, dann endlich bleibt der riesige Kampfhund leblos liegen.

Alle Anwesenden stehen unter Schock. Auch Gipsy ist von

einer Kugel getroffen worden, hat sich hinter ein Gebüsch geflüchtet. Einer der Polizisten folgt ihr zögernd, die schussbereite Waffe in den Händen. Gipsy greift den Beamten sofort an, als er sich nähert. Daraufhin feuert er sieben weitere Kugeln in den Körper des Hundes, bis Gipsy gleichfalls leblos liegen bleibt.

Auch ein Notarzt ist mittlerweile eingetroffen. Er kauert neben dem sterbenden Jungen, versucht ihn nach allen Regeln der ärztlichen Kunst zu reanimieren. Doch für Volkan kommt jede Hilfe zu spät. Seine Verletzungen sind zu massiv.

Volkan stirbt noch auf dem Schulhof, unmittelbar neben dem von Kugeln regelrecht durchsiebten Zeus. Nur einige Schritte weiter liegen Ibo und Silja auf der Wiese. Er blutet aus mehreren Beißwunden, sie steht unter Schock. Einige der Polizeibeamten, die den Geschehensort sichern, haben Tränen in den Augen.

Am Geschehensort asservieren die Kriminaltechniker über ein Areal von mindestens dreißig Metern verstreute Gewebeteile, die wir später bei der rechtsmedizinischen Untersuchung Volkan K. zuordnen können; darunter Anteile seiner Kopfschwarte mit daran haftenden schwarzen Kopfhaaren, beide Ohrmuscheln sowie weitere Oberhautanteile mit darunterliegendem Unterhautfettgewebe.

Vor Gericht wird Silja W. später aussagen, dass Volkan sie mit seinem völlig zerfleischten Gesicht flehend angesehen habe, kurz bevor er gestorben sei. Dieser Blick wird sie für den Rest ihres Lebens verfolgen.

Neuland auch für den Rechtsmediziner

Im Fall Volkan Kaya musste nicht nur der Richter juristisches Neuland betreten, auch mir bescherte dieser Fall gleich mehrere neue Erfahrungen. Als noch junger Rechtsmediziner am Rechtsmedizinischen Institut der Universität Hamburg war ich für Volkans Obduktion zuständig – und der Anblick des kleinen Jungen mit dem fehlenden Gesicht war auch für mich nur schwer zu ertragen. Neu war für mich zudem die Herausforderung, durch die Obduktion der Kampfhundkadaver zur Aufklärung des Geschehens beizutragen. Ich musste feststellen, ob die Tiere Zeichen früherer Hundekämpfe aufwiesen oder durch Drogen beziehungsweise Anabolika zusätzlich scharfgemacht worden waren – eine durchaus gängige Praxis in diesem Milieu. Zudem war zu klären, ob sich einem der Hunde die letztlich tödliche Attacke zuordnen ließ. Der Besitzer dieses Tieres wäre entsprechend der Hauptschuldige am Tod des Jungen.

Ich sah auf den Kinderkörper, der vor mir auf dem Sektionstisch lag. Volkan K. war ein zartgliedriger Junge, mit 117 Zentimeter Körpergröße eher klein für seine sechs Jahre und gerade mal 22 Kilo schwer. Auf den beiden Sektionstischen daneben lagen die toten Hunde. Der Kampfhund Zeus war mit seinen 40 Kilogramm Körpergewicht allein schon fast doppelt so schwer wie der Junge. Es war ein groteskes Bild. Ein kleiner Kinderleichnam, fast verloren auf der blanken Stahlfläche des großen Sektionstisches, und direkt daneben, ebenfalls auf Sektionstischen, die aber eigentlich für die Untersuchung menschlicher Toter vorgesehen waren, lagen die beiden bulligen Hundekörper.

Ich begann mit der äußeren Leichenschau von Volkan und diktierte für mein Protokoll: »*Ausgedehnte Skalpierungs- und Skelettierungsverletzungen des gesamten Hirn- und Gesichtsschädels.*« Was nichts anderes bedeutete, als dass die gesamte Kopfhaut des Kindes einschließlich seiner Kopfhaare sowie die gesamte Gesichtshaut nicht mehr vorhanden waren. Auch Volkans Nase und beide Ohrmuscheln hatten die Hunde abgebissen. Das knöcherne Nasenskelett und die Gehörgänge auf beiden Seiten lagen offen. Die Augenhöhlen beidseits waren vollständig freigelegt. Ohne Augenober- und Unterlider schienen seine beiden Augäpfel mich wie vor Angst weit aufgerissen anzustarren – als könnte der kleine Junge immer noch nicht begreifen, was mit ihm geschehen war.

Genauso unheimlich war die Tatsache, dass aus dem geöffneten Mund dieses kleinen skelettierten Schädels ein Beatmungstubus herausragte. Im Verlauf der polizeilichen Ermittlungen stellte sich später heraus, dass Volkan den Angriff von Gipsy und Zeus noch einige Minuten überlebt hatte. Als der Notarzt eintraf, war der Junge noch bei vollem Bewusstsein, obwohl seine Gesichtsweichteile von den Hunden völlig zerfleischt waren und sein Kopf eigentlich nur noch ein skelettierter Schädel war. In diesem Zustand hatte der Notarzt den Jungen intubiert, wie man es eben bei schwerverletzten Personen macht, um die Atemwege frei zu halten beziehungsweise die Atmung sicherzustellen. Die Vorstellung, was Volkans medizinischer Ersthelfer gedacht und gefühlt haben muss, als er den kleinen Jungen intubierte, der statt eines Gesichtes einen Totenschädel hatte, aus dem zwei Augen herausschauten, ist für mich bis heute noch um einiges schwerer zu ertragen als die Erinnerung an den Anblick des kleinen Volkan auf dem Sektionstisch vor mir.

Ich fuhr mit der äußeren Leichenschau fort. *»Weder an der Körpervorder- noch an der Körperrückseite Leichenflecken feststellbar.«* Das völlige Fehlen von Leichenflecken deutete auf einen massiven Blutverlust zu Lebzeiten hin.

»An der rechten Halsvorderseite, direkt unterhalb des rechten Unterkieferastes zwei lanzettförmige, 0,7 und 1 Zentimeter messende Hautdefekte mit spitz zulaufenden Wundwinkeln, glatten Wundrändern und zentral freiliegendem Unterhautfettgewebe, dieses kräftig dunkelrot unterblutet«, diktierte ich weiter. Diese beiden Halsverletzungen des Jungen sahen exakt so aus wie Stichverletzungen, wie wir sie üblicherweise bei Opfern von Tötungsdelikten sehen, wenn die Tatwaffe ein zweischneidiges, spitz zulaufendes und sehr scharfes Messer war. Tatsächlich handelte es sich hierbei auch um Stichverletzungen, allerdings von den Fangzähnen der beiden Pitbull-

Mischlinge verursacht. Als Fangzähne werden bei Hunden (ebenso wie bei Raubtiergebissen) die vier Eckzähne bezeichnet, die deutlich länger als die benachbarten Schneide- und Mahlzähne sind und hauptsächlich dem festen Zubeißen und Festhalten der Beute dienen.

Die Obduktion der inneren Organe bestätigte die ausgeprägte Blutarmut des Kindes, die ich bei der äußeren Leichenschau bereits festgestellt hatte. Volkan war bis dahin ein zwar zierlicher, aber organgesunder kleiner Junge ohne Vorerkrankungen gewesen. Todesursache war Verbluten aus den massiven Kopf-, Hals- und Gesichtsverletzungen infolge der Hundeattacke.

Die Obduktion der beiden Hunde ergab, dass Zeus und Gipsy offensichtlich über längere Zeit Beißübungen hatten machen müssen, dafür sprach jedenfalls der Zahnabschliff insbesondere ihrer Fang- und Mahlzähne, der für das Alter der Tiere weit fortgeschritten war. Zudem wiesen beide Hunde an Kopf, Hals und Körper weitaus mehr und heftigere Narben auf, als dies bei Hunden, die lediglich herumtollen und spielen, der Fall ist. Beide Pitbull-Mischlinge waren gezielt gedrillt und für Hundekämpfe eingesetzt worden.

Allerdings waren weder Zeus noch Gipsy von ihren Besitzern durch Drogen scharfgemacht worden. Zum Zeitpunkt ihrer Attacke auf den kleinen Volkan standen sie auch nicht unter dem Einfluss irgendwelcher sonstiger Substanzen – das ergab die chemisch-toxikologische Untersuchung des bei der Obduktion asservierten Blutes der Hunde. Der körperliche Drill durch ihre Besitzer hatte genügt, um sie in vierbeinige Kampfmaschinen zu verwandeln.

Auch die Frage, welchem der Hunde die tödlichen Verletzungen im Rahmen des Angriffes zuzuordnen waren, konnte ich nach der Obduktion mit einiger Gewissheit beantworten. Als ich den Magen des Rüden aufschnitt, fanden sich darin die zentralen Gesichtsanteile von Volkan einschließlich Nase und Oberlippenregion sowie die Augenregion mit Ober- und Unterlidern und große Teile der behaarten Kopfhaut des Jungen.

Der Kampfhund Zeus hatte Volkans Gesicht bei der Beißattacke wie eine Faschingsmaske aus Latex heruntergerissen. Im Magen des weiblichen Kampfhundes fanden sich zwar auch Anteile des kindlichen Gesichts sowie einige Teile behaarter Kopfhaut, allerdings in deutlich geringerem Ausmaß als bei Zeus.

Dem stärkeren männlichen Kampfhund konnten demnach die massiveren und tödlichen Anteile der Beißattacke zugeordnet werden, die zu dem erheblichen Blutverlust und damit zum Tod des Jungen geführt hatten. Im Prozess gegen Ibrahim K. und Silja W. trug ich diese Erkenntnisse als Sachverständiger vor.

Der Prozess

Ein gutes halbes Jahr nach dem tödlichen Hundeangriff auf Volkan K. wird den beiden Hundebesitzern der Prozess gemacht. Vor dem Hamburger Landgericht muss sich Ibrahim K. wegen Körperverletzung mit Todesfolge verantworten, Silja W. ist wegen fahrlässiger Tötung angeklagt.

Die Staatsanwaltschaft fordert achteinhalb Jahre Haft für Ibrahim K. und zwei Jahre und neun Monate Jugendstrafe für Silja W. Ibrahims Verteidiger dagegen drängt auf einen Freispruch für seinen Mandanten.

Um meine rechtsmedizinischen Befunde als Sachverständiger in der Gerichtsverhandlung zu veranschaulichen und insbesondere die brachiale Kraft der Hundekiefer zu demonstrieren, die Volkans gesamte Gesichtshaut einschließlich Nase und Ohren sowie die Kopfhaut mit allen Haaren heruntergerissen hatten, bringe ich die mazerierten Schädel der beiden Pitbull-Mischlinge mit in den Gerichtssaal. Bereits nach wenigen Minuten und lange bevor ich mit meinem Gutachten als Sachverständiger begonnen habe, trägt mir dies allerdings eine Rüge des Gerichts ein: Der Anblick der Hundeschädel sei den beiden Angeklagten nicht zuzumuten. Ich muss die Schädel wieder in meiner Aktentasche verschwinden lassen. Mit welchen entsetzlichen Bildern die bei der tödlichen Attacke auf Volkan anwesenden Mitschüler, Lehrer, Polizeibeamten und Ersthelfer seit diesem Vorfall leben müssen, kommt dagegen im Gerichtssaal nicht zur Sprache.

Nachdem die Beweisaufnahme abgeschlossen ist, die Zeugen und ich als Sachverständiger angehört und die Plädoyers gehalten worden sind, verkündete der Vorsitzende Richter im Januar 2001 das Urteil: Beide Angeklagten haben sich der fahrlässigen Tötung schuldig gemacht. Ein Körperverletzungsvorsatz ist nach richterlicher Überzeugung jedoch zu verneinen, da die Angeklagten die Verletzung eines Menschen nicht billigend in Kauf genommen hätten – und da Zeus laut amtstierärztlichem Gutachten als »nicht bissig« eingeschätzt worden sei. Dennoch hätten sie in hohem Maße pflichtwidrig gehandelt. »Beide handelten aus einer Mischung aus Unwissenheit, Unverstand, vor allem aber aus in Egoismus wurzelnder Rücksichtslosigkeit und Gleichgültigkeit, aus Nachlässigkeit und Sorglosigkeit«, so der Vorsitzende Richter in seiner Urteilsbegründung.

Ibrahim K. wird als Halter von Zeus zu dreieinhalb Jahren Haft verurteilt. Wegen der Schwere der Schuld liegt das Strafmaß im oberen Bereich des gesetzlichen Rahmens, der in solchen Fällen von einer Geldstrafe bis zu fünf Jahre Freiheitsentzug reicht. Strafmildernd wird angerechnet, dass der Angeklagte »mit aller Kraft« versucht habe, das Leben des Jungen zu retten, als die Hunde Volkan »wie eine Beute zerfleischten«.

Silja W. erhält eine Jugendstrafe von einem Jahr unter Strafaussetzung zur Bewährung. Die Schwere der Schuld sei auch bei ihr unverkennbar, befindet der Richter, weshalb sie zu einer – im Jugendstrafrecht eher seltenen – Freiheitsstrafe verurteilt wird. Während der Bewährungszeit darf die junge Frau zudem keine Hunde halten und muss zehn Wochenenden Arbeitsleistungen sozialer Art erbringen, etwa in einem Seniorenheim.

Strafmildernd wirkt sich für Silja W. aus, dass sie Reue gezeigt und vor Gericht ein Teilgeständnis abgelegt hat.

Während Silja W. nach dem Richterspruch in Tränen ausbricht, nimmt Ibrahim K. das Urteil äußerlich unbewegt entgegen. Vermutlich ist er erleichtert, weil er nicht noch viel länger hinter Gitter muss.

Dreieinhalb Jahre Haft – das hört sich in der Tat nach einer recht milden Strafe an, wenn man bedenkt, dass Ibrahim K. den unfassbar qualvollen Tod eines Kindes verschuldet hat. Volkans seelisch gebrochener Vater sinkt nach der Urteilsverkündung im Gerichtssaal auf seinem Stuhl zusammen und vergießt Tränen des Schmerzes. Wie sollte er für dieses Urteil auch Verständnis haben? »Ich denke, das ist zu gering«, lautet sein verbitterter Kommentar.

Kurze Zeit später wird der Prozess um Volkans gewaltsamen Tod durch den 5. Strafsenat des Bundesgerichtshofs überprüft, da sowohl Staatsanwaltschaft als auch Verteidigung Revision gegen das Urteil eingelegt hatten. Die Staatsanwaltschaft kritisiert, dass das Hamburger Urteil Rechtsfehler zugunsten des Angeklagten Ibrahim K. enthalte. Die Bundesrichter folgen allerdings ihren Hamburger Kollegen mit der Einschätzung, dass ein bedingter Körperverletzungsvorsatz zu verneinen sei, und verwerfen die Revision.

Warum manche Hunde Menschen attackieren

Woher kommt eigentlich der Ausdruck »Kampfhund«? Ursprünglich wurden alle Hunde, die man bei Hundekämpfen einsetzte, als »Kampfhunde« bezeichnet. Daraus entwickelte sich die Zucht eigener Hunderassen, die für den Kampf gegen andere Hunde – oder auch gegen Bullen – besonders geeignet schienen. Dieses Zuchtziel verlor jedoch wieder an Bedeutung, da Hundekämpfe mittlerweile in den meisten Ländern verboten sind. Illegale Hundekämpfe finden aber nach wie vor statt – auch hier und heute in Mitteleuropa. Meist wird um viel Geld gewettet, doch auch der archaische Kick lockt die überwiegend männlichen Teilnehmer, die mit ihren vierbeinigen Kampfmaschinen oftmals von weit her zu den geheim gehaltenen Veranstaltungsorten angereist kommen.

Überdurchschnittliche Körperkraft, Robustheit und gesteigerte Angriffslust sind die hervorstechendsten Merkmale von Vierbeinern, die gemeinhin als Kampfhunde bezeichnet werden. Hunde der vier Rassen American Staffordshire Terrier, Bullterrier, Pitbull Terrier und Staffordshire Bullterrier sowie Mischlinge dieser Rassen weisen die genannten Merkmale oftmals in besonderem Maße auf. Daher tauchen sie in vielen der sogenannten »Rasselisten« oder »Gefahrhundlisten« auf, für die besondere Vorschriften und Restriktionen gelten. Ob sich aus der Hunderasse als solcher auf die Gefährlichkeit eines konkreten Hundes schließen lässt, ist jedoch höchst umstritten und wird von vielen Tierexperten strikt verneint.

Tödliche Hundeattacken betreffen meist Menschen, die sich nicht oder nur sehr eingeschränkt verteidigen können, wie alte Menschen oder kleine Kinder. Die in größeren medizinischen Studien dokumentierten Verletzungsmuster bei Kindern nach Hundeangriffen sind sich relativ ähnlich: Bei über 70 Prozent der betroffenen Kinder dominieren lebensgefährliche Kopf-, Nacken- und Halsverletzungen. Nichttödliche Bisse finden sich zumeist an Händen und Unterschenkeln.

Bewegungsreize – insbesondere die typisch kindliche Art der (Fort-)Bewegung, wie Herumtollen und Wegrennen –, akustische Signale (relativ hohe Frequenz kindlicher Schreie) und die geringe Körpergröße von Kindern scheinen ausschlaggebend und damit Auslöser für Hundeattacken zu sein. Tierpsychologen sind der Meinung, dass dieses Verhalten von Kindern in das Beuteschema bestimmter Hunde passt und so deren angeborenes Beutefangverhalten auslöst. Und in der freien Wildbahn endet dieses Beutefangverhalten eben mit der Tötung des Beutetiers.

Die Kampfhund-Debatte nach Volkans Tod

Wie leider so oft, wenn Kinder zu Schaden kommen oder gar gewaltsam getötet werden, traf auch im Fall Volkan K. staatliche Stellen ein gehöriges Maß an Mitschuld – auch wenn der Vorsitzende Richter es in der öffentlichen Gerichtsverhandlung vor dem Hamburger Landgericht vermied, das offenkundige Behördenversagen zu thematisieren. Durch den Tod Volkans sei ein bislang unterschätztes Problem an die Oberfläche gekommen, merkte er hierzu in der Urteilsbegründung lediglich an, die Gefahr nämlich, die von aggressiven Hunden ausgehe. »Auch für die Zukunft wird es darauf ankommen, die Sicherheit der Kinder zu gewährleisten«, umschrieb der Richter vage den Aufgabenbereich, der von den Behörden bis dahin weitgehend ignoriert worden war.

Nicht nur die Ordnungshüter in Hamburg-Wilhelmsburg hatten durch ihr schludriges und schläfriges Gebaren die Tragödie ungewollt begünstigt – die von Kampfhunden ausgehende Gefahr hatten Politiker und Behörden bis dahin bundesweit unterschätzt. Über Maulkorb- und Leinenzwang, Hundeführerscheine und einen »Charaktertest« für die Besitzer vierbeiniger Kampfmaschinen war seit vielen Jahren immer wieder mal diskutiert worden. Nur leider ohne angemessene Resultate. Desto größer war nun die öffentliche Empörung. Der Fall Volkan sorgte wochenlang bundesweit für Schlagzeilen – und brachte die zuständigen Politiker auf Trab. Im Sommer 2000, unmittelbar nach der Katastrophe auf dem Schulhof in Wilhelmsburg, erarbeiteten die Innenministerien aller Bundesländer strenge Verordnungen und Gesetze für Hundebesitzer. In Großbritannien waren nach diversen Beißattacken bereits 1991 Zucht, Haltung und Verkauf von Kampfhunden generell untersagt worden; so weit wollte das nordrhein-westfälische Innenministerium nicht gehen. Doch zumindest erstellten die dortigen Verantwortlichen eine Liste der Hunderassen, die als besonders gefährlich gelten: American

Staffordshire, Bullterrier, Pitbull Terrier und Staffordshire Bullterrier. Wer in Nordrhein-Westfalen ein solches Tier erwerben und halten will, muss seither mindestens achtzehn Jahre alt sein und benötigt eine behördliche Sondererlaubnis. Außerdem wird großen Hunden an Rhein und Ruhr ein Mikrochip implantiert, der die Identifizierung des Besitzers ermöglicht.

Die anderen Bundesländer zogen mit und erließen eigene Hundegesetze, Verordnungen und Rasselisten. Besonders rigide ging die Hansestadt Hamburg vor, auf deren Gebiet sich der *worst case* ereignet hatte. Der Hamburger Senat verabschiedete eine knallharte Hundeverordnung, »die härteste in Deutschland« nach Einschätzung des damaligen SPD-Bürgermeisters Ortwin Runde. »Wir wollen Kampfhunde aus der Stadt weghaben«, kündigte er den neuen Null-Toleranz-Kurs an. Das wollte die stramm konservative neue Stadtregierung erst recht, die im Herbst 2001 ins Hamburger Rathaus einzog: Innensenator Ronald Schill rief einen »Bezirklichen Ordnungsdienst« ins Leben, der die Einhaltung der Hundeverordnung überwachte.

Auch die Bundesregierung erkannte die Zeichen der Zeit und erließ das »Gesetz zur Bekämpfung gefährlicher Hunde«, das am 21. April 2001 in Kraft trat. Es untersagte die Einfuhr als gefährlich eingestufter Hunde aus dem Ausland und die Zucht von Hunden mit »erblich bedingter Aggressionssteigerung«. Eltern- und Lehrerverbände zeigten sich erleichtert, doch Tierschützer prangerten an, dass durch die neuen Vorschriften sämtliche Hunde der inkriminierten Rassen unter Generalverdacht gestellt würden. Was sich auch für mich nach wie vor nicht von der Hand weisen lässt.

Viele Tierexperten halten »Rasselisten« für unwissenschaftlichen Humbug. In der Tat gehen Beißattacken oftmals von Hunden aus, deren Rasse auf keiner Kampfhund-Liste genannt wird – etwa von Collies, Labradoren oder Deutschen Schäferhunden. Dagegen gelten Staffordshire Terrier in England als kinderfreundliche Hütehunde.

Mehr als fünfzig Züchter und Halter von Pitbulls oder Bullterriern taten sich zusammen und reichten daraufhin beim Bundesverfassungsgericht Klage gegen das »Gesetz zur Bekämpfung gefährlicher Hunde« ein. Sie forderten, das pauschale Einfuhrverbot für American Staffordshire, Bullterrier, Pitbull Terrier und Staffordshire Bullterrier durch individuelle »Wesensprüfungen« zu ersetzen. Doch im März 2004 befand das oberste deutsche Gericht, das Einfuhrverbot für Kampfhunde sei verfassungskonform. Allerdings erzielten die Kläger einen Teilerfolg: Ein Kampfhund-Zuchtverbot könne nur von den Bundesländern erlassen werden und müsse daher aus dem Bundesgesetz wieder gestrichen werden.

Die Folge ist der hierzulande übliche föderale Flickenteppich: In jedem Bundesland gelten andere Vorschriften, was die Zucht von Kampfhunden betrifft. In Schleswig-Holstein beispielsweise dürfen als aggressiv eingestufte Hunderassen seit einigen Jahren wieder gezüchtet werden. In Niedersachsen gilt seit 2011 ein Hundegesetz, nach dem die Gefährlichkeit der Vierbeiner durch individuelle »Wesenstests« ermittelt werden muss, unabhängig von der Rasse.

In Hamburg trat Anfang 2006 ein neues Hundegesetz in Kraft, das Hundehalter unter anderem zu einem »Hundeführerschein« verpflichtete, wenn sie ihre Vierbeiner ohne Leine ausführen wollten. Das Gesetz erwies sich als äußerst effizient, zumal seine Einhaltung scharf kontrolliert wurde. Zahlreiche Hunde wurden von den Ordnungsbehörden eingezogen, die Tierheime füllten sich mit als gefährlich eingestuften Vierbeinern.

Doch wenig später schlug das Pendel wieder in die andere Richtung aus. Tierschützer machten Stimmung zugunsten der Pitbulls und Bullterrier, die zu Unrecht, weil ohne Einzelfallprüfung, konfisziert worden seien. Sie gaben Gutachten in Auftrag, die das harmlose Verhalten der vermeintlichen Kampfmaschinen belegen sollten. Zudem explodierten die Kosten für Hunderte in städtischen Tierheimen festgehaltene

Hunde. Also beschloss die Hamburger Bürgerschaft Ende 2008, die in Tierheimen darbenden Kampfhunde, die wegen ihrer »Gefährlichkeit« eingezogen worden waren, zur Vermittlung an Tierfreunde freizugeben. Weise Entscheidung oder Schildbürgerstreich? Die Meinungen sind geteilt.

In Nordrhein-Westfalen hingegen halten die Behörden an den rigiden Vorschriften fest – und sehen sich durch die Statistik bestätigt. 2003 kam es dort noch zu 50 Beißattacken von Hunden der mit Zuchtverbot belegten Rassen, 2014 waren es nur noch 17. Doch das ist nur ein kleiner Teil der statistischen Wahrheit.

Im Jahr 2014 kamen etwa in Bayern 533 Personen durch Angriffe von Hunden zu Schaden, in Berlin waren es in demselben Jahr sogar 600 Hundeattacken auf Menschen. Jedoch stammt die Mehrzahl dieser Attacken nicht von registrierten Kampfhunden, sondern von Schäferhunden und Mischlingen mit Schäferhund-Anteilen. Allem Anschein nach stellen wohl oftmals nicht die Hunde, sondern deren Besitzer das eigentliche Problem dar.

Einen »Listenhund« – wie die hundegesetzlich aufgelisteten Rassen im Amtsdeutsch heißen – zu besitzen kann übrigens richtig teuer sein. Die wirksamste administrative Waffe im Kampf gegen Kampfhunde ist letztlich die kommunale Hundesteuer. Wer einen Listenhund sein Eigen nennen will, zahlt in den meisten deutschen Kommunen bis zu zehnmal so viel Hundesteuer wie für einen nicht gelisteten Hund. Auch die gesetzlich vorgeschriebene Haftpflichtversicherung kommt bei den als »gefährlich« eingestuften Hunderassen deutlich teurer.

Nicht zu unterschätzen ist zudem die stigmatisierende Wirkung des Maulkorbzwangs – jedenfalls dort, wo die Einhaltung dieser Vorschrift auch kontrolliert wird. Wer seinen Hund nur mit Maulkorb ausführen darf, wird rasch zum geächteten Außenseiter – eine Erfahrung, die den Drang, sich einen Kampfhund anzuschaffen, offenbar deutlich dämpft.

Die Hundeverrücktheit hat ihren Preis

Hat die Vielzahl neuer Gesetze und schärferer Verordnungen nach dem Tod des kleinen Volkan also für mehr Sicherheit vor Beißangriffen gesorgt? Leider nicht. Tatsächlich ist die Zahl der tödlichen Hundeattacken bis heute mehr oder weniger gleich geblieben. Zwischen 1998 und 2014 starben in Deutschland laut Statistik Jahr für Jahr 3,44 Menschen an den Folgen von Beißangriffen, die Mehrzahl von ihnen Kinder. Das bedeutet zwar auch, dass das Risiko, hierzulande einem Hundebiss zu erliegen, konstant sehr gering ist. Nichttödliche Attacken von Hunden sind jedoch nach wie vor Alltag in Deutschland.

Jedes Jahr kommt es in Deutschland zu 30 000 bis 50 000 Bissverletzungen von Menschen. 60 bis 80 Prozent davon gehen auf Hunde zurück, der überwiegende Rest auf Katzen. Opfer sind in weit mehr als der Hälfte aller Beißangriffe Kinder unter sechs (25 Prozent) und zwischen sechs und 17 Jahren (34 Prozent).

Lässt man die oberflächlichen Bissverletzungen beiseite, bleibt immer noch eine Größenordnung von jährlich vielen tausend Beißattacken durch Hunde – ein Preis, den das hundeverrückte Deutschland mit seinen fast zwölf Millionen Hunden offenbar zu zahlen bereit ist.

Zum Abschluss noch eine Anmerkung in eigener Sache: Ich war selbst 15 Jahre lang Hundebesitzer. Die Thematik und der Umgang mit großen, kräftigen und nicht immer gehorchenden Hunden sind mir deshalb auch persönlich vertraut. Weit über ein Jahrzehnt lang einen treuen Begleiter auf vier Pfoten an meiner und der Seite meiner Familie gehabt zu haben war eine erlebnisreiche und überwiegend schöne Erfahrung. Umso mehr ist mir auch bewusst, dass der eine oder andere Hundebesitzer sich und seinen vierbeinigen Gefährten durch diese Fallgeschichte herabgewürdigt und gebrandmarkt sehen wird.

Das jedoch ist keineswegs meine Absicht. Hier geht es um einen mehrfach vorbestraften Gewalttäter, der seinen Hund zum Kämpfen und letztlich auch zum Töten ausgebildet hatte. Das hat nichts mit Tierliebe zu tun.

Und doch wird es auch Leser geben, die sich genötigt sehen, mir aus falsch verstandener Tierliebe zu schreiben, dass es unzulässig sei, den Begriff »Kampfhund« in diesem Kapitel verallgemeinernd zu verwenden oder überhaupt zu benutzen. Bitte schicken Sie mir keine empörten Briefe, sparen Sie Ihre und meine Zeit. Ich werde mich auf keine Diskussion dazu einlassen. Mir ist sehr wohl bewusst, dass es nicht »den Kampfhund« gibt. Aber die von unseren Politikern gerne gebrauchten administrativen Begriffe »Gefahrhund« oder »Listenhund« sind mir dann doch zu euphemistisch, als dass ich sie in diesem Zusammenhang bemühen möchte. Hunde, die wie im Fall des sechsjährigen Volkan zu Hundekämpfen ausgebildet und bei solchen eingesetzt werden, sind lebende Waffen. Und das sollte niemand verharmlosen.

Die Schädel von Zeus und Gipsy liegen seit über siebzehn Jahren in einer Vitrine in meinem Büro – als ein weiteres mahnendes Beispiel dafür, wohin Behördenversagen führen kann. Und um einem kleinen Jungen, dem es nicht vergönnt war, sein Leben zu leben, ein Andenken zu bewahren.

In Erinnerung an Volkan K.

Ein schlimmer Finger

Fichtenwalde ist eine kleine Ortschaft südwestlich von Potsdam. Seit dem Jahr 2002 gehört die weitgehend im Wald gelegene Siedlung zu dem Städtchen Beelitz, das wegen seiner Heilstätten bekannt ist. Fichtenwalde schafft es nur selten in die Schlagzeilen, und wenn doch einmal, dann eher aus Versehen. Die Fallschirmjäger, die im Oktober 2006 unweit des Ortskerns im Wald landeten, waren schlicht zu früh aus dem Flugzeug gesprungen – eigentlich wollten sie zum etwa elf Kilometer entfernten Truppenübungsplatz bei Lehnin. Einen Platz in der Geschichte hat Fichtenwalde trotzdem sicher – zumindest in der Kriminalgeschichte. Serienmörder Wolfgang Schmidt, auch bekannt als »Bestie von Beelitz«, überfiel im April 1991 die Rentnerin Talita B. in ihrem Haus in Fichtenwalde. Er erwürgte die ältere Dame und verging sich an der Toten, seinem sechsten und letzten Opfer. Wenige Monate später wurde der geistesgestörte Killer, der stets in Frauenkleidung zur Tat schritt, von zwei Joggern überwältigt. Seine Vorliebe für rosa Röcke und seine hünenhafte Statur trugen ihm in den Boulevardmedien den Spitznamen »Rosa Riese« ein.

Einmal pro Jahrzehnt scheint Fichtenwalde also aus seinem friedlichen Schlaf aufgerüttelt zu werden. Im Frühjahr 2012 ist es wieder einmal so weit.

Montag, 26. März 2012, Fichtenwalde, Zahnarztpraxis Roland K.

Der 44-jährige Roland K. ist niedergelassener Zahnarzt mit eigener Praxis im Ortszentrum von Fichtenwalde. Der Ehemann und Familienvater ist Pferdeliebhaber, ein kostspieliges Hobby, aber anscheinend kann er es sich leisten. Seine Praxis, in einem kleinen Wohn- und Geschäftszentrum gelegen, floriert. Allerdings ist sie mit hohen Krediten belastet, die Roland K. für die medizintechnische Ausstattung seiner erst 2004 eröffneten Praxis aufgenommen hat.

Am Nachmittag des 26. März, einem Montag, befindet er sich allein in seiner Praxis. Die Sprechstunde ist an diesem Tag bereits beendet, der Mediziner sitzt an seinem Schreibtisch. Um kurz nach 16 Uhr schaltet er den PC aus und tritt aus der Hintertür ins Treppenhaus. Er will einen nahe gelegenen Supermarkt aufsuchen, um noch Getränke und Hundefutter zu besorgen.

Doch kaum hat Roland K. die Tür geöffnet, da bekommt er einen Schlag auf den Kopf – so wird er es jedenfalls später bei seiner polizeilichen Vernehmung zu Protokoll geben. Ein ihm unbekannter Mann drängt ihn in seine Praxis zurück, ein zweiter Täter folgt ihnen auf dem Fuße. Der Zahnarzt kann sich nach dem heftigen Schlag nur mühsam auf den Beinen halten, ihm ist schwarz vor Augen.

Die Angreifer sind beide etwa 20 Jahre alt und von »südeuropäischem« Äußeren. Sie tragen dunkle Kapuzenshirts und »himmelblaue Haushaltshandschuhe«, haben »dunklere Haut« und sehen »ungepflegt« aus. Ihre Zähne stehen schief, doch genauer kann Roland K. die Angreifer später gegenüber der Polizei nicht beschreiben. Sie bedrohen ihn mit einer Art Gartenschere. Der aktivere der beiden Täter klemmt den linken Zeigefinger des Mediziners zwischen die Schneiden der Schere und führt ihn so durch die Praxisräume. Sie durchsuchen alles und verlangen mit »ausländischem« Akzent »Euro«, »Gold« und »Apotheka«, also mutmaßlich Medikamente.

Roland K. steht hinter dem Rezeptionstresen und zeigt ihnen die leere Barkasse. Auch den Tresor hat er für sie geöffnet, doch der ist gleichfalls leer. Er händigt ihnen den Fünfzigeuroschein aus, den er zufällig in der Tasche hat, und ein paar alte Goldkronen. Sein linker Zeigefinger steckt weiterhin zwischen den Schneiden der Schere, deren Griffseite der eine

Täter leicht zusammengedrückt hält. Mehr Geld habe er nicht da, beteuert der Zahnmediziner. Der Haupttäter wird wütend und schneidet ihm mit dem gartenscherenähnlichen Gegenstand kurzerhand den Zeigefinger ab. Er wedelt mit dem Amputat vor B.s Nase herum und sagt etwas von »Souvenir«, dann ergreifen beide Täter die Flucht.

Der geschockte Zahnarzt steht »völlig neben sich«, wird er später gegenüber der Polizei erklären. Erst als er den »brennenden Schmerz« spürt, wird ihm klar, dass es sein eigener abgetrennter Finger war, mit dem der Täter herumgefuchtelt hat. *Die Schere war nicht steril,* denkt er in Panik.

Er eilt zum Patienten-WC, wäscht die Wunde im Handwaschbecken aus, geht dann in einen seiner Behandlungsräume und greift sich dort ein Handtuch, um die Blutung provisorisch zu stillen. Mit der rechten Hand drückt er sich die Oberarmarterie am linken Arm ab. Aus einer Schublade im selben Behandlungsraum nimmt er eine Spritze, die wenige Milliliter *Ultracain* enthält, ein Lokalanästhetikum mit dem Wirkstoff *Articain*. Ringförmig injiziert er sich das Mittel um die Wunde herum, um den Schmerz zu betäuben und die Blutung zu stillen. Ob er sich möglicherweise noch eine zweite Spritze verabreicht hat, kann er später nicht mehr mit Gewissheit sagen. Dann verbindet er sich den Fingerstumpf notdürftig mit dem Handtuch und kehrt zum Rezeptionstresen zurück. Gegen 16:30 Uhr ruft er die 110 an, doch bei der polizeilichen Notrufstelle geht niemand ans Telefon, obwohl er es »eine gefühlte Ewigkeit« klingeln lässt. Dabei starrt er auf seinen Fingerstumpf, aus dem das Blut »ungehindert spritzt«. Schließlich wählt er die 112 und alarmiert die Feuerwehr.

So weit die Version der Geschehnisse, an der Roland K. von da an im Wesentlichen festhalten wird. Auch wenn sie mit den ermittelten Fakten immer weniger in Einklang zu bringen ist. Gegen 16:35 Uhr taucht der Zahnarzt in dem nahe gelegenen Supermarkt auf, wo er vor Zeugen zusammenbricht. Um 16:42 wird er von einem Notarzt versorgt, der sich insgeheim wun-

dert. »Es war eine glatte Wunde, und sie hat nur minimal geblutet«, sagt er später aus. Nach der medizinischen Erstversorgung wird Roland K. nach Potsdam in ein Krankenhaus gebracht.
Beamte der Kriminalpolizei Potsdam treffen wenig später ein. Schutzpolizisten sperren den Gebäudekomplex ab, Kriminaltechniker untersuchen den mutmaßlichen Tatort.

Montag, 26. März 2012, spätnachmittags, Raum Potsdam

Aufgrund der vagen Täterbeschreibung, die Roland K. noch vor Ort geliefert hat, leiten die Ermittler umgehend eine Großfahndung ein. Der Zahnarzt hat noch im Rettungswagen Strafanzeige wegen schwerer räuberischer Erpressung erstattet. Fieberhaft suchen Dutzende Polizisten zudem nach dem abgeschnittenen Finger. Es werden Spürhunde eingesetzt und die Abfallbehälter und Gullys in der Umgebung des Marktplatzes inspiziert. Die Ermittler ordnen sogar an, die festen Bestandteile des Fichtenwalder Abwassers, das zur fraglichen Zeit durch die Kanalröhren geströmt ist, in Containern zu sammeln und nach dem Amputat zu durchsuchen. Jede Minute zählt. Wenn der abgetrennte Finger rechtzeitig gefunden und innerhalb von acht bis zwölf Stunden wieder angenäht wird, besteht Hoffnung, dass die schwere Verletzung fast folgenlos bleibt. Was den Zahnarzt vor dem schlimmen Schicksal der Invalidität und möglicherweise sogar der Berufsunfähigkeit bewahren würde.
Eine vermeintliche Fährte führt zum Autobahnanschluss Beelitz-Heilstätten, doch dort verliert der Spürhund die Fährte. Höchstwahrscheinlich hatte das Tier nur die Fährte des Krankenwagens aufgenommen, mit dem Roland K. zur Not-OP in die Klinik gebracht worden ist.
Trotz intensiver Suche bleibt der abgetrennte linke Zeigefinger verschwunden. Auch von den beiden vorgeblichen Tätern und

ihrem bizarren Tatwerkzeug, das Roland K. als »eine Art Gartenschere« beschrieben hat, fehlt trotz aufwendiger Fahndung jede Spur.

Montag, 26. März 2012, abends,
Fichtenwalde, Zahnarztpraxis Roland K.

In der Zahnarztpraxis ist an diversen Stellen Blut verteilt. Allerdings ist die ausgetretene Blutmenge auffällig gering. Die Kriminaltechniker fotografieren sämtliche Blutspuren und asservieren Blutproben von der Fußmatte hinter dem Rezeptionstresen, vom Fußboden im Eingangsbereich, in der Patiententoilette und in weiteren Räumen sowie an den Schuhen von Roland K., die er vor seinem Abtransport in die Klinik den Kriminaltechnikern aushändigen musste. Die Asservate sollen im Labor des Brandenburgischen Instituts für Rechtsmedizin toxikologisch untersucht werden; genauso wie eine Blutprobe, die Roland K. um 18:40 Uhr in der Klinik in Potsdam entnommen worden ist.

Es besteht noch einiger Ermittlungs- und Untersuchungsbedarf, denn dass sich das Geschehen tatsächlich so zugetragen hat wie von Roland K. geschildert, bezweifeln die erfahrenen Kriminalbeamten aus guten Gründen von Anfang an.

Montag, 26. März 2012, abends,
Potsdam, Ernst-von-Bergmann-Krankenhaus

Bei der Befragung durch die Ermittler verwickelt sich Roland K. in Widersprüche. »Wo genau in Ihrer Praxis wurde Ihnen der Finger abgeschnitten?«, wollen die Kriminalbeamten von ihm wissen.

»Ich war hinter dem Rezeptionstresen«, antwortet der Zahnarzt sofort. Der Täter, der seinen Finger in dem Schneidewerkzeug eingeklemmt hatte, habe zu diesem Zeitpunkt vor dem Tresen gestanden. Dann plötzlich habe er die Branchen der Schere und damit die Schneiden zusammengedrückt. »Ich sehe noch genau, wie das Blut aus der Wunde gespritzt ist.« Erst mit Verzögerung sei ihm klargeworden, dass es sich um sein eigenes Blut gehandelt habe.

Vor dem Hintergrund des Blutspurenbildes in der Zahnarztpraxis ist den Ermittlern sofort klar, dass es sich so nicht abgespielt haben kann. Auf der Fußmatte hinter dem Empfangstresen fand sich zwar Blut, das ausweislich des DNA-Profils unstrittig von Roland K. stammt. Aber weder die Blutmenge noch das Blutspurenmuster auf der Matte passt zur Schilderung des Zahnarztes. Wäre ihm dort hinter dem Rezeptionstresen, wie er es dargestellt hat, der Finger abgetrennt worden, wäre mit hohem Druck sehr viel Blut aus der offenen Wunde herausgespritzt. Aber auf der Matte fand sich nur vergleichsweise wenig Blut, und das war tropfenförmig verteilt.

Das Lokalanästhetikum *Ultracain*, das sich Roland K. *nach* der Amputation selbst verabreicht haben will, enthält zusätzlich zu dem Schmerzmittel *Articain* den Wirkstoff *Epinephrin*, der die Blutgefäße verengt und damit den Blutstrom durch die betreffenden Gefäße und somit den Blutverlust bei offenen Wunden stark verringert. Da in der Praxis keine Blut-Spritzspuren gefunden werden konnten, wie sie bei dem von Roland K. geschilderten Tatverlauf zu erwarten wären, drängt sich den Ermittlern die Vermutung auf, dass die Ultracain-Spritze nicht erst *nach*, sondern *vor* der Amputation verabreicht worden sein könnte. Hier bietet sich den mit der Aufklärung dieses mysteriösen Falles befassten Kriminalbeamten ein Ansatzpunkt.

Damit rückt das vermeintliche Opfer als möglicher Täter in den Fokus der Ermittler. Jeder erfahrene Kriminalbeamte und Rechtsmediziner kennt etliche Fälle von Medizinern, die sich selbst verstümmelt haben, um bei ihrer Unfallversicherung oder Invaliditätsversicherung abzukassieren und dadurch hohe Schulden begleichen zu können oder in den Genuss eines

gut dotierten Vorruhestandes zu kommen. Nicht auszuschließen ist demnach, dass Roland K. Täter und Tatablauf frei erfunden hat, um einen Versicherungsbetrug zu begehen.
Aber zunächst ist das lediglich ein Verdacht. Wenn die Tat-
schilderung seitens des Opfers und die ermittelte Faktenlage
nicht übereinstimmen, bedeutet das nicht zwangsläufig, dass
das vorgebliche Opfer lügt. Sein Gedächtnis kann Roland K.
einen Streich spielen, schließlich stand er unter Schock. Außerdem hat ihm der Notarzt noch vor Ort gegen 16:40 Uhr 2 x
0,1 mg des Schmerzmittels *Fentanyl* verabreicht. In der Klinik
bekam er zusätzlich ein weiteres Mittel zur Schmerzbekämp-
fung, 100 mg *Tramadol*. Die Nebenwirkungen dieser beiden
Schmerzmittel, die zu den Opioiden (»opiumähnliche« Substanzen) zählen, können seine Verstandeskräfte zeitweise eingeschränkt haben. Vielleicht hat er also in seiner Erinnerung
schlicht etwas durcheinandergebracht. Theoretisch denkbar
wäre das jedenfalls.

**Dienstag, 27. März 2012, Potsdam,
Ernst-von-Bergmann-Krankenhaus**

Tags darauf schreibt Roland K. noch vom Krankenhausbett
aus eine E-Mail. Er veranlasst, dass von seinem Wohnhaus in
Fichtenwalde per Fax eine Schadenanzeige verschickt wird.
Der Adressat: sein Sachbearbeiter bei dem Versicherungsun-
ternehmen VGH mit Sitz in Wittenberg.
Roland K. hat am 1. März 2012, also nicht einmal vier Wochen
vor dem vorgeblichen Raubüberfall in Tateinheit mit schwerer
vorsätzlicher Körperverletzung, eine Unfallversicherung abgeschlossen. Im Invaliditätsfall hat er Anspruch auf eine Prämie in Höhe von 600 000 Euro. Doch damit nicht genug: Sollte
der Schaden durch einen Raubüberfall entstanden sein, muss
die Versicherung zusätzlich 250 000 Euro berappen. Der Zahnarzt bittet um Überweisung auf sein Bankkonto.

Ist der Mann also ein dreister Betrüger – oder war es einfach nur ein glücklicher Zufall, dass er die Police gerade noch rechtzeitig vor dem Zuschnappen des gartenscherenähnlichen Schneidewerkzeugs abgeschlossen hat? Letzteres, beteuert Roland K., als ihn die Ermittler erneut vernehmen. Der Sachbearbeiter von der Unfallversicherung hat routinemäßig mit den zuständigen Kriminalbeamten Kontakt aufgenommen und erfahren, dass es in diesem Fall noch einigen Aufklärungsbedarf gäbe; der von Roland K. der Versicherung gegenüber dargestellte Sachverhalt kann nämlich so nicht ohne weiteres von der Polizei bestätigt werden. Die Ermittler wollen nun von Roland K. wissen, aus welchem Grund er die Versicherung kürzlich abgeschlossen habe. Immerhin ist die Prämie ungewöhnlich hoch. Und die Zusatzabsicherung gegen Raubüberfall passt auffällig genau zu dem Fall, den Roland K. zur Anzeige gebracht hat.

Der Zahnarzt hat zwar keine schlüssige Erklärung für die Zusatzversicherung gegen Raubüberfall parat, wohl aber eine Erklärung, warum er eine Unfallversicherung in dieser ungewöhnlichen Höhe abgeschlossen habe. Er sei schließlich Reiter, erklärt er den Ermittlern, und das sei doch ein gefährlicher Sport. Seiner Frau habe nach einem Reitunfall schon einmal der Verlust ihrer Gehfähigkeit gedroht, daher sei ihm sehr bewusst, wie riskant sein Hobby sei. Sein Vater habe ihn gedrängt, die Police abzuschließen, damit er selbst und seine Familie im schlimmsten Fall abgesichert seien. Von sich aus wäre er gar nicht auf die Idee gekommen, den nun erlittenen Schaden bei der Versicherung anzuzeigen. Erst durch seinen Versicherungsmakler habe er nachträglich erfahren, dass die Versicherung auch bei Verlust eines Fingers zahlungspflichtig sei.

Die Ermittler bleiben skeptisch. Wegen der Kredite, die Roland K. 2004 aufgenommen hat, ist seine finanzielle Situation angespannt. Doch mit der Zahnarztpraxis besitzt er eigentlich eine tragfähige wirtschaftliche Basis.

Laut offizieller Statistik der Kassenzahnärztlichen Bundesvereinigung (KZBV) lag der durchschnittliche Einnahmen-Überschuss niedergelassener Zahnärzte im Jahr 2012 bei 138 601 Euro. Aber auch für einen Besserverdiener mit monatlichen Einkünften von mehr als 10 000 Euro sind 850 000 Euro Versicherungsprämie ein ordentlicher Batzen Geld. Um die Kredite abzulösen, mit denen Roland K.s. Praxis belastet ist, würde der Betrag allemal reichen. Doch die gleichen 850 000 Euro entsprechen gerade einmal den Einkünften, die ein Zahnarzt hierzulande in sechs Jahren erwirtschaftet. Wäre der Raubüberfall nur erfunden und der Verlust seines Zeigefingers Folge einer Selbstverstümmelung, wäre die Ausbeute für Roland K. also bei weitem nicht üppig genug, um seinen Ruhestand zu sichern – jedenfalls nicht bei seinen finanziellen Verpflichtungen und dem von ihm und seiner Familie bevorzugten Lebensstil.

Macht es unter solchen Umständen für Roland K. überhaupt Sinn, durch Betrug und Selbstverstümmelung so viel zu riskieren: seine bürgerliche Reputation, seine Approbation als Zahnarzt, seine Kassenzulassung, möglicherweise auch seine Freiheit, falls es zu einem Prozess gegen ihn kommen und er vielleicht sogar zu einer Gefängnisstrafe verurteilt werden würde? Im besten Fall wäre er zwar um 850 000 Euro reicher, hätte aber – als Zahnarzt mit nur einer voll funktionsfähigen Hand – sein wirtschaftliches Fundament für die Zukunft schwer erschüttert.

Diese Überlegungen gehen wohl auch den Ermittlern durch den Kopf, während sie Roland K. wegen der so wundersam passenden Versicherung befragen. Doch dass ein Verbrechen miserabel geplant ist und der Täter, von Geldgier verblendet, die längerfristigen Folgen aus dem Blick verliert, kommt keineswegs selten vor. Auch bei Akademikern, die eigentlich darin geschult sein sollten, systematisch zu denken und auch komplexere Handlungsabfolgen mit Aktion und Reaktion zu planen – wie Roland K. das bei zahnmedizinischen Eingriffen gewohnt sein dürfte.

**Mittwoch, 28. März 2012, Potsdam,
Ernst-von-Bergmann-Krankenhaus**

Am nächsten Tag, einem Mittwoch, läuft die Fahndung nach den beiden mutmaßlichen gewaltbereiten Räubern weiter mit Hochdruck, und Roland K. liegt noch immer in seinem Krankenbett. Dr. F., Rechtsmediziner am Brandenburgischen Landesinstitut für Rechtsmedizin, sucht ihn im Ernst-von-Bergmann-Krankenhaus auf.

Während der rechtsmedizinischen Untersuchung des möglichen Überfallopfers stellt Dr. F. fest, dass bei der Abtrennung des Zeigefingers eine großkalibrige Arterie durchtrennt wurde. Folglich müsste arterielles Blut in größeren Mengen aus der Wunde gespritzt sein – sowohl am Rezeptionstresen, wo die gewaltsame Amputation des Fingers stattgefunden haben soll, als auch im Behandlungsraum, wo sich Roland K. kurz darauf die blut- und schmerzstillende Spritze gesetzt haben will, sowie auf dem Weg dorthin. Doch auf den von einem Polizeibeamten angefertigten Fotos, die Dr. F. vorliegen, sind an all diesen Orten nur spärliche Blutspuren zu erkennen, die außerdem tropfenförmig verteilt sind.

Er verfüge über eine spezielle physiologische Konstitution, erklärt Roland K. bei der rechtsmedizinischen Untersuchung. Seine Arterien seien besonders retraktionsfähig, zögen sich also nach einer Verletzung überdurchschnittlich schnell wieder zusammen. Und seine Blutgerinnung funktioniere besser als bei den meisten anderen Menschen.

Doch selbst wenn es sich so verhalten sollte wie von dem Zahnarzt angegeben, sagt sich Dr. F., so schnell kann sich keine durchtrennte Arterie zusammenziehen, und so schnell kann Blut nicht gerinnen, dass es bereits bei Austritt aus der Arterie nicht mehr spritzt, sondern nur noch tropft.

Es sei denn, Roland K. hätte sich schon geraume Zeit vor der Abtrennung seines Zeigefingers ein blutstillendes Medikament verabreicht.

Donnerstag, 29. März 2012, Potsdam,
Brandenburgisches Landesinstitut für Rechtsmedizin

Kriminaltechniker bringen die Fußmatte, die zum fraglichen Zeitpunkt hinter dem Rezeptionstresen in der Zahnarztpraxis gelegen hat, ins Brandenburgische Landesinstitut für Rechtsmedizin. Der schmucklose Zweckbau ist geradezu idyllisch am westlichen Rand von Potsdam gelegen, unweit von Schloss Sanssouci.

Dr. H. ist Kriminalbiologe am Landesinstitut. Spezialisten wie er wissen alles über Aussehen und Eigenschaften des menschlichen Bluts, dessen Farbe, Form und Konsistenz je nach den gegebenen Umständen erstaunlich wandlungsfähig sind. Er vertieft sich in den Anblick der Matte, die er mit geschultem Blick in allen Einzelheiten zu »lesen« vermag. Für den Laien wäre es einfach ein Stück Synthetik, befleckt mit bräunlich-rötlichen Spuren. Für Dr. H. aber erzählt das Beweisstück eine komplexe und detailreiche Geschichte, die in entscheidenden Punkten von Roland K.s Schilderung abweicht.

Arterielles und venöses Blut lassen sich anhand der Geschwindigkeit ihres Austritts aus den verletzten Gefäßen und dem daraus resultierenden Blutspurenbild gut unterscheiden. Arterielles Blut spritzt aus der offenen Wunde, produziert also typische Blutspritzer. Venöses Blut dagegen tröpfelt nur langsam aus dem verletzten Gefäß und trocknet schneller an der Wunde.

Aufgrund der physikalischen Eigenschaften von Blut lässt sich für jeden auf der Fußmatte anhaftenden Blutstropfen exakt rekonstruieren, aus welcher Höhe und in welchem Winkel er aufgetroffen ist. Ein senkrechter Spritzer beschreibt eine senkrechte Flugbahn und bildet bei seinem Auftreffen auf der Matte einen Kreis. Bei allen anderen Flugbahnen entsteht dagegen beim Auftreffen eine Ellipse, aus deren exakter Formung sich ebenso präzise auf den Winkel und die Flughöhe rückschließen lässt, die der Tropfen zurückgelegt hat.

Auf der Fußmatte, auf der Roland K. nach eigenen Angaben stand, als sein Finger abgetrennt wurde, findet Dr. H. zahlreiche Tropfspuren, jeweils in Form einer Acht. Diese Tropfspuren sind mit dem von Roland K. geschilderten Geschehen nicht zu vereinbaren. Wäre dem vorgeblichen Opfer der Finger von einem Angreifer abgetrennt worden, so wäre dabei seine Hand nach oben gerichtet gewesen, und er hätte bei und nach der Abtrennung vor Schock und Schmerzen heftig gezuckt und gezittert. Das daraus resultierende Blutspurenmuster wäre ein anderes, nämlich ein viel dynamischeres. Außerdem wäre unmittelbar nach der Abtrennung aus der durchtrennten großkalibrigen Arterie am Zeigefingerstumpf arterielles Blut mit hohem Druck und in größerer Menge aus der Wunde gespritzt und hätte folglich eine Spritzspur hinterlassen.

Eine solche Spritzspur findet sich aber weder auf der Matte noch auf den Fotos, die die Umgebung der Matte in der Zahnarztpraxis dokumentieren. Stattdessen befinden sich auf der Fußmatte die achtförmigen Tropfspuren. Dieses Muster, so führt Dr. H. später als Sachverständiger vor Gericht aus, kann nur entstanden sein, indem arterielles Blut aus einer Höhe von 60 bis 80 Zentimetern aus Roland K.s blutender Amputationswunde herauslief, während er seine linke Hand senkrecht herabhängen ließ und ruhige, gleichförmige Schwenkbewegungen damit ausführte. Es handelt sich um arterielles Blut, das unmittelbar nach Abtrennung des Fingers ausgetreten ist. Und die einzige denkbare Erklärung dafür, dass das arterielle Blut nicht heftig aus der Abtrennungsstelle beziehungsweise aus der durchtrennten großkalibrigen Arterie am Zeigefingerstumpf herausspritzte, ist die Verabreichung eines blutstillenden Mittels *vor* der Amputation.

Die toxikologische Untersuchung ergibt, dass alle Proben der Blutspuren von der Fußmatte hinter dem Rezeptionstresen *Articain*-Beimengungen aufweisen, und zwar jeweils in ähnlich hoher Dosierung. Dagegen lässt sich in der Blutprobe, die

Roland K. am Tattag, dem 26. März, gegen 18:40 Uhr in der Klinik in Potsdam entnommen wurde, bereits kein *Articain* mehr nachweisen. Aufgrund der kurzen Abbauzeit dieses Wirkstoffs ist das keine Überraschung. Doch die *Articain*-haltigen Blutstropfen auf der Fußmatte können nur unter einer Voraussetzung unmittelbar nach der Abtrennung des Fingers aus der Wunde ausgetreten sein: wenn sich Roland K. den blutstillenden Wirkstoff *vor* der Amputation verabreicht hat. Eine Annahme, für die auch das gleichförmige Tropfenmuster auf der Matte spricht: Anstelle von zickzackförmigen Spritzspuren finden sich symmetrische, achtförmige Blutspuren, zusammengesetzt aus zahlreichen Einzeltropfen.

In weiteren Räumen der Zahnarztpraxis, unter anderem im Flur, in der Patiententoilette und in einem Behandlungsraum, wurden mehr als hundert weitere Blutstropfen gesichert. Dr. W., der forensische Toxikologe am Brandenburgischen Landesinstitut für Rechtsmedizin, testet auch diese Asservate stichprobenartig auf ihren *Articain*-Gehalt. Das Ergebnis untermauert die Annahme, dass Roland K. bereits *Articain* im Blut hatte, als sein Finger abgetrennt wurde: In allen untersuchten Proben ist der Wirkstoff nachweisbar, wobei die im Patienten-WC asservierte Blutprobe die höchste Dosis *Articain* enthält.

Dagegen findet sich in der ganzen Praxis kein einziger Blutstropfen, der nicht *Articain* enthält. Hätte sich das Geschehen wie von Roland K. geschildert abgespielt, so hätten zumindest einige der untersuchten Tropfen frei von *Articain* sein müssen. Damit konfrontiert, schildert der Zahnarzt seine Version: Er sei zum Rezeptionstresen zurückgekehrt, um den Notruf zu wählen, nachdem er die Wunde notdürftig versorgt hat. Deshalb sei dort dann auch *Articain*-haltiges Blut aus dem Fingerstumpf ausgetreten, während er telefoniert habe. Doch wenn diese Darstellung stimmen würde, müssten am Rezeptionstresen und auf dem Weg, den er mit blutendem Finger durch seine Praxis zurückgelegt haben will, zumindest auch geringe

Mengen *Articain*-freies Blut nachweisbar sein. Und genau das ist nicht der Fall.

In Übereinstimmung mit den Erkenntnissen seiner Instituts-kollegen, des Rechtsmediziners Dr. F. und des forensischen Toxikologen Dr. W., »liest« der Kriminalbiologe Dr. H. die Blutspuren auf der Fußmatte also wie folgt:

Unmittelbar vor der Abtrennung seines Zeigefingers muss sich Roland K. das *Articain*-haltige Lokalanästhetikum in ebendiesen Finger injiziert haben. Dann muss sich der Zahn-arzt, hinter dem Rezeptionstresen auf besagter Fußmatte ste-hend, den Finger mit einer sehr scharfen Klinge amputiert und direkt danach seine nach unten gehaltene Hand so geschwenkt haben, dass arterielles Blut aus 60 bis 80 Zentimeter Höhe senkrecht auf die Fußmatte tropfte. Daraus resultierten die achtförmigen arteriellen Blutspuren.

Diese Interpretation wird zusätzlich durch eine weitere Un-tersuchung gestützt, die Dr. W. durchgeführt hat. Der foren-sische Toxikologe hat auch die Anteile an *Articainkarbon-säure* in der Blutprobe analysiert, die Roland K. am Abend des 26. März 2012 in der Klinik abgenommen wurde. *Articainkar-bonsäure* ist der Metabolit, also das Abbauprodukt, in das sich *Articain* nach Aufnahme im Blut mit einer Plasma-Halbwerts-zeit von 25 Minuten umwandelt. Durch die genaue Kenntnis des Anteils an *Articainkarbonsäure* in der in der Klinik ge-wonnenen Blutprobe und den Vergleich dieses Wertes mit den entsprechenden *Articain*-Werten in den Blutspuren, die auf der Fußmatte asserviert worden waren, kann Dr. W. exakt er-rechnen, wie viel *Articain* Roland K. *vor* der Abtrennung des Fingers im Blut hatte.

Auch die Metabolit-Werte passen nicht zu dem von Roland K. geschilderten Geschehensablauf innerhalb des bekannten Zeitfensters der angeblichen Tatbegehung. Hätte er sich, wie von ihm behauptet, eine oder zwei Ampullen Ultracain *nach* der Abtrennung des Fingers gegen 16:30 Uhr injiziert, so müsste die im Blut noch vorhandene Menge des Metaboliten viel geringer sein. Ein Großteil des Wirkstoffs wäre dann nämlich durch die venöse Blutung sofort lokal wieder ausgetreten. Die Metabolit-Menge in der Blutprobe, die gut zwei Stunden später im Krankenhaus entnommen wurde, lässt für Dr. H. nur einen Schluss zu: Das *Articain* muss vor der Abtrennung das Fingers injiziert worden sein, so dass es zum größten Teil in den Blutkreislauf des vorgeblichen Opfers gelangte.

Sommer 2012, Staatsanwaltschaft Potsdam

Die Forensiker vom Brandenburgischen Landesinstitut haben ihre Untersuchungsberichte mittlerweile der Staatsanwaltschaft vorgelegt. Die Fahndung nach den angeblichen Tätern ist unterdessen ergebnislos eingestellt worden. Nach Abschluss der Ermittlungen erhebt die Staatsanwaltschaft Potsdam schließlich Anklage gegen Roland K. wegen Vortäuschens einer Straftat und versuchten Betrugs an der Versicherungsgesellschaft.

Der Zahnarzt ist nach seiner Genesung aus dem Krankenhaus entlassen worden und nach Fichtenwalde zurückgekehrt. Die Versicherung hat seinen Antrag auf Auszahlung der Prämie abgelehnt. Roland K. hat notgedrungen die Arbeit in seiner Zahnarztpraxis wieder aufgenommen.

Nach eigenen Angaben leiden er und seine Familie unter dem Medienrummel um seine Person. Für die Presse steht mehr oder weniger fest, dass er sich selbst verstümmelt und den Überfall frei erfunden hat, um die Versicherungsprämie einzustreichen. Doch Roland K. beharrt auf seiner Version des Geschehens.

Die Arbeit geht ihm nach der Amputation nur noch mühsam von der Hand. Die Patienten haben mit dem Anblick der vernarbten Amputationswunde zu kämpfen, den er ihnen während der Behandlung nun einmal nicht ersparen kann. Entsprechend sind seine Einkünfte gesunken. Frühere Patienten bleiben fern, neue kommen kaum mehr hinzu. Er steht kurz vor dem wirtschaftlichen Ruin.

Unvoreingenommenen Beobachtern drängt sich der Gedanke auf: Was immer am 26. März 2012 in der Zahnarztpraxis geschehen sein mag – Roland K. ist für sein Leben gestraft.

Sommer 2013, Amtsgericht Potsdam

Der Prozess gegen Roland K. vor dem Amtsgericht Potsdam findet mehr als ein Jahr nach dem angeblichen Überfall statt. Die beiden Verteidigerinnen des Angeklagten haben einen namhaften forensischen Toxikologen als Sachverständigen gewonnen.

Prof. P. aus Berlin ist ein in Fachkreisen hoch angesehener Wissenschaftler. Er ist zwar seit mittlerweile zehn Jahren emeritiert, aber immer noch als Gastwissenschaftler bei mir am Institut für Rechtsmedizin an der Berliner Charité tätig. Sein Gutachten soll die Version untermauern, an der Roland K. nach wie vor festhält: Zum Zeitpunkt der Abtrennung seines Fingers habe sich in seinem Blut kein *Articain* befunden. Die Spritze mit dem blut- und schmerzstillenden Kombiwirkstoff *Ultracain* habe er sich erst nach der Amputation verabreicht. Berechnungen der Wissenschaftler vom Brandenburgischen Landesinstitut, die diese Version scheinbar widerlegten, seien fehlerhaft oder beruhten auf falschen Annahmen.

In seinem Gutachten gelangt Prof. P. auch tatsächlich zu dem Schluss, dass sich aus den *Articain*-haltigen Blutspuren nicht ableiten lasse, ob die *Ultracain*-Injektion (neben *Articain* zur Schmerzbehandlung ist in diesem Medikament auch der Wirkstoff *Epinephrin* zur Blutstillung enthalten) vor oder nach Abtrennung des Fingers erfolgt sei. *»Insgesamt ergibt sich, dass der wesentliche Unterschied zwischen den beiden Versionen in dem Auftreten von Blutspuren ohne Articain bei Injektion nach der Verletzung besteht«*, führt er aus. Nichts anderes haben allerdings auch die Wissenschaftler vom Brandenburgischen Landesinstitut erklärt.

In seinem ergänzenden Gutachten nach Kenntnis auch der Metabolit-Werte führt Prof. P. des Weiteren aus: Der *Articainkarbonsäure*-Wert in der Blutprobe, die Roland K. am 26. März 2012 im Krankenhaus entnommen wurde, müsse eigentlich fünf- bis sechsmal höher sein (1,3 bis 1,4 µg/ml statt der gemessenen 0,24 µg/ml). *»Das weist auf einen erheblichen Verlust des Wirkstoffs (ca. 80 %) mit dem aus der Wunde austretenden Blut hin. Dieser Verlust von ca. 54 mg wurde nur zum geringen Teil auf der Fußbodenmatte wiedergefunden und muss demnach an anderer Stelle ausgeblutet sein.«*

Die beiden Gutachten des renommierten Wissenschaftlers sollen dem Hauptargument der Verteidigung mehr Stoßkraft verleihen: Die von der Polizei am 26. März 2012 angefertigte Fotodokumentation gebe nicht den Zustand wieder, in dem sich die Praxisräume zum fraglichen Zeitpunkt befunden hätten, führen sie an. Die analysierten Blutspuren von der Fußmatte hinter dem Rezeptionstresen und die Stichproben aus anderen Räumen stellten eine willkürliche Auswahl dar. Wären die Blutspuren vollständig dokumentiert, asserviert und analysiert worden, würde sich ein grundlegend anderes Bild ergeben. Dann nämlich würde sich zeigen, so die Verteidigerinnen von Roland K., dass aus der Wunde sowohl *Articain*-freies Blut unmittelbar nach der Abtrennung als auch – später nach der Injektion – hochgradig *Articain*-haltiges Blut ausgetreten sei. Was die Schilderung ihres Mandanten bestätigen würde.

Doch mit dieser Darstellung stoßen die Verteidigerinnen auf starke Skepsis. Gleich vier Polizeibeamte, die am Tatabend in der Praxis anwesend waren, sagen vor Gericht aus, *»dass sich die Praxis, die unmittelbar nach Eintreffen der Polizeibeamten von diesen verschlossen worden sei, ihnen genauso präsentiert habe, wie auf den polizeilich am selben Abend aufgenommenen Fotos ersichtlich, die Bestandteil der Akte sind«*, so die Richterin in der Urteilsbegründung. Kriminaloberkommissar

T., Einsatzleiter am Tattag, *»hat berichtet, die Praxis besichtigt und einen Kollegen ganz gezielt angewiesen zu haben, ausnahmslos alle Blutspuren zu fotografieren. Dies habe der Beamte auch unter seiner Aufsicht erledigt. Es sei ausgeschlossen, dass der Beamte nicht alle Blutspuren aufgenommen habe.«*

»Aufgrund der Anzahl der Blutspuren in der Praxis steht fest«, führt die Richterin weiter aus, *»dass der Angeklagte durch die Fingerabtrennung insgesamt relativ wenig Blut verloren hat.«* Selbst nach Würdigung aller erdenklichen Begleitumstände lasse sich *»das Blutspurenbild in der Praxis nicht mit einer Fingerabtrennung ohne vorherige Gabe eines blutstillenden Medikaments vereinbaren. Hingegen lässt sich die auffallend geringe Menge arterieller Blutstropfen und venöser Blutstropfen auf der Fußmatte, dem Weg in die Patiententoilette, dem weiteren Weg ins Behandlungszimmer und der Umgebung um den Tisch, aus dem der Angeklagte die Ultracain-Spritze geholt haben will, nur damit erklären, dass vor der Amputation des Fingers bereits das blutstillende Medikament den Blutfluss hemmte.«*

Damit ist die Strategie der Verteidigung gescheitert. Weitere Indizien, die zur Entlastung des Angeklagten beitragen könnten, kann sie nicht vorweisen. Auch mit seiner persönlichen Erklärung kann Roland K. das Gericht nicht überzeugen. *»Niemals wäre er als Arzt auf die Idee gekommen, sich vor der Extraktion eines Fingers ausgerechnet Articain zu spritzen«*, zitiert ihn die Richterin. Schließlich *»wisse er als Arzt ganz genau, dass Articain im Blut sofort nachweisbar ist, so dass er, wenn er diese Sache geplant hätte, für ausreichende Blutspuren ohne Articain gesorgt hätte«*.

Mit gesetzeswidrigen Handlungen, die begangen werden, obwohl der Betreffende es hätte besser wissen müssen, haben es jedoch gerade Amtsrichter tagtäglich zu tun. Die Richterin lässt den Einwand daher so wenig gelten wie die Behauptung des Angeklagten, *»die Berechnungen der Sachverständigen in der Hauptverhandlung zum Articain in seinem Blut [seien]* *nicht ansatzweise zutreffend«.* Die drei Wissenschaftler vom Brandenburgischen Landesinstitut für Rechtsmedizin hätten vielmehr mit »*wissenschaftlich unumstrittenen Nachweismethoden«* und »*mathematischer Eindeutigkeit«* belegt, dass Roland K. das *Articain* bereits im Blut gehabt habe, als der Finger abgetrennt wurde. »*Nach allgemeiner Lebenserfahrung«,* merkt die Amtsrichterin trocken an, »*ist jedoch ausgeschlossen, dass Gewalttäter dem Angeklagten vor der Extraktion eines Fingers einen blut- und schmerzstillenden Wirkstoff injizierten. [...] Daraus folgt zwangsläufig, dass der Angeklagte seinen Finger nicht gegen, sondern nur mit seinem Willen und nach der Injektion von Articain verloren hat und damit der angezeigte Raubüberfall nicht stattgefunden hat.«*

Unauffindbar bleibt der abgetrennte Finger. Aber nicht einmal Roland K. selbst und seine Verteidigerinnen glauben, dass sich mit dem Auftauchen dieses *Corpus delicti* der Sachverhalt wesentlich anders darstellen würde. Im Zweifelsfall kann die Unauffindbarkeit des abgetrennten Körperteils einen Betrugsverdacht sogar noch verstärken: Taucht ein solches Amputat rechtzeitig wieder auf und kann dem Opfer wieder angenäht werden, braucht die Versicherung nicht zu bezahlen.

Roland K. wird wegen »*Vortäuschens einer Straftat«* und »*Versuch des Betrugs gegenüber der Versicherungsgesellschaft«* schuldig gesprochen. Bei der Strafzumessung berücksichtigt das Gericht zu seinen Gunsten, dass der Zahnarzt bis dahin unbescholten war »*und sich durch sein Verhalten selbst sehr stark geschädigt hat«.* Strafverschärfend wirkt sich dagegen »*die besondere Verwerflichkeit einer Selbstverstümmelung des Geldes wegen«* aus, »*die ihm als Arzt, der sich einst dem Heilen von Menschen verschrieben hat, anzulasten ist«.* Als strafverschärfend wird zudem gewertet, dass Roland K. »*besonders intensive Ermittlungsmaßnahmen«* ausgelöst und »*die vorhersehbare starke Verunsicherung in der Bevölkerung angesichts der behaupteten, von angeblichen Ausländern begangenen Gewalttat aus reiner Geldgier herbeigeführt«* habe.

Der Zahnarzt erhält eine Freiheitsstrafe von einem Jahr, die zur Bewährung ausgesetzt wird. Härter ist die Strafe, zu der sich Roland K. selbst verurteilt hat: Sein Fingerstumpf wird ihn bis zu seinem Ende an den Moment erinnern, in dem er sein Leben verpfuscht hat.

Dr. Siebenfinger & Co.:
Wenn sich Ärzte ins eigene Fleisch schneiden

Hätte Roland K. vor der Tat ein wenig Recherche betrieben, wäre ihm wohl eines klargeworden: Bei jeder Versicherungsgesellschaft beginnen die Alarmsirenen zu schrillen, wenn ein entsprechend gegen Invalidität versicherter Arzt den Verlust eines Fingers meldet.

Anfang der neunziger Jahre stieg die Zahl der Ärzte, die hierzulande Finger oder gleich die ganze Hand verloren hatten, beängstigend an. Ursache war nicht zuletzt eine spezielle Police der Aachener und Münchener Versicherung: Wer auch nur ein einziges Körperteil eingebüßt hatte, galt im Sinne dieses Versicherungsvertrags als hundertprozentig invalid. Bei einem Jahresbeitrag von gerade mal 1000 Mark konnte man damals eine glatte Million Mark abkassieren, wenn man den unfallbedingten Verlust eines einzigen Fingers glaubhaft machen konnte. Tausende Ärzte schlossen diese Versicherung ab, Dutzende von ihnen erlitten wenig später tragische Unfälle. Jedenfalls stellten sie es in ihrer Schadenanzeige so dar. Seltsamerweise büßten die Rechtshänder fast ausschließlich Finger der linken Hand ein; bei den Linkshändern war es hingegen genau umgekehrt.

Manche Mediziner wandten beträchtliche Kreativität auf, um ihre Selbstverstümmelung zu kaschieren. Die Sachbearbeiter bei der Unfallversicherung bekamen wahre Schauergeschichten zu lesen. Ein Arzt wollte bei der Entenjagd Opfer seines Dackels geworden sein. Der habe bei seinem abgestellten Gewehr versehentlich einen Schuss ausgelöst, der die linke Hand des unglücklichen Waidmanns zerschmettert habe. Nicht nur Dackel haben kurze Beine, mag man sich bei der Versicherungsgesellschaft gesagt haben. Die Aachener und Münchener Versicherung nahm die Police jedenfalls schnell wieder vom Markt.

In dem Fachartikel *Selbstverstümmelung als Versicherungsbetrug*, den der Rechtsmediziner Professor Klaus Püschel, mein akademischer Lehrer, 1998 in der Zeitschrift *Unfallchirurgie* veröffentlicht hat, schreibt er: »*Versicherungsgesellschaften, die in den vergangenen Jahren eine spezielle – prämien- und leistungsbegünstigte – Unfallversicherung für Ärzte (mit verbesserter ›Gliedertaxe‹) angeboten haben, mussten feststellen, dass sich bei dieser Versicherungsart eine ungewöhnlich hohe Schadenshäufigkeit zeigte; eindeutig bevorzugt war dabei die isolierte Zeigefingeramputation der Nichtgebrauchshand.*«

Wäre Roland K. rechtzeitig auf diesen hochinteressanten Fachaufsatz gestoßen, hätte er seinen Plan womöglich noch einmal überdacht. »*Wenn sich bei einer der Versicherungsgesellschaft angezeigten Fingeramputation Zweifel an dem behaupteten [...] Ablauf ergeben*«, führt Professor Püschel weiter aus, »*wird die Versicherungsgesellschaft Ermittlungen anstellen und zu diesem Zweck [...] regelhaft Rechtsmediziner oder in Begutachtungsfragen besonders erfahrene Chirurgen einschalten. [...] Bei der Entscheidungsfindung des Gerichtes finden die in der rechtsmedizinischen Rekonstruktion des Falles dargestellten Argumente zur Rekonstruktion der Geschehnisabläufe besonders starke Berücksichtigung.*«

Seit der Veröffentlichung dieser wegweisenden Publikation sind fast 20 Jahre vergangen, doch das Problem ist aus Sicht der Versicherungsgesellschaften nach wie vor akut. »Praktisch jeder Kollege aus der Unfallversicherung kann eine Geschichte erzählen«, sagt Katrin R., Sprecherin des Verbandes der Deutschen Versicherungswirtschaft. Nicht immer, aber bemerkenswert oft, spielen Ärzte in diesen Geschichten eine tragende Rolle.

Ein Chirurg aus Gransee in Brandenburg wurde als »Dr. Siebenfinger« bekannt, nachdem er sich mit der Kettensäge gleich drei Finger abgeschnitten hatte. Als Unfallursache nannte er einen Hornissenschwarm, der ihn erschreckt habe, so dass er beim Holzsägen abgerutscht sei. Von seiner Versicherungsgesellschaft verlangte er die Auszahlung der horrenden Prämie: 1,7 Millionen Euro plus monatlich 6000 Euro Rente. Die Versicherung verklagte ihn wegen Betrugs, »Dr. Siebenfinger« wurde zwar freigesprochen, doch der erhoffte Geldsegen blieb aus. Weder konnte ihm ein Betrug nachgewiesen werden, noch gelang ihm selbst der Nachweis, dass der Verlust dreier Finger auf einen Unfall zurückzuführen war. Und nur in diesem Fall war die Versicherungsgesellschaft zur Zahlung verpflichtet.

Seit die Versicherer regelmäßig Rechtsmediziner zu Rate ziehen, um Selbstverstümmlern auf die Spur zu kommen, ist die Zahl dieser Betrugsfälle zwar deutlich zurückgegangen. Verbandssprecherin Katrin R. vermutet allerdings, dass die Dunkelziffer der unentdeckten Betrugsfälle nach wie vor hoch sein könnte. Wenn beispielsweise ein Ehepartner glaubhaft bezeugt, dass sich der vorgebliche Unfall tatsächlich so abgespielt habe, kann der Betrug oftmals nicht nachgewiesen werden, auch wenn rechtsmedizinische Gutachten erhebliche Zweifel an der Version des Versicherungsnehmers wecken. Was sich wirklich abgespielt hat, kommt dann nicht selten erst Jahre oder sogar Jahrzehnte später ans Licht – etwa, wenn die Beziehung zwischen dem angeblichen Unfallopfer und dem falschen Zeugen in die Brüche gegangen ist.

Professor Klaus Püschel, seit mittlerweile fast 30 Jahren Direktor des Hamburger Instituts für Rechtsmedizin, hat sich auf die Untersuchung fraglicher Fälle von Selbstbeschädigung und ihre Begutachtung im Auftrag von Versicherungsgesellschaften spezialisiert. Zusammen mit zwei Koautoren hat er 2001 ein Fachbuch zu seinem Spezialgebiet herausgebracht: *Simulation und Selbstbeschädigung.*

Ich werde nie vergessen, wie in den neunziger Jahren, als ich bei ihm meine Facharztausbildung zum Rechtsmediziner absolvierte, jede Menge automatische Hundeleinen (bei denen man per Knopfdruck die Länge der Leine justieren kann) auf seinem Schreibtisch lagen und er einem meiner damaligen Kollegen 20 Mark in die Hand drückte. Der Mitarbeiter sollte zum Schlachthof fahren, um dort 20 Schweineschwänze zu besorgen. Die nämlich sind aufgrund ihres Weichteilmantels mit reichlich Bindegewebe, wenig Muskulatur und zentral liegenden Knochen in ihrer biomechanischen Belastbarkeit mit menschlichen Fingern vergleichbar. Hintergrund der dann folgenden Versuchsreihe war die Frage, ob ein Finger durch eine automatische Hundeleine durchtrennt werden kann, wenn er mit der Leine umwickelt ist und der gassigehende Hund am anderen Ende der Leine entsprechend Zug ausübt. Ausgangspunkt der Versuchsreihe war die Behauptung einiger Versicherungsnehmer, durch unglückliches Hineingreifen in die automatische Leine seien bei ihnen Finger beziehungsweise Fingerendglieder unfallmäßig abgetrennt worden.

In einem anderen Fall, den Püschel untersuchte, war ein 29 Jahre alter Mann abends bei Dunkelheit in seinem Peugeot unterwegs, als er merkwürdige Geräusche aus dem Motorraum hörte. Er hielt an und ließ den Motor weiterlaufen. Um der Ursache des Geräuschs auf die Spur zu kommen, öffnete und fixierte er die Motorhaube. Mit der linken Hand stützte er sich an der Karosseriefront ab, während er mit der rechten Hand mit einer Taschenlampe in den Motorraum leuchtete. Plötzlich rutschte er mit der linken Hand nach vorne ab, so dass diese in den Keilreimen geriet. Er verspürte einen heftigen Schmerz, und als er die Hand wieder hervorgezogen hatte, waren Daumen und Zeigefinger abgerissen worden. Bei der anschließenden chirurgischen Versorgung der linken Hand waren die Abtrennungsstellen der Finger, was Haut und Weichteile anbelangte, auffallend glattrandig, und die Wundränder wiesen keinerlei Verschmutzungen auf, wie das eigentlich nach dem Kontakt mit einem Keilriemen im Motorraum zu erwarten gewesen wäre.

Püschels Rekonstruktion erfolgte am Original-Pkw und, wie er es ausdrückte, »mit geeigneten Testobjekten« – wozu neben den bewährten Schweineschwänzen auch eine Leichenhand aus der Anatomie zählte. Das Resultat war für die Versicherungsgesellschaft, bei der der Mann eine Invaliditätsversicherung abgeschlossen hatte, so eindeutig wie für den Geschädigten ernüchternd: Die Verletzungen, die der Keilriemen bei der Rekonstruktion an den »geeigneten Testobjekten« verursachte, waren in keinem Fall glattrandig, sondern durchweg grobfetzig und unregelmäßig, und die Wunden waren immer mit Schmutz und Schmiere verunreinigt. Zudem war eine gleichzeitige Abtrennung von Daumen und Zeigefinger aufgrund der Platzverhältnisse um den Keilriemen herum im Motorraum überhaupt nicht möglich. So wurde ein weiterer Schwindler enttarnt und erhielt für sein selbst zugefügtes schweres körperliches Handicap nicht die erhoffte stattliche Invalidenrente, sondern eine Anzeige wegen Betrugsversuchs.

Im Fall von Roland K. ging die Rechtsmedizin völlig anders als sonst üblich vor, um dem Zahnarzt die Selbstbeschädigung rechtsmedizinisch nachzuweisen. Hier wurden keine Versuche durchgeführt, um die Abtrennung des Zeigefingers zu rekonstruieren, sondern chemisch-toxikologische Analysen. Aufgrund der Wirkstoffkonzentrationen von *Articain* und seines Hauptmetaboliten in verschiedenen Blutproben und aufgrund der Interpretation des Blutspurenbildes am Geschehensort konnten die Angaben des Geschädigten – und späteren Angeklagten – vor Gericht widerlegt werden.

Püschels oben bereits erwähnter Fachartikel *Selbstverstümmelung als Versicherungsbetrug* enthält auch eine Art Checkliste, anhand derer die Versicherungsgesellschaften abschätzen können, wie hoch die Wahrscheinlichkeit ist, dass bei einem angezeigten Schadensfall ein Betrugsversuch vorliegt:

- Verschuldung des angeblichen Opfers,
- erst kürzlich erfolgter Abschluss einer Unfallversicherung oder Invaliditätsversicherung,
- das Geschehen passiert ohne Zeugen,
- das Finger-Amputat wird nicht zur ärztlichen Versorgung mitgebracht; meist bleibt es verschwunden,
- Begleitverletzungen an benachbarten Fingern fehlen,
- der Finger ist vollständig amputiert, der Abtrennungsrand glatt,
- geschädigt wird meist die Nichtgebrauchshand und hier vorzugsweise der Zeigefinger,
- das Amputationswerkzeug ist nicht auffindbar.

Auf dieser Checkliste hätte Roland K. die volle Punktzahl erreicht.

Just hanging around

Die Selbsttötung gilt in unserer Kultur bis heute als moralisch verwerflich. Im allgemeinen Sprachgebrauch wird der Suizid nach wie vor als »Selbstmord« bezeichnet, auch wenn er keines der im deutschen Strafgesetzbuch definierten Mordmerkmale aufweist. Der »Selbstmörder« ist eben kein Mörder. Er nimmt sich das, was ihm unzweifelhaft gehört: sein eigenes Leben. Insofern sollten wir in diesem Kontext den Begriff »Suizid« verwenden, von »Selbsttötung« oder meinetwegen auch von »Freitod« sprechen; aber bitte nicht von »Selbstmord«.

Das Kreuz mit dem Suizid

Der Suizid wird insbesondere von der katholischen Kirche auch in heutiger Zeit noch verurteilt. *»Jeder ist vor Gott für sein Leben verantwortlich«*, heißt es dazu im *Codex Iuris Canonici*, dem seit 1917 geltenden Kirchenrecht. *»Gottes Hab ist ein Geschenk [...] wir sind verpflichtet, es dankbar entgegenzunehmen und es zu seiner Ehre und zum Heil unserer Seele zu bewahren. Wir sind nur Verwalter, nicht Eigentümer des Lebens, das Gott uns anvertraut hat. Wir dürfen nicht darüber verfügen. Der Selbstmord widerspricht der natürlichen Haltung des Menschen, sein Leben zu bewahren und zu behalten.«* In den Ohren heutiger Nichtchristen klingt das einigermaßen zweifelhaft. Doch auch die katholische Kirche selbst hat den Suizid keineswegs von Anfang an verurteilt. In den Frühzeiten des Christentums hoben die Prediger im Gegenteil hervor, dass Jesus Christus aus freien Stücken das Kreuz auf sich genommen, also quasi einen Akt der Selbsttötung begangen habe. Die zahlreichen »Märtyrer«, die sich zu Zeiten der römischen Christenverfolgung bereitwillig töten ließen, eiferten Jesus' Beispiel nach – mit der ausdrücklichen Zustimmung der christlichen Ursprungskirche, die mit einem »Märtyrer-Code« geradezu zum Suizid aufrief.

Erst Kirchenvater Augustinus von Hippo (354 – 430 n. Chr.) leitete die Kehrtwende ein: Er legte die Selbsttötung als Verstoß gegen das Gebot »*Du sollst nicht töten*« aus und verwarf sie folglich als »*abscheuliche und verdammenswerte Schlechtigkeit des Menschen*«. Im 6. Jahrhundert wurde der kirchliche Druck auf potenzielle »Selbstmörder« dann massiv erhöht: Seit dem Konzil des Jahres 533 durften Personen, die sich selbst töteten, während sie sich im Anklagezustand befanden, nicht mehr kirchlich bestattet werden; ab dem Jahr 562 wurde diese Vorschrift auf sämtliche Suizidenten ausgedehnt. Das Konzil von Toledo ging 693 nochmals einen Schritt weiter: Bereits ein versuchter Suizid sei mit Exkommunikation zu bestrafen, verfügten die Kirchenoberen. Der Drang ihrer Schäfchen, dem »irdischen Jammertal« zu entkommen, war im von Seuchen und Hungersnöten gepeinigten Mittelalter nachvollziehbarerweise besonders stark.

Die Kirchenväter gingen schließlich noch einen Schritt weiter: 1284 verfügten sie, dass sogar geistesgestörten Suizidenten die Bestattung in geweihter Erde zu verweigern sei. Aus welchen Gründen auch immer ein Mensch Hand an sich legte, für den Papst und seine Kleriker waren es allesamt »Gottesverräter«, die dem verwerflichen Beispiel des Judas Ischariot folgten – jenes Jesus-Jüngers, der nach kirchlicher Lehre den Sohn Gottes für ein paar Münzen verraten und sich sodann seiner Verantwortung durch Suizid entzogen hatte.

Der einzige deutsche »Selbstmörder-Friedhof« (jedenfalls gibt es meines Wissens keinen weiteren, auf dem auch heute noch Bestattungen stattfinden) liegt übrigens in Berlin, im Ortsteil Grunewald des Bezirks Charlottenburg-Wilmersdorf. Es handelt sich um eine unscheinbare Waldlichtung, die ohne Ortskenntnis kaum zu finden ist. »Schandacker« und »Friedhof der Namenlosen« sind ältere Namen für diesen Ort, an dem seit dem 19. Jahrhundert die namenlosen Körper hauptsächlich junger Frauen niederen Standes begraben wurden, die von ihren Dienstherren geschwängert und dann verstoßen worden waren.

Die katholische Verdammung der Suizidenten trieb auch im Aberglauben bizarre Blüten. Man hielt diejenigen, die freiwillig aus dem Leben schieden, für »gefährliche Wiedergänger«, begrub ihre Leichen mit dem Gesicht nach unten und legte Dornen oder Scherben in ihren Sarg, um ihnen die »Wiederkehr« zu erschweren. Stricke, Balken oder Waffen – alle Gerätschaften, die sie zur Selbsttötung verwendet hatten – mussten vernichtet werden, ihre Totenbahre musste verbrannt werden. Noch im Jahr 1995 verurteilte Papst Johannes Paul II. in der Enzyklika *Evangelium Vitae* den Suizid als *»schwere unsittliche Tat«*. Hinsichtlich seiner moralischen Verwerflichkeit steht der Freitod in den Augen der Kirchenoberen bis heute dem Mord nur wenig nach.

Die Auswirkungen der kirchlichen Suizid-Verteufelung auf das weltliche Recht waren immens. Ab dem 16. Jahrhundert wurde der Suizid in europäischen Landesgesetzen als Straftat fixiert. Wer sich selbst tötete, dessen Vermögen wurde vom Staat eingezogen. Sofern er ein Testament hinterlassen hatte, wurde dieses für nichtig erklärt. Selbst nach der Trennung von kirchlicher und weltlicher Gewalt blieb der Suizid in den Augen der Obrigkeiten ein Ärgernis. Die Selbsttötung wurde bis ins 18. Jahrhundert als Missachtung der staatlichen Gewalt angesehen. In der aktuellen Rechtsprechung und juristischen Fachliteratur kommt der alte Begriff »Selbstmord« allerdings nicht mehr vor. Ein Suizidversuch ist nach unserer Gesetzgebung nicht strafbar – ruft allerdings nicht selten den Verdacht einer psychischen Störung hervor.

Der französische Philosoph Albert Camus hatte zum Thema Suizid eine klare Meinung. »Es gibt nur ein wirklich ernstes philosophisches Problem: den Selbstmord«, befand der existenzialistische Denker. Angesichts der Absurdität der menschlichen Existenz müsse jeder für sich immer wieder aufs Neue entscheiden, ob er sein Leben erhalten oder sich töten wolle. Von einer religiös begründbaren Verpflichtung, das »Geschenk des Lebens« zu bewahren, kann für Camus keine Rede sein.

Zahlreiche Studien bestätigen, dass Religion und Religiosität im Großen und Ganzen Depressionen und Suizidneigung vermindern. Welcher Religion die befragten Personen angehören, spielt dabei eine weit geringere Rolle als die Tatsache, dass sie religiös sind, Gottesdienste besuchen oder auch nur für sich regelmäßig beten.

Die möglichen Gründe für diesen Effekt sind vielfältig und nicht eindeutig auszumachen. Die moralischen Einwände der großen monotheistischen Religionen gegen die Selbsttötung spielen sicher eine wichtige Rolle. Die Verbindung des Einzelnen mit seiner religiösen Gemeinschaft dürfte in vielen Fällen gleichfalls Suizidneigungen vermindern. Zudem lehren Religionen wie das Christentum, dass das Leiden im irdischen Leben einen Sinn in sich trage und schließlich durch ewiges Leben vergolten werde, wenn sich der Gläubige an die von Jesus vorgegebenen Regeln halte.

Die wissenschaftliche Betrachtung der Suizidthematik in der Rechtsmedizin ist dagegen deutlich nüchterner und auf Fakten statt auf Spekulationen und Vorurteile gegründet.

Der Suizid aus rechtsmedizinischer Sicht

Suizide sind eine besondere Erscheinungsform des nichtnatürlichen Todes, zu dem auch die auf Fremdeinwirkung beruhende Gruppe der Tötungsdelikte, nämlich Mord, Totschlag oder Körperverletzung mit Todesfolge, gezählt wird. Der Arzt, der den Totenschein ausstellt, hat neben der eigentlichen Todesursache (z. B. Herzinfarkt, Schlaganfall, Leberkrebs) auch die Todesart zu klassifizieren: *natürlich, nicht-natürlich* oder *ungewiss*. Erst aufgrund der Ergebnisse rechtsmedizinischer Untersuchungen am Leichenfundort beziehungsweise Tatort und der Obduktion entscheiden dann die Ermittlungsorgane, die den Todesfall untersuchen – Polizei und Staatsanwaltschaft –, ob es sich bei dem gewaltsamen Tod um einen Suizid oder um ein Tötungsdelikt handelt.

Die ärztliche Leichenschau wird in Deutschland leider meist von Hausärzten vorgenommen, die hierzu weder genügend qualifiziert noch unvoreingenommen sind. Wenn der Arzt, der den Totenschein ausstellt, einen natürlichen Tod bescheinigt, wird der Fall von den Ermittlungsbehörden und damit auch rechtsmedizinisch nicht weiter untersucht – mit der Folge, dass »*bezüglich der Selbsttötungen [...] von einer Dunkelziffer unbekannten Ausmaßes ausgegangen werden*« muss, so jedenfalls der Berliner Gesundheitsbericht 2009. Die großangelegte Multicenterstudie einer Arbeitsgruppe um den Münsteraner Rechtsmediziner Professor Bernd Brinkmann, an der sich die meisten deutschen Institute für Rechtsmedizin beteiligten, legte 1997 die Schlussfolgerung nahe, »*dass in Deutschland jedes Jahr mindestens 1200 Tötungsdelikte und 11 000 weitere nicht-natürliche Todesfälle nicht erkannt und im Rahmen der Leichenschau als natürliche Todesfälle klassifiziert werden*«, darunter mutmaßlich ein hoher Anteil an Suiziden.

Im Jahr 2014 nahmen sich in Deutschland 10 209 Menschen das Leben – ein Vielfaches der »nur« 3368 Verkehrstoten in demselben Jahr.

Die Suizidforschung deutet Selbsttötungen hauptsächlich als durch Krankheit beziehungsweise durch eine persönliche Krise ausgelöste Handlungen. Wer sich selbst tötet oder einen Suizidversuch unternimmt, tut dies demnach aufgrund einer psychischen Störung (Depression, Persönlichkeitsstörung, Psychose etc.) oder aus einer dramatischen Lebenssituation beziehungsweise einer drastischen Veränderung derselben heraus (Ehekrise, Krebserkrankung, Arbeitsplatzverlust usw.).

Das Risiko, eine suizidale Handlung zu begehen, ist für Männer deutlich höher als für Frauen. Allerdings haben Frauen über 60 ein deutlich höheres Selbsttötungsrisiko als Männer in der gleichen Altersgruppe. Die Hälfte aller weiblichen Suizide entfällt auf die Altersgruppe über 60 Jahre.

Von den mittlerweile mindestens tausend Suiziden, mit denen ich in meiner Laufbahn als Rechtsmediziner zu tun hatte, greife ich im Folgenden einen Fall heraus, der typische Merkmale der Selbsttötung durch Erhängen aufweist. Er hat sich bereits im Jahr 2004 ereignet, als ich noch als Oberarzt am Rechtsmedizinischen Institut des Universitätsklinikums Hamburg-Eppendorf tätig war. Aber die Verblüffung, die ich damals empfand, ist mir unvergesslich. Der Fall ist ein Beispiel dafür, wie leicht eine todesursächliche Strangulation, und damit ein gewaltsamer Tod, bei der äußeren Leichenschau durch einen nachlässig agierenden leichenschauenden Hausarzt übersehen werden kann. Und er beweist einmal mehr, dass bei nebulösen Todesfällen nur eine Obduktion sämtliche Unklarheiten und Zweifel ausräumen kann.

Falsch verstandene Bruderliebe

Dass der Mann, der im Sektionssaal vor mir auf dem blanken Stahl des Sektionstisches liegt, keines natürlichen Todes gestorben sein kann, sehe ich auf den ersten Blick. Um den Hals des Toten verläuft horizontal eine deutlich sichtbare Strangmarke. Doch genau das hat der Hausarzt bescheinigt, der den Totenschein ausgestellt hat: einen »natürlichen Tod«.

Laut kriminalpolizeilichem Bericht wohnte der 63 Jahre alt gewordene Volker S. allein in einem Einfamilienhaus. Sein drei Jahre älterer Bruder Harald S., seit über zwanzig Jahren der rechtliche Betreuer (früher »Vormund«) seines jüngeren Bruders, gab an, er habe Volker am Vortag kurz nach zwölf Uhr mittags in dessen Haus im Bett liegend tot aufgefunden. Auf

Klingeln und Klopfen habe sein Bruder, mit dem er verabredet gewesen sei, nicht geöffnet. Daraufhin habe er sich mit seinem Zweitschlüssel Zugang verschafft und seinen toten Bruder gefunden. Volker habe zum Zeitpunkt der Auffindung einen Pyjama getragen, und alles habe darauf hingedeutet, dass er in der Nacht zuvor friedlich in seinem Bett verstorben sei. Diese Annahme teilte auch der Hausarzt, der die Leichenschau durchführte, keinerlei Auffälligkeiten an dem Toten feststellte und einen natürlichen Tod attestierte.

Sein Bruder sei zwar »geistig zurückgeblieben« und habe schon immer Tics und Verhaltensauffälligkeiten aufgewiesen, weshalb er als ältester Sohn der Familie nach dem Tod ihrer Eltern auch die rechtliche Betreuung übernommen habe, erklärte Harald S. weiter, aber Volker sei eigentlich »immer gesund« gewesen. Woran sein Bruder so plötzlich gestorben sei, könne er sich nicht erklären. Allerdings, und an diesem Punkt wurden die Ermittler hellhörig, habe Volker fünf Tage zuvor einen Fahrradunfall gehabt. Wie jedes Jahr im Spätsommer habe er für ein paar Tage zusammen mit einem Bekannten eine Radtour unternommen. Dabei seien die beiden mit den Fahrrädern zusammengestoßen, Volker sei vom Rad gestürzt und habe sich schwer an der linken Hand verletzt. Der Bekannte habe dafür gesorgt, dass Volker zur stationären Behandlung ins Krankenhaus gebracht worden sei. Dort sei die stark blutende Handverletzung mit 15 Stichen genäht worden. Zwei Tage darauf sei Volker wieder aus dem Krankenhaus entlassen worden.

So weit der Todesermittlungsbericht, der von der Kriminalpolizeistelle in der Kleinstadt Heide erstellt und mir im Vorfeld der Obduktion zugesandt worden ist und in dem die Strangmarke am Hals des Toten ebenso wie auf dem Totenschein mit keiner Silbe erwähnt wird. Im allerersten Moment glaube ich an eine Leichenverwechslung: Liegt vor mir auf dem Sektionstisch nicht Volker S., sondern ein anderer Toter, den der zuständige Bestatter versehentlich in die Rechtsmedizin überführt hat? Allerdings weist der Tote vor mir an der

Streckseite der linken Hand eine rechtwinklige frische Operationswunde von vier mal zehn Zentimetern auf, die mit insgesamt 15 Stichen vernäht worden ist. Deshalb besteht letztlich doch kein Zweifel: Bei dem Toten handelt es sich um Volker S. Der ursprüngliche Anlass meiner Obduktion war, dass geklärt werden sollte, ob Volker S. an Verletzungen infolge des Fahrradunfalls gestorben ist. Dies wäre ein Hinweis darauf gewesen, dass die behandelnden Ärzte möglicherweise übersehen hätten, dass er sich als Folge des Fahrradsturzes eine lebensgefährliche Verletzung zugezogen hätte, an der er dann verstorben wäre. Bei einem solchen Obduktionsergebnis hätten somit Anhaltspunkte für ein ärztliches Unterlassen bestanden, was ein Strafverfahren gegen die behandelnden Ärzte im Krankenhaus nach sich gezogen hätte.

Aufgrund der Strangmarke am Hals des Toten haben wir es aber plötzlich mit einer gänzlich anderen Situation zu tun, und die Frage nach einem ärztlichen Kunstfehler rückt in den Hintergrund. Stattdessen geht es nun unter anderem um die Frage, ob Volker S. Opfer eines Tötungsdelikts geworden ist. Denn schon bei meiner äußeren Leichenschau zeigt sich, dass der 63-Jährige offensichtlich stranguliert worden ist.

Die Obduktion bringt die Wahrheit ans Licht

Bevor ich mit einem einzigen Schnitt von der Kinnspitze bis zum Schambein die Körpervorderseite des Toten öffne und schichtweise die Halsweichteile präpariere, um festzustellen, mit welcher Strangulationsform (Erdrosseln, Erhängen oder gar postmortales Aufhängen des Toten) ich es hier zu tun habe, rufe ich den für diesen Todesfall zuständigen Beamten bei der Kriminalpolizei in Heide an.

»Ich habe keine guten Nachrichten für Sie«, sage ich zu dem Kriminalkommissar am Telefon. »Die Situation stellt sich gänzlich anders dar als zunächst vermutet. Sie müssen unverzüglich nachermitteln. Denn es besteht bereits zum jetzigen Zeitpunkt, nach der äußeren Leichenschau, kein Zweifel, dass Volker S. vor seinem Tode stranguliert worden ist. Ob diese Strangulation von einem Erdrosseln oder einem Erhängen herrührt, kann ich Ihnen in etwa zwei Stunden sagen, wenn ich mit der Obduktion fertig bin. Im Prinzip kommt auch ein postmortales Aufhängen des bereits Toten in Betracht, aber das halte ich momentan für die unwahrscheinlichere Variante. In jedem Fall ist unser Toter hier nie und nimmer friedlich im Schlaf gestorben. Insofern sollten Sie sich mal seinen Bruder vorknöpfen, der ihn ja angeblich tot im Bett liegend vorgefunden hat.« Dem Beamten am anderen Ende der Leitung fehlen im ersten Moment die Worte. Dann antwortet er, er werde unverzüglich Harald S. aufsuchen und ihn mit diesem neuen Sachverhalt konfrontieren.

Nun wende ich mich der Obduktion zu. Als Befunde der Strangulation, die die äußere Leichenschau bereits ergeben hat, diktiere ich für das Obduktionsprotokoll: »*An der Halsvorderseite und den seitlichen Halspartien eine horizontal verlaufende, 0,7 Zentimeter messende Abblassungszone mit zentraler rötlicher, in der gesamten Länge der Abblassung verlaufender, bis 0,1 Zentimeter messender Saumbildung. Die Abblassungszone entspricht einer Strangulationsmarke und verläuft von der Region unterhalb beider Ohren zum Nacken hin leicht ansteigend in einem Winkel von annähernd 35 Grad, um sich dann in der behaarten Kopfhaut des Nackens zu verlaufen. Vereinzelte punktförmige Einblutungen in den Augenoberlidern beidseits.*«

Nun präpariere ich schichtweise die Halsweichteile, indem ich die oberflächliche und tiefe Halsmuskulatur in ihren einzelnen Schichten freilege und inspiziere. Schließlich entnehme ich Zunge, Schlund, Kehlkopf, Speiseröhre und die »Leitungsbahnen« (Gefäße und Nervenstränge) des Halses en bloc aus dem Körper des Toten und ergänze für das Protokoll: »*Dunkelrotschwarze, feucht glänzende Unterblutung des Weichgewebes*

der rechtsseitigen Halsweichteile in direkter Nähe zum Schildknorpel des Kehlkopfes mit frischem Abbruch des großen
Schildknorpelfortsatzes rechts. Diskrete, ebenfalls frische, Einblutung in den Ursprung des rechten Kopfwendermuskels in
der Knochenhaut des rechten Schlüsselbeins, brustbeinnah.«
Eindeutig sind auch die Zeichen des Erstickens, die ich bei der
Obduktion feststelle und im Sektionsprotokoll vermerke:
»Flüssiges Leichenblut, massive akute Blutstauung der in-
neren Organe bei relativer Blässe der Milz, sehr vereinzelte
punktförmige Einblutungen unter den Lungenüberzügen, Er-
stickungsblutungen in der Atemhilfemuskulatur der linken
Brustkorbvorderseite sowie in der Atemhilfemuskulatur an der
Rückseite des Schulterblattes unterhalb der Gräte. Einreißun-
gen der Gefäßwandinnenschicht der rechten gemeinsamen
Halsschlagader, horizontal gestellt.«
Der Verstorbene weist außerdem »Zeichen eines erst kurze
Zeit zurückliegenden Polytraumas« auf: »Fraktur der zweiten
bis fünften Rippe linksseitig neben der Wirbelsäule sowie der
sechsten Rippe linksseitig in Verlängerung des Schulterblatt-
winkels mit korrespondierenden flächenhaften bräunlichen
[...] Unterblutungen unter dem Rippenfell und in der korrespondierenden Zwischenrippenmuskulatur, livides, im Randbe-
reich bereits ins Grünliche übergehendes Monokelhämatom
linksseitig, ebenfalls nicht mehr frische Kopfschwartenunter-
blutung in der linksseitigen Scheitelregion und in die linksseiti-
ge Schläfenmuskulatur, umschriebene bräunlich-gallertige
Einblutung unter die harte Hirnhaut in der linksseitigen hinteren Schädelgrube in seitlichen Anteilen.« Zudem stelle ich »flä-
chenhafte Unterblutungen des Unterhautfettgewebes entsprechend einem Wundalter von mehreren Tagen« an beiden Un-
terarmen des Toten fest.
Der Fahrradsturz von Volker S. muss zwar heftig gewesen sein,
das unerwartete Ableben des 63-Jährigen erklären die bei der
Obduktion festgestellten Rippenfrakturen und Kopfverlet-
zungen jedoch nicht. Allerdings passen diese Verletzungen hin-

sichtlich Lokalisation und Alter ebenso wie die fachgerecht chirurgisch vernähte Handverletzung zu dem von Harald S. geschilderten Fahrradunfall seines Bruders fünf Tage vor dessen Tod. Das gilt jedoch keineswegs für die Strangulationsmarke. Abschließend diktiere ich für das Protokoll: »*Todesursache ist eine Strangulation. Die bei der äußeren und inneren Leichenschau festgestellten Befunde sind typisch für ein Erhängen. Anhaltspunkte für ein mittodesursächliches Würgen oder Drosseln von Volker S. hat die Obduktion nicht ergeben. Es fanden sich Zeichen eines Polytraumas mehrere Tage vor dem Tode. Das Alter dieser Verletzungen ist vereinbar mit dem von der Polizei mitgeteilten Fahrradsturz des Mannes fünf Tage vor seinem Tod. Andere beziehungsweise frischere Verletzungen, die auf ein Kampfgeschehen in zeitlichem Zusammenhang mit dem Tod hinweisen, hat die Obduktion nicht ergeben. Die Frage, ob es sich um ein suizidales Erhängen handelt oder ob eine Einwirkung Dritter bei dem Erhängungsvorgang eine Rolle spielte, kann allein aufgrund der Obduktionsbefunde aus rechtsmedizinischer Sicht nicht beantwortet werden. Hierzu bedarf es weiterer polizeilicher Ermittlungen.*«

Noch vom Sektionssaal aus rufe ich erneut den Kommissar an und informiere ihn über das Obduktionsergebnis. Der Kriminalbeamte, der sich zu diesem Zeitpunkt gerade im Haus von Harald S. befindet, berichtet mir, dass dieser seine Version der Auffindesituation revidiert habe. Er lasse sich nunmehr dahingehend ein, dass er seinen toten Bruder zusammengekrümmt und mit angewinkelten Knien im Hausflur auf dem Boden vorgefunden habe. Volker S. habe normale Straßenkleidung getragen und unmittelbar vor der Treppe ins Obergeschoss gelegen, der linke Ellenbogen angewinkelt auf der ersten Stufe ruhend. Die rechte Hand habe auf der zweiten Stufe gelegen, ebenso wie sein nach rechts gedrehter Kopf. Um den Hals habe sich ein fest zugezogenes, zweitourig geführtes weißes Elektrokabel befunden, das zirka einen Meter lang und deutlich schmaler im Umfang als übliche Verlängerungs- oder

Stromkabel von Haushaltsgeräten gewesen sei. Am Handlauf der Balustrade im ersten Obergeschoss, genau oberhalb der Position, an der Volker S. gelegen habe, sei das andere Ende des offenbar gerissenen Elektrokabels verknotet gewesen.

»Harald S. hat mir einen Abschiedsbrief seines Bruders übergeben«, fährt der Kriminalkommissar fort, »was einen Suizid beweisen würde, falls sich die Echtheit des Briefes über einen Handschriftenvergleich bestätigt. Ich kontaktiere Sie morgen noch mal, um Ihnen alle Einzelheiten und die bis dahin noch gewonnenen Erkenntnisse zu berichten«, sagt er mir schließlich noch zu.

Auch wenn der Verdacht eines Tötungsdelikts damit weitgehend vom Tisch ist, sind noch etliche Fragen ungeklärt: Warum hat Harald S. verschwiegen, dass er seinen Bruder mit einem Strang um den Hals vorgefunden hat? Warum hat er, bevor er den Hausarzt der Familie anrief, alles so arrangiert, als wäre Volker S. in seinem Bett gestorben? Und wie konnte der Hausarzt die Strangmarke am Hals des Toten übersehen? Die letztere Frage ist das weitaus kleinere Rätsel: Die Inkompetenz und auch Fahrlässigkeit einiger Hausärzte bei der gesetzlich vorgeschriebenen Leichenschau ist ein notorisches Übel, an dem der Gesetzgeber nicht ganz unschuldig ist. Anders als in vielen anderen Ländern dürfen bei uns die Ärzte, die den Patienten zu dessen Lebzeiten behandelt haben oder dessen Angehörige seit Jahren und Jahrzehnten ihre Patienten (und damit Kunden) sind, die Leichenschau bei diesem Patienten selbst durchführen. Das ist insofern eine fragwürdige Konstellation, als der behandelnde (Haus-)Arzt möglicherweise eine gravierende Diagnose, die schließlich zum Tod geführt hat, übersehen und unbehandelt gelassen hat. Der sonst überall gültige Grundsatz, dass bestimmte Personen befangen, also einem Sachverhalt gegenüber nicht uneingeschränkt objektiv sein können, da möglicherweise eigene Motive eine Rolle spielen, wird bei der Leichenschau in Deutschland vom Gesetzgeber völlig ignoriert. Stillschweigender Komplizenschaft mit den Angehörigen, die sie als Patienten nicht verlieren wollen, ist damit Tür und Tor geöffnet.

Aber weshalb hat Harald S. hinsichtlich der Todesumstände seines Bruders offenkundig gelogen?

Täuschen, um der Schande zu entgehen

Harald S. lässt sich in seiner weiteren Vernehmung dahingehend ein, dass er den Toten in das Schlafzimmer im ersten Obergeschoss geschleppt habe, ihn dort entkleidet und das Kabel um seinen Hals entfernt, ihm den Pyjama angezogen und ihn in sein Bett gelegt habe, damit alles nach einem natürlichen Tod aussehen würde. Nachdem er den Abschiedsbrief an sich genommen und das andere Ende des Kabels, das als Strangwerkzeug diente, von der Balustrade entfernt habe, habe er den Hausarzt angerufen, der kurze Zeit später zur Leichenschau erschien.

»Für meine Familie und unser Umfeld wäre es eine große Schande, wenn herauskäme, dass Volker sich das Leben genommen hat«, fährt Harald S. fort. »Mir ist es sehr wichtig, dass mein Bruder mit kirchlichen Weihen bestattet wird. Ich hatte Angst, dass ihm die zeremonielle Beerdigung verweigert werden könnte, wenn bekannt würde, dass er sich erhängt hat. Und dann das Gerede der Leute – alle hätten doch geglaubt, dass ich mich zu wenig um Volker gekümmert habe. Dabei hatten wir ein gutes, vertrauensvolles Verhältnis.«

Erhängen – Erdrosseln – Erwürgen

Erhängen ist nicht nur in frei hängender Position, sondern auch in hockender und sogar liegender Position möglich: Das Gewicht des Kopfes von rund fünf Kilo reicht aus, um so viel Zug auf einen Strang auszuüben, dass er zusammengezogen wird und die Halsweichteile komprimiert werden. Wie genau hierbei die Atemwege verschlossen werden, hat im Jahr 1870 der Anatom Ecker erstmals beschrieben.

Ein 40-jähriger Mann war im Winter erhängt im Wald aufgefunden worden. Die Leiche war aufgrund der Umgebungstemperatur tiefgefroren und wies daher keinerlei Fäulnisveränderungen auf. Ecker stellte einen *median-sagittalen Sägeschnitt* her, was nichts anderes bedeutet, dass er den Körper einfach in der Mitte durchsägte und so in eine linke und eine rechte Hälfte zerteilte. Auf diese Weise konnte er zeigen, dass der Zungengrund und das Zungenbein des Erhängten nach hinten und oben verlagert waren. Auch der weiche Gaumen war nach oben in das Schlundgewebe gepresst, so dass die Atemwege in diesem Fall vollständig verschlossen waren.

Spätere Experimente mit Leichen bestätigten Eckers Befund: Beim Erhängen gerät der Strang in der Regel zwischen Kehlkopf und Zungenbein, so dass die Atemwege in diesem Fall meist komplett verschlossen werden. Allerdings spielt auch die Kompression der Halsgefäße, die das Gehirn mit Blut versorgen (Arterien) beziehungsweise die das Blut aus dem Gehirn wieder in Richtung Herz wegleiten (Venen), eine entscheidende Rolle. Das beste Beispiel dafür ist, dass auch ein Patient mit einem Tracheostoma, also einer operativ angelegten Eröffnung der Luftröhre nach außen, sich erhängen kann, obwohl man ja glauben könnte, dass die Lunge über den künstlichen Luftröhrenzugang noch ausreichend mit Atemluft, also auch mit dem lebenswichtigen Sauerstoff, versorgt wird. Der limitierende beziehungsweise tödliche Faktor ist hierbei der Verschluss der Halsschlagadern durch das Strangwerkzeug – und nicht etwa eine Kompression der Atemwege.

Während die Definition von (Er-)Hängen lautet, dass das eigene Körpergewicht (oder eben nur Teile davon im Falle des Kopfes bei Erhängen in liegender Position) das Strangwerkzeug zuzieht und so die Kompression der Halsweichteile bewirkt, ist (Er-)Drosseln die Kompression des Halses durch ein

Drosselwerkzeug, das von Hand zugezogen wird. Anders sieht es wiederum beim (Er-)Würgen aus: Hier kommt weder Strang- noch Drosselwerkzeug zur Anwendung. (Er-)Würgen ist definiert als die Kompression des Halses durch eine oder beide Hände.

Erst vor rund 50 Jahren wurde ein weiteres Symptom entdeckt, das fast ausschließlich bei Erhängten auftritt: die sogenannten *Simon-Blutungen,* benannt nach dem Hallenser Rechtsmediziner Axel Simon. Im Jahr 1968 wies er nach, dass Unterblutungen des vorderen Längsbandes der Lendenwirbelsäule vor den Zwischenwirbelscheiben als typisches Zeichen beim Erhängen auftreten. In anderen Abschnitten der Wirbelsäule konnte Simon in keinem einzigen der von ihm untersuchten Fälle solche Unterblutungen feststellen. Auch bei Opfern, die auf andere Weise erstickt waren oder aufgrund von Verkehrsunfällen schwere Verletzungen des Rumpfes aufwiesen, traten keine Simon-Blutungen auf.

In einer Studie, die ich von September 2004 bis Mai 2005 am Institut für Rechtsmedizin in Hamburg durchgeführt habe, untersuchte ich gemeinsam mit einem Kollegen insgesamt 600 Sektionsfälle unabhängig von der Todesursache auf das Vorhandensein von Simon-Blutungen. Bei 20 dieser Fälle handelte es sich um Erhängungsfälle; in 14 davon konnten wir Simon-Blutungen nachweisen. In zehn dieser 14 Fälle hatte das Erhängen in aufrechter Körperposition stattgefunden, frei hängend oder allenfalls mit Bodenkontakt der Füße. Nur ein einziger dieser zehn Erhängten wies keine Simon-Blutungen auf. Bei vier der anderen fünf Fälle ohne signifikante Unterblutungen handelte es sich um Erhängen in unterstützter Position, also kauernd oder sitzend.

Zu den untersuchten Sektionsfällen zählten zudem etliche Fälle von Ersticken aus anderen Gründen, darunter Erwürgen, Asthmaanfälle oder Ersticken unter Plastiktüten. In keinem dieser Fälle ließen sich Simon-Blutungen nachweisen; genauso wenig bei sechs Ertrinkungsfällen, 21 tödlichen Verkehrsunfällen und

14 todesursächlichen Stürzen. Lediglich in fünf von 600 Fällen konnten wir Simon-Blutungen feststellen, obwohl in diesen Fällen kein Erhängen todesursächlich war. Hierbei handelte es sich um einen Tod während eines epileptischen Anfalls; die tödliche Drogenvergiftung einer Hochschwangeren; eine Lungenembolie; einen tödlichen Sturz und einen zum Tode führenden Herzinfarkt. In keinem dieser Fälle fanden sich Hinweise auf kurz zuvor erfolgte Erhängungsversuche.

Zumindest bei dem im epileptischen Anfall Verstorbenen bietet sich als Erklärung für die vorgefundenen Simon-Blutungen an, dass es durch den Krampfanfall zu einer deutlichen Überstreckung und entsprechender Längsbelastung der Wirbelsäule kam, die zu den Unterblutungen im Lendenwirbelbereich führte. Entsprechend merkt bereits der Erstbeschreiber Simon an, dass die Unterblutungen insbesondere beim freien Erhängen höchstwahrscheinlich durch Dehnung der Lendenwirbelsäule in der Längsachse hervorgerufen würden.

Durch unsere Studie wird also bestätigt, dass Simon-Blutungen ein für das Erhängen vor allem in aufrechter Position typischer Befund sind. Jedoch müssen in jedem Einzelfall differenzialdiagnostisch andere Entstehungsmechanismen abgegrenzt werden. Auch bei fäulnisveränderten Leichen lassen sich häufig Veränderungen, die an Blutungen denken lassen, unter dem vorderen Längsband nachweisen. Hierbei handelt es sich aber nicht, wie bei den Simon-Blutungen, um vitale Zeichen, sondern um eine postmortale, fäulnisbedingte Durchtränkung des entsprechenden Wirbelsäulenbereichs.

Suizid als letzter Fluchtweg?

Einen vorderen Platz in der Liste der suizidauslösenden kritischen Lebensereignisse nimmt die Inhaftierung in einem Gefängnis ein. Die erste Zeit in der Haftanstalt empfinden viele Gefangene als psychisch besonders belastend; entsprechend hoch ist das Suizidrisiko gerade zu Beginn einer Gefängnishaft. Doch das Risiko, durch Suizid zu sterben, ist in Haftanstalten generell erheblich höher als bei einem Leben in Freiheit. Inhaftiert zu werden löst – zumal bei bis dahin unbescholtenen Bürgern – einen traumatischen Schock aus, der zu Depressionen und oftmals eben auch zu dem Entschluss führt, dem eigenen Leben ein Ende zu setzen.

Bereits vor ihrer Inhaftierung weisen viele Gefangene ein typisches Suizidrisikoprofil auf: männlich, arbeitslos und ohne feste Partnerschaft, oftmals auch in sozial schlechter gestellten Wohnvierteln lebend, ärmer und weniger gebildet als der Bevölkerungsdurchschnitt. In einer wissenschaftlichen Untersuchung habe ich im Jahr 2013 gemeinsam mit zwei Soziologen insgesamt 2102 nicht-natürliche und ungeklärte Berliner Todesfälle untersucht. In dieser Studie, die unter dem Titel *Zusammenhang zwischen Suizidhäufigkeit und sozialer Lage in Berlin* in einer rechtsmedizinischen Fachzeitschrift publiziert wurde, konnten wir nachweisen, dass die Suizidrate in den sozial benachteiligten Berliner Stadtvierteln deutlich über dem Durchschnitt der Allgemeinbevölkerung liegt. Dabei stellt nach unseren Untersuchungen Verarmung und Vereinsamung im Alter den bei weitem größten Suizidrisikofaktor in der deutschen Hauptstadt dar. Doch auch wenn man alle Altersgruppen zusammen betrachtet, ist *»die Suizidwahrscheinlichkeit in den Berliner Armutsbezirken doppelt so hoch wie in den sozial besser gestellten Berliner Gebieten«,* führten wir in der betreffenden Publikation aus.

Soziale Ungleichheit schafft sozusagen unsichtbare »Gefängnisse«, deren »Insassen« häufiger krank sind, eine geringere Lebenserwartung haben und sich weitaus häufiger selbst töten als die Bewohner der besser gestellten Regionen. Viele Häftlinge bringen ein sozial und biographisch bedingtes Suizidrisiko gleichsam mit in die Vollzugsanstalten.

Dazu gehören auch die psychischen Störungen, an denen Gefängnisinsassen bereits vor Haftantritt überdurchschnittlich häufig leiden, meist einhergehend mit Substanzabhängigkeit (Alkohol, Drogen, Medikamente). Vielfach sind sie mit traumatischen Lebensereignissen vorbelastet – wie beispielsweise Missbrauch, Misshandlung und Vernachlässigung sowie Suizidversuche von Bezugspersonen –, die gleichfalls als Risikofaktoren für suizidale Handlungen gelten.

Allgemein bekannt ist, dass Depressionen die Neigung zur Selbsttötung verstärken; doch auch aggressive Verhaltensauffälligkeiten sind mit erhöhtem Suizidrisiko assoziiert. Aus US-amerikanischen Untersuchungen geht hervor, dass wegen Tötungsdelikten, Vergewaltigung oder Entführung angeklagte oder verurteilte Häftlinge die mit Abstand höchsten Selbsttötungsraten aufweisen. Das erklärt sich teilweise wohl mit den bedrückend langen Haftstrafen, die diese Tätergruppen absitzen müssen beziehungsweise denen sie (bereits als Häftling in Untersuchungshaft) entgegensehen. Aber auch die Neigung zu extremer Gewalttätigkeit, die Mörder oder Vergewaltiger nicht nur bei Straftaten an den Tag legen, trägt zu ihrem erhöhten Suizidrisiko bei. Aus einer Reihe diesbezüglicher Studien lässt sich ableiten, »*dass ein Zusammenhang zwischen Suizid, nach außen gerichteter Gewalt, Impulsivität und einer Störung des Serotoninhaushalts im Zentralnervensystem besteht*«. Das Gewaltpotenzial solcher Straftäter richtet sich in Haftanstalten also oftmals gegen sie selbst, sofern der Staat nicht durch entsprechende Überwachung und Betreuung gegensteuert.

Extrem hoch ist die Suizidrate bei Personen, die – wie der Liedermacher Kurt Demmler (siehe folgendes Kapitel) – wegen Sexualstraftaten gegen Minderjährige inhaftiert worden sind: In einer Untersuchung aus Irland lag sie bei 1:24. Eine Studie aus Südengland kommt zu dem Schluss, dass die Selbsttötungsrate bei Personen, denen Straftaten gegen Kinder zur Last gelegt werden, 183-mal so hoch ist wie in der Allgemeinbevölkerung. Ihren höchsten Wert erreicht die Suizidrate in dieser Tätergruppe bei Eröffnung oder während des Gerichtsverfahrens. Neben der Belastung durch den Prozess im Allgemeinen spielt hier wohl auch die Scham des Täters eine Rolle, der mit seinen Verbrechen konfrontiert wird.

Laut Europäischer Strafvollzugsstatistik verstarben in den Vollzugseinrichtungen der Europäischen Union zwischen 1997 und 2007 im Durchschnitt 10,5 Gefangene pro 10000 Inhaftierte durch Selbsttötung; das entsprach rund 30 Personen pro Jahr. Mehr als ein Drittel der Todesfälle (36 %) in EU-Haftanstalten ging demnach auf Suizide zurück. Die Suizidrate in EU-Haftanstalten war damit siebenmal höher als bei der Allgemeinbevölkerung.

Da der Staat in Gefängnissen eine fast vollkommene Kontrolle über die Häftlinge ausübt, ist er zu möglichst umfassender Suizidprävention in den Vollzugsanstalten verpflichtet. Jedoch konnten bis heute keine verlässlichen diagnostischen Instrumente zur individuellen Suizidprognose entwickelt werden. Trotz diverser kommunikativer und psychotherapeutischer Angebote in den Haftanstalten bleibt die Suizidneigung einzelner Häftlinge noch immer allzu oft unbemerkt.

Die mit weitem Abstand am häufigsten angewendete Suizidmethode in Haftanstalten ist das Erhängen. Eine Studie über Selbsttötungen in Hamburger JVAs im Zeitraum 1990–2001 ergab typischerweise, dass sich 25 von 26 Suizidenten durch Erhängen das Leben nahmen. Als Strangwerkzeuge wurden alltägliche Gegenstände wie Bettlaken oder Stromkabel verwendet. In Untersuchungshaftanstalten, in denen die Häftlinge ihre eigene Kleidung behalten dürfen, dienen oftmals Gürtel als Strangwerkzeug.

Immer wieder einmal wird vorgeschlagen, die Zahl der Selbsttötungen in Haftanstalten durch technische Veränderungen zu verringern. Aber die rechtsmedizinische Erfahrung zeigt, dass kaum effektive Maßnahmen existieren, mit denen sich die Zahl der Suizide senken lässt – wie auch der nächste Fall zeigt.

Die Akte Demmler

Die Justizvollzugsanstalt Moabit, ein hoch ummauertes Areal aus Kaisers Zeiten, liegt in einem quirligen Wohnquartier mitten in Berlin. Das gewaltige Gebäudeensemble beherbergt fast tausend Gefangene, sowohl Straf- als auch Untersuchungshäftlinge. Zahlreiche berühmte Persönlichkeiten haben hier schon eingesessen. Kommunistische Galionsfiguren wie Ernst Thälmann und Karl Liebknecht darbten zur Nazizeit hinter den lehmgelben Mauern. Der Dramatiker Wolfgang Borchert und der evangelische Theologe Martin Niemöller wurden von den braunen Machthabern ebenfalls hier eingesperrt.

Im Zuge der deutschen Wiedervereinigung machten auch ehemalige DDR-Größen Bekanntschaft mit dem herben Charme des einstigen Zuchthauses. Von Ende Juli 1992 bis 13. Januar 1993 schmorte Erich Honecker als Untersuchungsgefangener in der JVA Moabit. Nachdem das Verfahren gegen den bereits schwerkranken ehemaligen SED-Generalsekretär eingestellt worden war, konnte er sein letztes Lebensjahr unter südamerikanischer Sonne in Freiheit verbringen. Dagegen endet die U-Haft in Moabit für einen anderen Ex-Prominenten der ehemaligen DDR rund 16 Jahre später weit weniger versöhnlich.

Dienstag, 3. Februar 2009, 6:25 Uhr,
Berlin-Moabit, Justizvollzugsanstalt, Station G1

Am frühen Morgen des 3. Februar macht der JVA-Bedienstete Ralph S. die übliche Morgenrunde in Zellentrakt G. Hier sind ausschließlich Untersuchungshäftlinge untergebracht, entsprechend sind die Regeln weniger streng als in den Anstaltsbereichen, die Strafgefangene beherbergen. Bis zu einer etwaigen Verurteilung gilt für sie das rechtsstaatliche Prinzip der Unschuldsvermutung. U-Häftlinge dürfen unter anderem ihre Privatkleidung behalten, während Strafgefangene uniforme Haftkleidung tragen müssen. Für jemanden, der ansonsten fast jede Kontrolle über sein Leben verloren hat, macht das einen gewaltigen Unterschied. Die privaten Kleidungsstücke symbolisieren die Hoffnung des U-Häftlings, dass sein Aufenthalt hinter Gittern nur eine kurze Episode ist und er bald schon sein gewohntes Leben wiederaufnehmen kann.

Die Schicht von Ralph S. beginnt um sechs Uhr früh mit dem routinemäßigen Rundgang, im JVA-Jargon »Lebendkontrolle und Müllrunde« genannt.

Ralph S. schließt eine Zellentür nach der anderen auf und überzeugt sich davon, dass der jeweilige Insasse am Leben ist. Außerdem sammelt er den seit dem letzten Rundgang angefallenen Müll ein, den die Gefangenen nach dem Aufschließen vor ihre Tür stellen.

Ralph S. ist Anfang vierzig, ein erfahrener Justizvollzugsbeamter. Er weiß genau, dass gerade U-Häftlinge häufig unter enormem seelischen Druck stehen. Viele von ihnen sitzen zum ersten Mal hinter Gittern. Allein die Erfahrung, in einem 3,5 mal 2,5 Meter kleinen Raum mit einem vergitterten Fenster knapp unter der Decke eingesperrt zu sein, kann Depressionen und Panik auslösen. Die Ungewissheit über den Ausgang des Strafverfahrens, das meist erst viele Monate nach der Inhaftierung beginnt, und Schuldgefühle in Bezug auf etwaige Opfer und die eigene Familie können auch willensstarke Menschen in U-Haft zermürben.

Verantwortungsbewusste Bedienstete wie Ralph S. lehnen umgangssprachliche Berufsbezeichnungen wie »Wärter« oder »Schließer« für sich selbst ab. Sie nehmen durchaus Anteil an den menschlichen Tragödien, die sich tagtäglich vor ihren Augen abspielen. Die große Mehrzahl der Untersuchungshäftlinge hat kurz vorher noch ein geordnetes Leben in Freiheit geführt. Doch nur selten ist die Fallhöhe so groß wie bei dem Gefangenen, dessen Tür Ralph S. um 6:23 Uhr aufschließt.

Im Haftraum G 133 sitzt der U-Häftling Kurt Demmler ein. Der 65-jährige Mann mit den schütteren grauen Haaren, akkurat gestutztem Vollbart und Goldrandbrille hat den Vollzugsbeamten bis dahin wenig Probleme bereitet. Den Tag über sitzt er meist am Schreibtisch in seiner Zelle und schreibt Briefe oder füllt Seite um Seite in seinen Notizbüchern. Kurt Demmler ist Liedermacher und Songtexter. In der DDR der siebziger und achtziger Jahre war er so bekannt und erfolgreich wie Reinhard Mey und Udo Jürgens in Westdeutschland. Seit August 2008 befindet er sich in Untersuchungshaft. Im Januar 2009 hat der Prozess gegen ihn vor dem Berliner Landgericht begonnen. Ihm wird vorgeworfen, sechs Mädchen im Alter von zehn bis 14 Jahren in insgesamt 212 Fällen missbraucht zu haben.

Ralph S. öffnet die Tür und wundert sich, dass es in Kurt Demmlers Zelle noch dunkel ist. Der Bedienstete erkennt die Umrisse des stämmigen Mannes, der ihm gegenüber an der Wand zu stehen scheint, zwischen Schreibtisch und Bett, mit dem Gesicht zur Tür. Beide Flügel des Fensters über ihm sind weit geöffnet.

»Herr Demmler?«, fragt Ralph S. »Ist alles in Ordnung?«

Der Häftling zeigt keine Reaktion. Ralph S. schaltet das Beobachtungslicht über der Zellentür ein und erschrickt. Jetzt kann er deutlich erkennen, dass die Füße von Kurt Demmler den Zellenboden nicht berühren.

Ralph S. greift nach seiner Trillerpfeife und löst »Pfeifenalarm« aus. Er steckt den Kopf aus der Tür und schreit: »Hänger auf Station G1!« Dann dreht er sich wieder um und mustert von der Türschwelle aus den offenbar leblosen Mann, der mit einem Jogginganzug und Socken bekleidet ist. Kurt Demmlers Gesicht erscheint gedunsen, die Zungenspitze ragt zwischen den ansonsten fast geschlossenen Ober- und Unterkiefern hervor.

Währenddessen eilt eine Kollegin von Ralph S. herbei. Vera B. ist Mitte vierzig, ebenso wie der Justizvollzugsbeamte Matthias K., der kurz darauf gleichfalls bei Zelle G 133 eintrifft. Den Notarzt hat die JVA-Bedienstete sofort alarmiert, nachdem ihr Kollege den »Hänger« gemeldet hat. Nun treten sie und Ralph S. in die Zelle, fassen den reglosen Körper links und rechts am Bein und unter der Schulter und heben ihn an. Das bereitet ihnen einige Mühe, denn Kurt Demmler ist ein schwergewichtiger Mann. Bei einer Körpergröße von 1,77 Metern bringt er fast hundert Kilo auf die Waage.

Vera B. bemerkt nun den Gürtel um Kurt Demmlers Hals. Er besteht aus braunem Leder und ist über Demmlers Kopf mit einem schwarzen Gürtel verknotet, der an den Gitterstäben vor dem Fenster befestigt ist. Die Schnalle des braunen Gürtels befindet sich im Genick des Toten. Die JVA-Bedienstete stellt sich auf die Zehenspitzen und versucht, den schwarzen Gürtel von den Gitterstäben zu lösen. Als ihr das nicht gelingt, tritt Matthias K. hinzu und zieht sein Taschenmesser aus der Tasche. Er lässt die Klinge aufschnappen und schneidet den braunen Gürtel damit durch. Dabei trennt er auch ein Ende des schwarzen Gürtels mit ab, das unterhalb des Knotens lose herabhing.

Vera B. löst den Gürtel von Kurt Demmlers Hals und legt ihn auf den Schreibtisch. Mit vereinten Kräften hieven sie den schweren Körper auf das Bett.

Nur wenige Minuten später trifft ein Rettungswagen ein. Die Notfallmedizinerin Dr. S. vom Bundeswehrkrankenhaus in Berlin-Mitte stellt um 6:39 Uhr anhand sicherer Todeszeichen den Tod des Zelleninsassen Kurt Demmler fest und fertigt eine vorläufige Todesbescheinigung aus.

Es ist das traurige Ende eines Lebens, das bis Ende der achtziger Jahre so glanzvoll verlaufen war, wie das im grauen DDR-Alltag nur möglich schien. Aber der Absturz des einstigen Ost-Stars Kurt Demmler hatte schon lange vor dem Morgen des 3. Februar 2009 begonnen.

Der Aufstieg zum Musikstar war Kurt Demmler nicht in die Wiege gelegt worden. Die stand in Posen, wo er am 12. September 1943 zur Welt kam. Seine Eltern waren Ärzte; nach dem Krieg lebte die Familie in Cottbus, und es schien klar zu sein, dass ihr Sohn Kurt gleichfalls Arzt werden würde. 1962 machte er Abitur; von 1963 bis 1969 studierte er Medizin in Leipzig; nach bestandenem Staatsexamen arbeitete er an der Leipziger Poliklinik Süd als Facharzt für Allgemeinmedizin. Er heiratete, und seine Frau Helga bekam zwei Kinder von ihm.

Eine ganz normale Biographie, könnte man meinen. Wären da nicht Kurt Demmlers übermächtige Leidenschaften gewesen, die sich in seinem Leben zunehmend Bahn brachen.

Die eine Passion – das Texten von Liedern – lebte er seit seinen Studententagen offen aus, wenn auch anfangs nur im Rahmen eines Hobbys. Bereits 1971 brachte er unter dem schlichten Titel *Lieder* sein erstes Album heraus. Es folgten *Verse auf sex Beinen* (1974) und *Komm in mein Gitarrenboot* (1979). Da war Demmler längst eine Berühmtheit – auch über die engen Grenzen der DDR hinaus.

Für die damalige Leadsängerin der Band Automobil, Nina Hagen, schrieb er den Song *Du hast den Farbfilm vergessen* (1974). DDR-Bands wie die Puhdys und Karat standen Schlange bei Demmler, damit er auch für sie Hits textete, desgleichen BRD-Größen wie Harald Juhnke, Katja Ebstein und Karel Gott. Seine Kreativität war unerschöpflich, zeitweise textete er drei Songs pro Tag. Und seine Lieder-Manufaktur war so erfolgreich, dass er 1976 seine Anstellung als Arzt aufgeben konnte, um nur noch als Liedermacher und Songtexter zu arbeiten.

Kurt Demmler war unstrittig eines der größten Songschreiber-Talente des Arbeiter-und-Bauern-Staates. Mit Liedern wie *Ho Chi Minh* trat er im renommierten Berliner Oktoberclub auf und positionierte sich als politischer Liedermacher. Mit Songs wie *Dieses Lied sing ich den Frauen* profilierte er sich zudem als romantischer Frauenversteher. Doch die weiblichen Wesen, an die er dabei wohl insgeheim dachte, waren noch im zarten Mädchenalter.

Denn Demmlers zweite große Passion galt den Mädchen. Den sehr jungen Mädchen. In der DDR-Musikszene hieß es bald schon hinter vorgehaltener Hand: »Wenn ein Mädchen 15 ist, ist es für Kurt zu alt.«

Auch diese Leidenschaft hielt er also keineswegs geheim, gab ihr jedoch einen harmlosen Anstrich, so lange und so gut das ging. In Songs wie *Mädchen, verzeih* (1974) beweist er bereits seine verblüffende Fähigkeit, verbotenes Begehren zwischen den Zeilen anzudeuten. »*Mädchen, verzeih / Mehr kann ich Dir nicht geben / Nicht den Stock, nur ein paar Reben / Die möchten bald genossen sein*«, heißt es dort. »*Einst ist meine Frau gewesen / Grad so jung und schön wie Du / An den Tagen, in den Nächten / Suchte ich sie immerzu. [...] Doch am Himmel stehen die Sterne / Und die leuchten immerzu / Und sie füllen mich mit Sehnsucht / Und sie lassen keine Ruh / Und ich mach mich auf die Reise / Nur ein bisschen Angst verbleibt / Dass es mich noch einmal gänzlich / Aus dem Kreis der Sonne treibt. [...] / Nein, die Kreise meiner Sonne / Sind elastisch und sind fest / So dass keiner mich für lange / Dem System entwischen lässt.*«

Diese Zeilen sind weniger Bitte um Verzeihung als vielmehr Selbstermahnung: Der Sänger hat »Angst« davor, sich aus dem Kreis der »Sonne« in die Gefilde der »Sterne« locken zu lassen. Als fast schon geniale Camouflage ist dieser Text zu bezeichnen, weil Demmlers Zuhörer die »Sonne«, das »System«, das sie »nicht entwischen« ließ, ganz anders als er selbst entschlüsselten: als den tristen DDR-Realsozialismus, der ihre Hoffnungen enttäuscht hatte und sie mit Mauer und Überwachung gefangen hielt. Die »Sterne«, denen sie nicht nahe kommen durften, waren für die gebildeten ostdeutschen Oppositionellen die Länder, die sie nicht bereisen konnten, oder auch ein utopisch-idealer Sozialismus, den die DDR-Machthaber aus ihrer Sicht verraten hatten.

Kaum einer seiner begeisterten Zuhörer, die Kurt Demmler für seine sehnsuchtsvollen, anspielungsreichen Lieder feierten, wird auf die Idee gekommen sein, dass er selbst beim Besingen der fernen »Sterne« ganz konkret an die Sternchen, die Starlets im Lolita-Alter (oder eher noch darunter) dachte, die ihn umschwärmten, seit er selbst zum Musikstar aufgestiegen war. *»Ferner Stern, mein liebes Mädchen / Wohl auch Sonne sicherlich / Wohl auch heiß für die nah dran sind / Also nie ganz heiß für mich.«* Doch trotz solcher Selbstbeschwörung wird er sich den verlockenden Sternen ein ums andere Mal so sehr nähern, dass er sich mehr als nur die Finger an ihrer verbotenen Hitze verbrennt.

Dienstag, 3. Februar 2009, ca. 8:30 Uhr,
Berlin-Moabit, Justizvollzugsanstalt, Station G1

Gegen halb neun treffen zwei Kriminalbeamte von der Abteilung Verbrechensbekämpfung (VB) der örtlichen Polizeidirektion 3 ein: Kriminalhauptkommissarin Ingeborg T., Ende vierzig, und Kriminaloberkommissar Thomas W., Ende dreißig. Sie besichtigen den Leichnam, der in Rückenlage auf dem Bett in Zelle G 133 liegt. Die Ermittler haben Einmalhandschuhe angezogen, bevor sie die Zelle betreten.

Ingeborg T. nimmt die silberfarbene Armbanduhr vom Handgelenk des Toten ab und legt sie neben dem zerschnittenen Gürtel auf den Schreibtisch. Mit einer Schere schneidet Thomas W. Jacke und Hose des Jogginganzugs von Kurt Demmler auf. Darunter ist der Tote mit einem grauen T-Shirt und einem roten Slip bekleidet. *»Der Körper fühlt sich kühl an, Leichenstarre ist lediglich in den Beinen feststellbar«*, spricht Thomas W. in sein Diktaphon.

119

Gemeinsam richten sie den Oberkörper des Toten auf. Sie zerschneiden auch das T-Shirt und stellen Leichenflecke von bläulich violetter Farbe fest, *»lagegerecht zur Rückenlage«*, vermerkt Thomas W. für seinen Bericht. *»Die Leichenflecken lassen sich leicht wegdrücken und kehren rasch wieder.«* Kriminalhauptkommissarin Ingeborg T. betastet Schädeldach und Nasengerüst, die sich fest anfühlen, also keine Brüche aufweisen. Sie diktiert für das Protokoll der kriminalpolizeilichen Leichenschau in ihr Diktaphon: *»Der Halsbereich erschien violettfarben. Eine aufsteigende Strangmarke mit höchster Lage im Nacken war erkennbar. Ansonsten schien der Nackenbereich unauffällig zu sein.«*

Noch bevor die Kriminalbeamten die Leichenbesichtigung abgeschlossen haben, trifft die Rechtsmedizinerin Dr. Dejana M., Fachärztin an dem von mir geleiteten Landesinstitut für gerichtliche und soziale Medizin, vor Ort ein. Mittlerweile ist es 8:55 Uhr. Kriminaloberkommissar Thomas W. fragt Dr. M., was es mit den verschorften Hautirritationen an Gesäß und Beinen des Verstorbenen auf sich hat. *»Die Gerichtsmedizinerin gab an, dass es sich hierbei um eine Hauterkrankung handeln würde«*, gibt er zu Protokoll. *»Arme, Hände und Beine erschienen ansonsten unauffällig. Es waren keine offensichtlichen Abwehrverletzungen erkennbar.«*

Dr. M. untersucht den Leichnam und stellt ebenfalls fest, dass sichere Zeichen des Todes vorhanden sind. *»Gut ausgeprägte, zusammengeflossene, bläulich violette Totenflecken am Rücken und den rückwärtigen Körperpartien mit Aussparungen über den Aufliegestellen. Die Totenflecken reichen an den Flanken bis zur vorderen Axillarlinie und sind auf leichten Fingernageldruck wegdrückbar und schnell wiederkehrend. Totenstarre gut ausgeprägt in der Muskulatur der großen Gelenke.«* An Schädel, Rumpf und Extremitäten sind für die Rechtsmedizinerin *»keine Verletzungen erkennbar«*. Dagegen *»findet sich am Hals, über dem Kehlkopf, eine etwa 2,5 cm breite Strangmarke, die im rechten Nackenbereich aufsteigt. In der* *mittleren Nackenregion zeigt die Strangmarke eine etwa 4 cm breite Aussparung.«* Nach Abschluss der Leichenbesichtigung fertigt Dr. M. den Leichenschauschein aus. Sie misst die Raumtemperatur in der Nähe der Leiche (22,2 °C) sowie die Körpertemperatur des Verstorbenen (35,2 °C) und attestiert einen *»nicht-natürlichen Tod«*.

Als *»Ereignis, das zum Tode geführt hat«*, vermerkt sie: *»Strangmarke am Hals«*. Als wahrscheinlichen Zeitraum des Todeseintritts errechnet Dr. M. die Zeit *»zwischen 22 Uhr am Vorabend und halb drei Uhr früh«*.

»Anschließend wurde der Leichnam ins Landesinstitut für gerichtliche und soziale Medizin verbracht«, protokolliert Kriminaloberkommissar Thomas W. *»Der Leichenbegleitschein wurde gefertigt. Nach Fertigung von Fotos zum Strangulationsmaterial verbleibt Letzteres«* – also die zerschnittenen Gürtel – *»beim Leichnam.«*

**Dienstag, 3. Februar 2009, ca. 9:10 Uhr,
Berlin-Moabit, Justizvollzugsanstalt, Station G1**

Nach dem Abtransport des Leichnams folgt die Besichtigung der Zelle durch das Ermittlerduo. Penibel listen sie die vorgefundenen Gegenstände auf und skizzieren deren Anordnung im Haftraum.

»Links der Eingangstür stand zunächst ein WC, welches durch einen etwa einen Meter hohen Paravent zum restlichen Raum abgeschirmt war«, gibt Oberkommissar W. zu Protokoll. *»Es schlossen sich ein an die Wand montiertes Handwaschbecken und ein Bett an. Rechts der Eingangstür befand sich eine Heizung mit davorstehendem Mülleimer, daneben stand ein Kleiderschrank. Gegenüber dem Bett stand ein Schreibtisch mit kleinem Hängeregal an der Wand. An dem Schreibtisch stand ein Stuhl.*

Gegenüber der Zugangstür befand sich ein zweiflügeliges Me-
tallfenster mit Metallrahmen, je Flügel B x H ca. 55 cm x 80 cm,
beide nach innen öffnend, mit einem vertikalen Stangenriegel.
Der untere Rahmenfries befand sich in einer Höhe von etwa
1,64 m. Vor dem Fenster befanden sich insgesamt sieben verti-
kal verlaufende Gitterstäbe mit einer mittig verlaufenden
Querstrebe. Die vertikalen Gitterstäbe münden oben, in einer
Höhe von etwa 86 cm, in eine weitere horizontale Querstrebe
mit einer Breite von etwa 5 cm. Im Bereich des zweiten und
dritten Gitterstabs von rechts war der schwarze Gürtel um die
obere Querstrebe gelegt und mit der Gürtelschnalle geschlos-
sen worden. Diese befand sich an der Querstrebe. An den nun-
mehr herabhängenden schwarzen Gürtelteil war ein brauner
Gürtel geknotet.«

Den Ermittlern ist klar, dass sie das typische Szenario eines
Suizids durch Erhängen vor sich haben. Da sich der Verstorbene die ganze Nacht über bis zum Zeitpunkt seiner Auffindung in dem fest verschlossenen Haftraum befand, ist
Fremdeinwirkung nur mit einem gewissen Aufwand an Phantasie vorstellbar. Man müsste schon an Verschwörungstheorien glauben, um für plausibel zu halten, dass ein Untersu-
chungshäftling in einer deutschen Justizvollzugsanstalt nachts
in seiner Zelle einem Tötungsdelikt zum Opfer fällt. Die Tat
müsste von JVA-Bediensteten begangen oder zumindest ermöglicht worden sein. Aber genau solche Verschwörungstheorien werden sich in den Medien und im Internet verbreiten,
sobald die Nachricht von Kurt Demmlers Ableben an die Öffentlichkeit gedrungen ist – wie es eigentlich immer der Fall
ist, wenn Prominente freiwillig aus dem Leben scheiden. Beste
Beispiele dafür sind der Tod des schleswig-holsteinischen Mi-
nisterpräsidenten Uwe Barschel, von Nirvana-Frontmann
Kurt Cobain, Schauspielerin Jennifer Nitsch, Regisseur und
Filmemacher Rainer Werner Fassbinder oder der bekannten
Berliner Jugendrichterin Kirsten Heisig.
Um den Gürtel an den Gitterstäben zu befestigen und sich zu

erhängen, muss der Häftling zuvor auf ein geeignetes Möbelstück geklettert sein. Der Stuhl kommt aufgrund seiner Position vor dem Schreibtisch nicht in Frage. »*Als Steighilfe für Herrn Demmler könnte der Schreibtisch mit einer Höhe von etwa 76 cm oder das Bett mit einer Höhe von etwa 40 cm gedient haben*«, stellen die Ermittler fest. »*Ein sichtbar hinterlegter Abschiedsbrief fand sich nicht.*«

Die Beamten durchsuchen den Kleiderschrank und den Schreibtisch. Im Kleiderschrank des Verstorbenen finden sie mehrere persönliche Notizbücher. Ein weiteres Notizbuch liegt auf dem Schreibtisch. Oberkommissar Thomas W. blättert die Notizbücher rasch durch und erkennt, »*dass in ihnen handschriftlich vermerkte suizidale Absichten zu erkennen waren*«. Die Ermittler stellen »*drei Notizbücher, acht persönliche Briefe und persönliche Notizen*« in mehreren Aktenordnern sicher und fertigen entsprechende Beschlagnahmeprotokolle an. Alles geht seinen ordnungsgemäßen bürokratischen Gang. Zuletzt stellen sie noch mehrere Packungen mit Medikamenten sicher, »*diverse Insulinpräparate*« sowie einen »*befüllten Blister Neuro-ratiopharm N N2, anzuwenden bei Nervenerkrankungen durch Mangel an Vitamin B$_1$ und B$_6$*«.

Nach Abschluss der Besichtigung durch das VB-Team wird Zelle G 133 von den JVA-Bediensteten im Hinblick auf weitere Ermittlungen gesperrt.

Rückblende II: Ostdeutschland, achtziger Jahre

In den achtziger Jahren war Kurt Demmler der unangefochtene Star der DDR-Musikszene. Seine Vorsicht ließ nach, seine Triebkontrolle wohl auch. Für die Band Dialog schrieb er den Song *Noch nicht sechzehn*, der kaum verstellt von seinem verbotenen Begehren handelte. »*Nur noch diesen Tanz, deine Mutter kann's doch verstehen, / und dein Brubbelvater macht schon kein Theater, du wirst sehen, / nur noch diesen Tanz, eh es heimwärts geht, / wie's für's 9. Schuljahr im Gesetzbuch steht.«* Das Lied endet mit einem Stoßseufzer und fast schon mit einem pädophilen Coming-out: *»Ach, man wird nicht minder schon durch so 'n Mädchen angemacht. / ›Nur noch diesen Tanz!‹, hab ich sie gedrängt [...].«*

Pädophilie ist eine sexuelle Präferenz, ebenso wie Hetero- oder Homosexualität. Psychiater und Psychologen sprechen auch von »Triebschicksal«, was besagt, dass sich die sexuelle Orientierung durch Willensanstrengung nicht ändern lässt, auch nicht mit psychotherapeutischer Unterstützung. Der Pädophile ist nicht »krank«, denn seine Präferenz ist angeboren und somit auch nicht »heilbar«. Pädophilie als solche ist natürlich auch nicht strafbar; die Gedanken und Phantasien sind schließlich frei. Strafbar machen sich Pädophile aber dann, wenn sie ihre sexuellen Phantasien in die Tat umsetzen.

Das Schicksalhafte seiner Triebrichtung beschäftigte auch Kurt Demmler noch in seinem fünften Lebensjahrzehnt. *»Jeder Mensch kann jeden lieben, / wenige nur wählt er aus. / Warum den und nicht den andern, / was hat jener dem voraus?«* Auf das »Warum« hatte auch Demmler keine Antwort. Doch das hinderte ihn immer weniger, die Grenze zwischen Träumen und verbotenen Taten zu überschreiten.

Kurt Demmler hielt sich mittlerweile wohl für unangreifbar. Er stand in dem Ruf, eitel und arrogant zu sein, doch ebenso unstrittig war sein herausragendes Kreativtalent. Seine Prominenz nutzte er als Schutzschild, um seinen Trieb immer ungenierter auszuleben. Er trat zusammen mit einer Sängerin auf, die angeblich 13 Jahre alt war, vermutlich aber noch deutlich jünger. Die Gerüchte über seine Neigungen wurden immer lauter. Doch bei den realsozialistischen Machthabern stand Demmler weiterhin ebenso hoch im Kurs wie bei der oppositionellen Elite, die die glühende Sehnsucht in seinen schillernden Texten schätzte.

DDR-Bands, die Ärger mit der Zensur vermeiden wollten, ließen ihre Songs von Demmler bearbeiten. Er war der Großmeister der Mehrdeutigkeit. Hin und wieder fing auch er sich ein Auftrittsverbot ein, aber in den Augen seiner Anhänger bewies das nur, dass er sich seine eigene Meinung nicht verbieten ließ. Anders als Wolf Biermann verdarb er es sich nicht mit den Machthabern. In den Siebzigern unterschrieb auch Demmler die Protestresolution gegen Biermanns Ausbürgerung. Für sein Album *Die Lieder des kleinen Prinzen*, nach dem Kinderbuch-Klassiker *Der kleine Prinz* von Saint-Exupéry, nahm er jedoch 1985 den DDR-Nationalpreis entgegen.

Erst als die Berliner Mauer bereits spürbar wankte, wurde Demmler mutig. Bei der Großdemonstration auf dem Alexanderplatz am 4. November 1989 riss er die Menge mit einem Spottlied auf die Stasi mit: *Irgendeiner ist immer dabei*. Zum wohl letzten Mal in seinem Leben bewies er sein Gespür für das richtige Timing und seine phänomenale Gabe, den richtigen Ton zu treffen. Er war auf dem Höhepunkt seines Ruhms.

Dienstag, 3. Februar 2009, ca. 9:15 Uhr,
Berlin-Moabit, Justizvollzugsanstalt, Büro Sozialdienst

In jeder Justizvollzugsanstalt sind auch Sozialarbeiter beschäftigt. Sie betreuen Strafgefangene und Untersuchungshäftlinge, hören sich deren Anliegen an und versuchen bei allerlei Problemen zu helfen und zu vermitteln. Das kann den Kontakt eines Gefangenen zu seinen Angehörigen betreffen, Schwierigkeiten mit Mitgefangenen oder Vollzugsbeamten und vieles mehr. Insbesondere Untersuchungsgefangene, die ihrer Verurteilung entgegensehen, und Strafgefangene in den ersten Monaten nach Haftantritt befinden sich oftmals in einer psychischen Ausnahmesituation. Ihr bisheriges Leben bricht auseinander, Freunde und Angehörige wenden sich ab, die Aussicht auf Monate oder Jahre hinter Gittern erzeugt Panik und Depressionen. Auch Psychologen stehen in der JVA Moabit in

125

einer eigenen sozialtherapeutischen Abteilung bereit, um die Häftlinge psychotherapeutisch zu betreuen.

Nach der Besichtigung des Leichnams und der Zelle sucht das Ermittlerduo die Sozialarbeiterin auf, die den einstigen DDR-Star in der U-Haft betreut hat. Elfi B., Mitte fünfzig, zeigt sich entsetzt. Fast täglich habe sie intensive Gespräche mit Herrn Demmler geführt. Noch am gestrigen Abend gegen 18:40 Uhr sei er von einem JVA-Bediensteten hierhergebracht worden, in ihr Büro. Auf sie habe Demmler keineswegs depressiv gewirkt. »Ich habe mich etwa 15 Minuten mit ihm unterhalten und ihn anschließend wieder in seinen Haftraum verbracht«, erklärt sie den Ermittlern. »Er war sehr aufgeregt, weil er gestern von seinen Anwälten erfahren hat, dass er in seiner Zelle keinen Computer haben darf.« Dabei habe er gehofft, bald wieder am PC seine Texte schreiben zu können. »Ohne Computer habe ich keine Möglichkeit, mich kreativ zu verwirklichen«, habe er ihr erklärt. Außerdem habe er darüber geklagt, dass er sich in seiner Einzelzelle isoliert fühle. Die eine Stunde Freigang pro Tag reiche ihm bei weitem nicht.

»Hat er denn hier in der JVA nicht gearbeitet?«, fragt Hauptkommissarin T.

Die Sozialarbeiterin verneint. Demmler habe einmal pro Woche an einem Gitarrenkurs teilgenommen und außerdem eine Selbsthilfegruppe besucht, die sich zweimal monatlich treffe. »Wegen der Art und Schwere der ihm vorgeworfenen Straftat war er sehr perspektivlos«, fügt sie noch hinzu.

Das erstaunt die Kriminalbeamten weniger als die Information, dass Demmler an einem Gitarrenkurs teilgenommen haben soll. Schließlich ist er unzählige Male in Clubs, auf Bühnen und Festivals als Sänger mit Gitarre aufgetreten. Seine goldenen Jahre lagen allerdings schon zwei Jahrzehnte zurück. Und die ihm zur Last gelegten Straftaten ließen dem 65-Jährigen in der Tat nur noch wenig Lebensperspektive übrig. Im Fall einer Verurteilung drohte ihm eine mehrjährige Haftstrafe.

»Was könnte ihn aus Ihrer Sicht zum Suizid bewogen haben?«, fragt Oberkommissar W. die Sozialarbeiterin.

»Für heute 13 Uhr war eigentlich der zweite Verhandlungstag in seinem Gerichtsverfahren anberaumt«, erklärt Elfi B. »Mehrere seiner mutmaßlichen Opfer sollten als Zeuginnen aussagen. Wie er sich in dieser Situation verhalten und auftreten sollte, hat ihn sehr beschäftigt. Ich vermute, Herr Demmler hat sich das Leben genommen, um seiner Familie die Schande zu ersparen.«

Noch während die Ermittler die Sozialarbeiterin befragen, betritt der JVA-Bedienstete Ralph S. ihr Büro. »Demmlers Selbstmord ist schon in den Schlagzeilen«, sagt er.

Kriminalhauptkommissarin T. und ihr Kollege wechseln einen Blick. Sie müssen umgehend mit der Frau des Verstorbenen sprechen. Damit sie die Nachricht vom Tod ihres Mannes nicht aus dem Radio oder aus dem Internet erfährt.

Auf ihre Bitte hin ruft die Sozialarbeiterin die Frau des Verstorbenen an und reicht das Telefon an Hauptkommissarin T. weiter. Das Ehepaar Demmler bewohnt eine Villa in der märkischen Kleinstadt Storkow. Die Witwe reagiert gefasst. Der Anwalt ihres Mannes habe sie gegen 8:45 Uhr bereits informiert.

»Hat Ihr Mann Ihnen gegenüber Suizidabsichten erwähnt?«, fragt die Hauptkommissarin.

Helga Demmler verneint. Er sei natürlich niedergedrückt gewesen, antwortet sie. An den Vorwürfen gegen ihn sei nicht das Geringste dran, das habe er ihr gegenüber immer wieder versichert. Trotzdem habe er sich wohl auf eine Verurteilung eingestellt. »Aber er hatte vor, in der Haft ein Buch zu schreiben. Von Selbstmord war nie die Rede!«

Rückblende III: neunziger und nuller Jahre bis 2008

Kurt Demmlers Erfolg zu DDR-Zeiten war außergewöhnlich, doch den Misserfolg nach der Wiedervereinigung teilte er mit zahlreichen Künstlern aus dem untergegangenen zweiten deutschen Staat. Unter den argwöhnischen Augen der allgegenwärtigen Stasi-Spitzel und Zensoren hatten viele DDR-Schriftsteller und -Liedermacher das vieldeutige Sprechen, Schreiben und Singen zu einer hohen Kunst entwickelt. Aber für diese subtilen Fertigkeiten gab es unter den Bedingungen von Marktwirtschaft und Meinungsfreiheit im wiedervereinten Deutschland keinen Bedarf mehr. Im Gegenteil: Wer es gewohnt ist, leise und verschlüsselt zu kommunizieren, wird in einer Kulturszene, die von Lautstärke und schrillen Provokationen geprägt ist, nicht verstanden oder gleich ganz überhört.

So erging es in den neunziger Jahren nicht nur Kurt Demmler, sondern auch vielen anderen ostdeutschen Kulturschaffenden. Aber kaum einer von ihnen war so weit oben gewesen wie er. Und folglich fiel kaum einer so schmerzhaft und tief wie Demmler.

Misserfolg bedeutet für einen Künstler nicht nur finanzielle Einbußen, sondern auch narzisstische Kränkung. Aus dem Rampenlicht vertrieben zu werden tut jedem Sänger oder Schauspieler weh.

Schlimmer noch war wohl für Kurt Demmler, dass es für ihn nun sehr viel schwerer und riskanter war, seine pädophilen Neigungen auszuleben. Seine Prominenz hatte jahrelang wie ein Magnet gewirkt, der minderjährige Groupies anzog, und zugleich als Schutzschild funktioniert, der ihn bei seinen Missbrauchshandlungen gedeckt hatte.

Mit wachsender Verzweiflung versuchte Demmler, als Sänger und Songschreiber im wiedervereinten Deutschland Fuß zu fassen. Im Gefolge der »Ostalgie«-Welle wurden zwar auch seine alten Songs wieder zu Gehör gebracht, doch was immer der unverändert kreative Texter an neuen Werken präsentierte, wurde weitgehend ignoriert.

1995 verfiel Demmler auf die Idee, eine eigene Mädchenband nach dem Vorbild der damals populären Gruppe Tic Tac Toe zu formieren. Ob er an einen möglichen Erfolg seiner Retorten-Band glaubte oder ob ihm vorwiegend der Gedanke gefiel, ausgedehnte Castings in seinem Berliner Apartment zu veranstalten, sei dahingestellt. Jedenfalls sangen und tanzten auch die sechs damals zwischen zehn und 14 Jahre alten Mädchen bei ihm vor, die ihn später wegen Missbrauchs anzeigen sollten. Viele Jahre lang lockte er mit dieser Masche immer wieder sehr junge Mädchen in seine Dachgeschosswohnung im Stadtteil Prenzlauer Berg und in seine Villa im brandenburgischen Storkow. Einen Namen hatte er schon für die Girl Group, die er in die Charts zu bringen versprach: *Zungenkuss*. Doch die Band war ein Flop und löste sich bereits nach wenigen Auftritten wieder auf.

Was genau sich in Demmlers Stadtapartment und in seinem Refugium auf dem Lande abspielte, wird wohl nie mehr in allen Einzelheiten geklärt werden. Laut Anklageschrift, die der Staatsanwalt im Januar 2009 am ersten Verhandlungstag verlas, soll Demmler die sechs Mädchen zwischen August 1995 und November 1999 mehr als zweihundertmal missbraucht haben. Während des vorgeblichen »Castings« habe er auf dem Bett gelegen, und eines der Mädchen musste sich auf ihn setzen. Sie solle sich hin und her bewegen, habe er sie angewiesen, er wolle ihr Rhythmusgefühl testen.

Der Rhythmus scheint ihm zugesagt zu haben, nach Aussage des Opfers kam er zum Samenerguss. Ein anderes Mädchen musste ihn mit der Hand befriedigen, während er drei weitere Mädchen unter ihrer Kleidung streichelte. Um die Mädchen gefügig zu machen, brauchte er weder zu drohen noch gar physische Gewalt auszuüben. Sie müssten »viel offener werden«, um auf der Bühne erfolgreich zu sein, erklärte er beispielsweise. Demmler war überaus geübt im Umgang mit Kindern und

Teenagern, und die naiven Mädchen glaubten ja, dass er sein Versprechen einlösen und sie zu Stars machen würde, wenn sie bei seinen perfiden Inszenierungen mitspielten.

Erstaunlich lang kam Demmler mit dieser Masche durch. 2002 wurde er zwar bereits einmal wegen Missbrauchs angezeigt und verurteilt, kam aber mit einem Strafbefehl über 1800 Euro davon. Danach machte er einfach weiter wie zuvor. Er verdüsterte unzählige Kinderseelen, ließ Dutzende traumatisierter Mädchen zurück. Doch der vermeintliche »Anwalt der Kinder« und Mädchenversteher hatte die Macht der Traumatisierung unterschätzt.

Missbrauchserfahrung lässt sich nicht vergessen, nur verdrängen – und auch das nur für einen begrenzten Zeitraum. Die Missbrauchsopfer wenden erhebliche Energie auf, um sich nicht zu erinnern, um den Schmerz und die Schmach nicht bewusst zu empfinden. Unterschwellig fühlen sie sich schuldig, weil sie glauben, in irgendeiner Weise selbst für das, was ihnen angetan worden ist, verantwortlich zu sein. Meist können sie sich erst dann zu einer Anzeige durchringen, wenn der Leidensdruck zu groß geworden ist. Wenn sie sich eingestehen müssen, dass sie kein normales Leben führen können, solange die Wunden in ihrem Innern nicht verheilt sind. Bis dahin können Jahre oder sogar Jahrzehnte vergangen sein.

Die sechs jungen Frauen, die Demmler schließlich vor Gericht brachten, hatten mehr als zehn Jahre geschwiegen. Doch schließlich nahm eine von ihnen mit dem Mann, der sie als Kind missbraucht hatte, Kontakt auf. Sie kündigte an, dass sie ihn anzeigen werde. Daraufhin habe er mit Selbstmord gedroht, sagte sie später vor der Polizei aus. Wenn sie weiterhin schweige, habe er ihr versprochen, werde er sie in seinem Testament bedenken.

Doch der Dämon ihrer Kindheit besaß keine Macht mehr über sie. Weder Demmlers Drohungen noch seine Bestechungsversuche hatten die von ihm erhoffte Wirkung. Sein einstiges Opfer und fünf ihrer Leidensgenossinnen zeigten ihn wegen vielfach wiederholten sexuellen Missbrauchs zwischen 1995 und 1999 an.

Anfang August 2009 wurde Kurt Demmler in seiner Villa in Storkow festgenommen. Seine Inhaftierung machte Schlagzeilen, weitere Opfer meldeten sich bei der Polizei und bei den Medien. Eine der jungen Frauen richtete im Internet eine eigene Seite ein, auf der »Demmler-Mädchen« ihr Schicksal schildern konnten. Einige Fälle lagen bereits mehr als 20 Jahre zurück, waren also nach geltendem Recht verjährt. Doch die traumatisierte Psyche weiß nichts von Verjährung. Missbrauchsopfer bekommen immer »lebenslang«.

Fast 20 Jahre waren unterdessen auch seit dem Untergang der DDR vergangen. Um den Musiker Demmler war es längst still geworden, aber noch immer hielt eine treue Fangemeinde zu ihm. Nach Bekanntwerden seiner Festnahme füllte sich das Gästebuch auf seiner Website rasch mit Solidaritätsbekundungen. Viele Fans stritten rundheraus ab, dass Kurt Demmler zu derlei schändlichen Taten imstande wäre. Etwas nachdenklichere Anhänger beharrten zumindest darauf, dass zwischen Leben und Werk unterschieden werden müsse. Auch Verschwörungstheorien wurden geäußert. Aber Kurt Demmler war keinem Komplott fieser westdeutscher Kapitalisten zum Opfer gefallen. Er hatte sich selbst zu Fall gebracht.

Nach der Wende kam nur noch ein einziges Album von ihm heraus: *Mein Herz muss barfuß gehen* (2001) – und auch dabei handelte es sich bloß um eine Sammlung seiner alten DDR-Hits. Als das Album im Oktober 2009, zehn Monate nach seinem Suizid, neu aufgelegt wird, sieht sich die Plattenfirma bemüßigt, zur Rechtfertigung auf den ostdeutschen Schauspieler und Sänger Jan Josef Liefers zu verweisen. Gefragt, *»ob er das Lied ›Mein Herz soll ein Wasser sein‹ des Texters Demmler wegen aus seinem Programm streichen würde«*, habe Liefers (bekannt als Münsteraner »Tatort«-Rechtsmediziner) geantwortet: *»Was kann der herrliche Text des wunderbaren Liedes für die verwerflichen Entgleisungen des Menschen Demmler.«*

Der Text kann sicher nichts dafür, dass Kurt Demmler mutmaßlich zum vielfachen Kinderschänder geworden ist. Aber ohne die pädophile Neigung seines Schöpfers wäre der Song wohl nicht entstanden. Und seine geheime Bedeutung lässt sich wie das »Wasser« im Lied nur ausloten, wenn man weiß, wohin es den »Fisch Sehnsucht« in Demmlers Phantasien und Handlungen wohl sein Leben lang zog.

»Mein Herz soll ein Wasser sein / ein blaues Wasser / worin der Fisch Sehnsucht / sich glitzernd bewegt. [...] / Mein Herz soll ein Wasser sein / ein tiefes Wasser / das fremde Neugier nicht / zu loten vermag. / Mein Herz soll ein Wasser sein / ein salziges Wasser / das aus den Augen rinnt / wenn es überläuft / wenn es überläuft.« Die Tragik des Pädophilen liegt darin, dass er nur die Wahl hat, wegen seiner unerfüllten Sehnsucht selbst zu leiden – oder denjenigen, an denen er sein verbotenes Begehren stillt, Wunden zuzufügen, die nie mehr heilen.

Dienstag, 3. Februar 2009, ca. 9:40 Uhr,
Berlin-Moabit, Justizvollzugsanstalt, Arztgeschäftsstelle (AG II)

Gegen Viertel vor zehn befindet sich das Ermittlerduo noch immer in der JVA Moabit. Nach ihrem Treffen mit der zuständigen Sozialarbeiterin suchen Kriminalhauptkommissarin Ingeborg T. und Kriminaloberkommissar Thomas W. als Nächstes die Arztgeschäftsstelle (AG II) der Justizvollzugsanstalt auf. Dort erfahren sie, dass Kurt Demmler bereits mehrfach wegen seiner Suizidalität unter Beobachtung gestellt worden sei. Die Neurologin und Psychiaterin Dr. Barbara H. habe ihn regelmäßig behandelt und seine entsprechende Überwachung zuletzt am 26. August 2008 aufgehoben.

Oberkommissar W. notiert sich die Telefonnummer der Ärztin und ruft sie umgehend in ihrer Praxis im Berliner Norden an. »Wie würden Sie Herrn Demmler beschreiben?«, will er von ihr wissen.

»Er war ein äußerst schwieriger Patient«, antwortet Frau Dr. H. prompt. »Herr Demmler hat ja selbst Medizin studiert und eine Zeitlang auch als Arzt praktiziert. Er litt unter Nervosität, Schlafstörungen und Angstzuständen. Und er hatte sehr genaue Vorstellungen, was ich ihm dagegen verschreiben sollte.« Unter anderem habe er immer wieder kleine Mengen *Valium* verlangt. »Meiner Ansicht nach war er abhängig von diesem Medikament«, fügt sie hinzu. »Ich habe ihm das auf den Kopf zugesagt, aber er hat es mir gegenüber immer abgestritten. Ohne *Valium* könne er die Gerichtsverhandlung nicht durchstehen, sagte er nur jedes Mal. Ich habe ihm das Antidepressivum *Aponal* und zusätzlich *Tavor* verordnet, ein angstlösendes Medikament. Je nach akutem Bedarf hat er außerdem *Prothazin* bekommen, ein Mittel zur Behandlung von Unruhe- und Erregungszuständen.«

»Und welchen Eindruck hatten Sie in letzter Zeit von Herrn Demmler?«, will Oberkommissar W. noch wissen.

Darüber könne sie nichts sagen, gibt die Neurologin zurück. Wegen Unstimmigkeiten zwischen ihr und Herrn Demmler sei er seit Anfang des Jahres von einem anderen ärztlichen Kollegen behandelt worden, dem Psychiater Dr. U., der sich immer donnerstags in der JVA aufhalte.

Die Ermittler notieren sich die Telefonnummer des Psychiaters und lassen sich eine Kopie der Krankenakte von Kurt Demmler geben. Darin hat der behandelnde Psychiater am 8. Januar 2009 vermerkt, dass Kurt Demmler über »*Panikattacken und Schlafstörungen*« klage. Jedoch gebe es keinen »*Hinweis auf Suizidalität; Pat. verneint mit Nachdruck*«.

Aus der Krankenakte geht auch hervor, dass Kurt Demmler am Vorabend wie gewohnt um 20 Uhr die verordnete Dosis *Aponal* gegen seine depressiven Zustände und Angstattacken erhalten hat. Der Pfleger Detlef H. von der Arztgeschäftsstelle, der Kurt Demmler das Medikament verabreicht hat, ist an diesem Vormittag nicht im Dienst. Hauptkommissarin T. ruft ihn an, doch der Pfleger will am Telefon keine Auskunft geben. Offenbar befürchtet er, dass man ihn für Kurt Demmlers Tod verantwortlich machen könnte. Parallel hat Oberkommissar W. versucht, Dr. U. zu erreichen, doch bei dem Psychiater, der Kurt Demmler zuletzt behandelt hat, geht niemand ans Telefon.

Auf dem Rückweg zu ihrer Dienststelle ziehen die beiden Kriminalbeamten Zwischenbilanz. Kurt Demmler war für seine Umgebung offenbar schwer einzuschätzen. Nicht einmal seine Frau will suizidale Absichten bei ihm bemerkt haben. Falls die Vorwürfe der Anklage zutreffen und Demmler minderjährige Mädchen in mehreren hundert Fällen missbraucht hat, ist er allerdings schon aufgrund seiner sexuellen Orientierung darin geübt, sich gegenüber seiner Umgebung zu verstellen. Als studierter Mediziner konnte er die starken Medikamente, die er immer wieder von Frau Dr. H. gefordert hat, auch aus anderen als den genannten Gründen verlangt haben.

So sind sich die beiden Ermittler rasch einig. *»Es kann nicht ausgeschlossen werden«*, spricht Oberkommissar W. ins Diktaphon, *»dass Herr Demmler bedarfsorientiert verabreichte Medikamente sammelte und diese zu sich nahm«*, bevor er sich mit den zusammengeknoteten Gürteln erhängte. *»Im Ergebnis der Ermittlungen wird eine Obduktion angeregt.«*

Auch wenn beim jetzigen Ermittlungsstand alles für einen Suizid durch Erhängen spricht, ist Fremdverschulden nicht gänzlich auszuschließen. Falls Kurt Demmler in der JVA unbemerkt antidepressive und angstlösende Medikamente sammeln konnte und vor dem Erhängen eine Medikamentendosis zu sich genommen hat, die für sich bereits tödlich gewesen wäre, könnten allerdings Bedienstete der JVA in den Fokus geraten. Dann nämlich stünde der Vorwurf im Raum, dass die zuständigen Pfleger von der Arztgeschäftsstelle und/oder die Vollzugsbeamten von Station G1 den Tod des prominenten U-Häftlings durch fahrlässiges Handeln mit herbeigeführt haben könnten.

Dienstag, 3. Februar 2009, 18:55 Uhr,
Polizeidirektion 3, Verbrechensbekämpfung, Berlin-Moabit

Noch am Abend desselben Tages fertigt ein weiterer Kriminalbeamter einen zusammenfassenden Bericht zum Stand der Ermittlungen im Todesfall Kurt Demmler an. Mittlerweile hat das Team, das am Vormittag in der JVA ermittelt hat, Feierabend; Oberkommissar Paul B. von der Inspektion Verbrechensbekämpfung II hat den Vorgang übernommen. Dazu ist er besonders prädestiniert, da er mit Kurt Demmler kurz zuvor schon einmal zu tun hatte.

Der Kriminalbeamte sichtet die umfangreichen Unterlagen aus Zelle G 133. »*In einem ›Brief‹ datiert vom 16.08.2008 innerhalb des Notizbuches steht wörtlich, der DEMMLER würde immer häufiger an Suizid denken*«, notiert er. Laut seinen Eintragungen habe Demmler »*keine der ihm vorgeworfenen Taten begangen*«, rechne aber damit, aufgrund der Anschuldigungen seiner vorgeblichen Opfer verurteilt zu werden. »*Zusammenfassend wage ich festzustellen, dass die sichergestellten Unterlagen mal mehr, mal weniger auf eine suizidale Richtung deuten.*«

Persönlich bekannt ist Kurt Demmler dem Oberkommissar durch eine Vernehmung am 15. Januar 2009, also nur knapp drei Wochen vor dem mutmaßlichen Suizid. Damals habe er Demmler wegen dessen »*schriftlicher Anzeige gegen die ihn festnehmenden Polizeibeamten aus Frankfurt/Oder*« und wegen einer »*Beschwerde gegen die JVA Moabit*« zusammen mit einem Kollegen von der Schutzpolizei als »*Anzeigenden/Zeugen vernommen*«. »*Die damalige Vernehmung gestaltete sich etwas schwierig, da der DEMMLER immer wieder seine komplette Leidensgeschichte über die ›brutale‹ Festnahme erzählen wollte, die aber in der Vernehmung keine Berücksichtigung finden konnte, da dieser Sachverhalt nicht in den hiesigen Zuständigkeitsbereich fiel und damit (auch auf Weisung der Staatsanwaltschaft) nicht weiter zu erörtern war. Die Be-*

schwerde gegen die JVA Moabit erwies sich als ›Keine Straftat‹ und wurde ebenso abgeschlossen. Auch in dieser Vernehmung machte er einen etwas niedergeschlagenen Eindruck, es ergaben sich aber für uns keine aktuellen Hinweise auf einen möglicherweise bevorstehenden Suizid.«

Zusammenfassend hebt der Berichterstatter hervor: *»Alle bisherigen Ermittlungen, insbesondere die Ereignisort- und Leichenbesichtigung und erste Sichtung durch eine Gerichtsmedizinerin ergeben schlussendlich keine Hinweise auf ein Fremdverschulden am Tode des DEMMLER.«* Ein *»schuldhaftes oder auch nur fahrlässiges Verhalten von Seiten der JVA Moabit«* könne er nicht erkennen.

Auf Verschwörungstheorien insbesondere in den neuen Medien müsse man allerdings gefasst sein: *»Da Medien teilweise schon sehr früh berichteten, dass das aktuell anhängige Verfahren eventuell eingestellt würde«*, sei *»möglicherweise auch damit zu rechnen, dass Vorwürfe laut werden, DEMMLER sei in der JVA sozusagen ›vorbeugend‹ umgebracht worden«*. Die Fangemeinde glaube jedenfalls *»nicht an ein schuldhaftes Verhalten des DEMMLER bei dem ihm vorgeworfenen Missbrauch von Kindern«*.

Abschließend vermerkt der Beamte allerdings: *»Eine Obduktion der Leiche halte ich beim derzeitigen Ermittlungsstand aus polizeilicher Sicht nicht für notwendig. Ob eventuell eine Obduktion der Leiche in Hinblick auf eine ›Beruhigung der Medien‹ für notwendig erachtet wird, stelle ich in das Benehmen der Staatsanwaltschaft.«*

Die Staatsanwaltschaft beschließt, keinen Raum für Zweifel und Gerüchte zu lassen, und ordnet die Obduktion des prominenten Toten an.

Montag, 9. Februar 2009, Landesinstitut für gerichtliche und soziale Medizin Berlin, Berlin-Moabit

Die Obduktion führe ich am Montag der folgenden Woche zusammen mit meiner Mitarbeiterin Dr. Dejana M. durch, die die Leiche am Auffindungstag bereits in der JVA Moabit einer ersten rechtsmedizinischen Untersuchung unterzogen hat. Da ich in den siebziger und achtziger Jahren mit den Bands Police, Fischer-Z und The Jam aufgewachsen bin, sagt mir der Name Kurt Demmler im Zusammenhang mit Unterhaltungsmusik überhaupt nichts.

Abschließend halten wir in unserem Sektionsgutachten fest: *»Bei der Leichenöffnung des 65 Jahre alt gewordenen Kurt Demmler fand sich eine breite, rechtsseitig zum Nackenbereich hin ansteigende Strangmarke. Beide oberen Schildknorpelhörner sowie das Zungenbein rechts waren gebrochen und zeigten kräftige Einblutungen des Weichgewebes. Ferner fanden sich in der Muskulatur, über dem Schildknorpel sowie hinter den Halsgefäßen weitere frische Einblutungen der Weichteile. Am Ansatz des Kopfnickermuskels rechts, zum Schlüsselbein hin, fanden sich diskrete frische Einblutungen. Die rechte äußere Halsschlagader wies auf Stranghöhe einen kleinen horizontal gestellten Riss der inneren Gefäßwandschicht auf.«* Diese Befunde *»sprechen im Zusammenhang mit der Auffindesituation für einen Tod durch Erhängen«*.

Manch ein Leser wird sich vielleicht darüber wundern, dass wir trotz des todesursächlichen Erhängens bei Kurt Demmler keinen Genickbruch festgestellt haben. Entgegen einem weitverbreiteten Irrglauben tritt der Tod beim Erhängen aber nicht durch einen Genickbruch ein, sondern durch eine Kompression der Halsgefäße, die das Gehirn über das Blut mit dem lebenswichtigen Sauerstoff versorgen. Tatsächlich bricht beim Erhängen nur in seltenen Ausnahmefällen das Genick oder, genauer gesagt, der zweite Halswirbelkörper.

Im angloamerikanischen Sprachraum wird der Genickbruch

als *Hangman's fracture* bezeichnet, auf Deutsch *Henkers-bruch*. Dieser Begriff trifft den Sachverhalt deutlich besser. Nur wenn der Erhängte aus größerer Höhe in die Schlinge stürzt – wie an einem Galgen mit einer Falltür, die sich unter den Füßen des Todeskandidaten öffnet, wie sie früher für Hinrichtungen benutzt wurden –, kann es zu einem Genickbruch kommen. Im häuslichen Bereich ist die Sturzhöhe dafür im Allgemeinen deutlich zu gering.

Bei der Obduktion wurden auch Blut und Urin des Verstorbenen asserviert und anschließend in unserem Labor toxologisch untersucht. Als kurze Zeit später das Ergebnis vorlag, zeigte sich, dass Kurt Demmler *»bei Todeseintritt nicht unter der Wirkung von Alkohol oder zentral wirksamen Arzneistoffen«* stand.

Laut seiner Krankenakte erhielt er regelmäßig *Aponal* (mit dem Wirkstoff *Doxepin*) und bei Bedarf zusätzlich *Tavor* (Wirkstoff: *Lorazepam*). Die toxikologische Analyse ergab zweifelsfrei, dass der Verstorbene *»innerhalb von 24 Stunden vor Todeseintritt keine nennenswerte Dosis Lorazepam«* und *»keine erhöhte Dosis Doxepin«* eingenommen hat. Etwaige Verschwörungstheorien, nach denen Kurt Demmler durch schuldhaftes oder fahrlässiges Verhalten von JVA-Bediensteten umgekommen sein könnte, lassen sich durch die Obduktionsresultate also nicht erhärten – ganz im Gegenteil. Der zu DDR-Zeiten gefeierte Musiker und Songtexter hat sich in der Nacht zum 3. Februar 2009 bei klarem Bewusstsein und mit eigener Hand suizidiert.

Vermutlich hat die Sozialarbeiterin Elfi B. recht mit ihrer Vermutung, dass Kurt Demmler auf diese Weise seiner Familie »die Schande ersparen« wollte. Das von seinen Fans verbreitete Gerücht, die Einstellung des Verfahrens gegen ihn stünde unmittelbar bevor, entbehrte jeglicher Grundlage. Im Gegenteil gingen nach Eröffnung des Verfahrens weitere Anzeigen wegen sexuellen Missbrauchs ein. Die Staatsanwaltschaft hatte bereits ein zusätzliches Ermittlungsverfahren gegen Kurt

Demmler eröffnet, der folglich noch mit einem weiteren Prozess rechnen musste.

Tatsächlich sind Demmlers Angehörige durch seinen Freitod von der Schmach verschont geblieben, mit einem gerichtlich für seine Taten verurteilten »Kinderschänder« verwandt zu sein. Das Gerichtsverfahren gegen ihn wurde nach seinem Ableben umgehend eingestellt, da mit dem Tod des Angeklagten ein »unüberwindbares Verfahrenshindernis« eingetreten ist, wie es im juristischen Sprachgebrauch nüchtern heißt.

Die Frage, ob Demmler die ihm vorgeworfenen Taten begangen hat, wird also nie zweifelsfrei zu bejahen sein. Seine unbelehrbarsten Anhänger können sich auch weiterhin in der Illusion wiegen, dass ihr Idol durch falsche Anschuldigungen in den Tod getrieben worden sei. Auch wenn nach Abwägung aller ermittelten Indizien kaum mehr Raum für Zweifel bleibt.

Epilog: Top of the Pedos

Auch wenn Kurt Demmler allem Anschein nach hundertfach minderjährige Mädchen missbraucht hat – der Pädophilieskandal um den britischen BBC-Moderator Jimmy Savile (1926 – 2011) hat noch weitaus größere Dimensionen.

Zunächst einmal fallen die Analogien zwischen beiden Fällen auf: Auch Savile gehörte der populären Musikszene seiner Zeit an und nutzte seine Prominenz aus, um ungestraft (überwiegend) Minderjährige zu missbrauchen. Doch die schieren Zahlen zeigen, dass der Brite, der in den siebziger und achtziger Jahren die TV-Show *Top of the Pops* moderierte, mit ungleich größerer krimineller Energie und ohne jegliche Skrupel vorging.

Laut Untersuchungsbericht, den die britische Polizei und die Kinderschutzbehörde National Society for the Prevention of Cruelty to Children (NSPCC) im Januar 2013 vorlegten, hat Savile mehr als fünfzig Jahre lang Hunderte von Kindern, Jugendlichen und jungen Erwachsenen ungestraft missbraucht. Der Bericht listet 214 Sexualverbrechen auf, darunter 34 Vergewaltigungen. Der einstige Fernsehstar bevorzugte minderjährige weibliche Opfer, aber er verging sich auch an Jungen und jungen Männern. Sein jüngstes Opfer war acht Jahre alt, sein ältestes 47. Der erste Übergriff, der in dem Bericht dokumentiert wird, fand im Jahr 1955 statt, der letzte 2009, als Savile 82 Jahre alt war. Er starb zwei Jahre später, ohne jemals angeklagt worden zu sein.

Besonders perfide war Saviles Masche, sich ehrenamtlich in Kliniken und Heimen für psychisch Kranke zu engagieren. Das verschaffte ihm Zutritt zu hilflosen Personen, die er vorgeblich aus Mitleid aufsuchte – und dann in ihrem Krankenbett missbrauchte. In einigen Fällen verging er sich sogar an sterbenden Kindern in einem Hospiz.

»Es gibt keinen Zweifel, dass Savile einer der schlimmsten, wenn nicht der schlimmste Triebtäter ist, mit dem wir es bei der National Society for the Prevention of Cruelty to Children je zu tun hatten«, erklärte der Direktor der Kinderschutzbehörde des Vereinten Königreichs. Savile habe »keine Gelegenheit ausgelassen, um wehrlose Opfer auszumachen und sie zu missbrauchen«. Allerdings gibt es wohl auch keinen Grund, zu bezweifeln, dass die Kinderschutzbehörde im Fall Savile maximal versagt hat. Und damit steht sie keineswegs allein.

Saviles Vorgesetzten bei der BBC kann das schändliche Treiben des Moderators unmöglich verborgen geblieben sein. Etliche seiner Opfer missbrauchte er sogar auf dem Gelände der öffentlich-rechtlichen Rundfunkanstalt.

Erhebliche Mitschuld trifft auch die britische Polizei, die Anschuldigungen gegen Savile jahrzehntelang nur halbherzig nachging. Zu dieser Erkenntnis gelangte die Londoner Staatsanwältin Alison Levitt, die im Januar 2013 gleichfalls einen Bericht zum Fall Savile präsentierte – 15 Monate nach dem Tod des monströsen Serienvergewaltigers und fast 60 Jahre nachdem er sich an seinem ersten Opfer vergangen hatte. Die Polizeidienststellen, bei denen sich im Lauf der Jahrzehnte immer wieder einzelne Opfer meldeten, klärten diese in keinem einzigen Fall darüber auf, dass bereits Aussagen anderer Opfer vorlägen. Das hätte die Frauen ermutigt, in einem etwaigen Prozess gegen Savile auszusagen, wovor die Opfer zurückschreckten, solange sie glaubten, mit ihren Anschuldigungen allein dazustehen.

Wurden die Anschuldigungen gegen den populären Moderator einfach nicht ernst genug genommen – oder steckte hinter dem kollektiven Wegsehen ein perfides System? In einem Fall aus dem Jahr 1988 ernannte ein einflussreicher Regierungsbeamter Savile zum Vorsitzenden einer Arbeitsgruppe, die in einem Streit zwischen dem Broadmoor Hospital in Südengland und Gewerkschaftern vermitteln sollte. Der Konflikt um Löhne und Arbeitsbedingungen dürfte den Starmoderator kaltgelassen haben, sein Interesse galt dem Schlüssel zum Klinikgebäude, den er als Ausschussvorsitzender bekam. So hatte er ungehinderten Zugang zu zahlreichen jungen Mädchen, die in der Klinik behandelt wurden. Allein aus dem Broadmoor Hospital gingen bei der Polizei 16 Missbrauchsanzeigen aus dieser Zeit ein.

Doch auch die Verantwortlichen im Gesundheitsministerium kamen offenbar nicht auf die Idee, dass man Savile besser keinen privilegierten Zugang zu Krankenhäusern und psychiatrischen Einrichtungen mit minderjährigen Bewohnern verschaffen sollte. Dabei gab es bereits seit den sechziger Jahren Gerüchte wegen Saviles pädophilen Aktivitäten. Doch der Moderator stritt die Vorwürfe stets kategorisch ab. Erst 2007 kamen polizeiliche Ermittlungen gegen ihn wegen sexuellen Missbrauchs in den sechziger und siebziger Jahren in Gang. Aus Mangel an Beweisen wurden aber auch diese Ermittlungen bis 2008 zunächst wieder komplett eingestellt. Bei einer erneuten polizeilichen Befragung stritt er wiederum entschieden alle ihm zur Last gelegten Taten ab: »Nichts davon stimmt.«

Im Zuge der Ermittlungen, die nach seinem Tod 2011 in Gang kamen, stellte sich dann jedoch heraus, dass alles hundertprozentig stimmte – und noch um einiges schlimmer war, als selbst Saviles schärfste Kritiker bis dahin behauptet hatten. Beispielsweise war Savile 24 Jahre lang Schirmherr des Stoke Mandeville Hospital im Großraum London gewesen. Aus einem 2015 veröffentlichten Bericht geht hervor, dass er in dieser Zeit mindestens 60 Menschen in dem Krankenhaus missbraucht hatte.

Es ist pervers, aber aus der Perspektive eines Pädophilen, der nach Wegen sucht, seinen Trieb ungestraft auszuleben, sieht das Leben von Jimmy Savile wie eine einzigartige Erfolgsgeschichte aus. Ein halbes Jahrhundert lang hatte er Hunderte Opfer ungestraft missbraucht. Als Jimmy Savile schließlich das Zeitliche segnete, war er nicht nur ein unbescholtener Bürger, sondern für seine gesellschaftlichen Verdienste mit Ehrungen überhäuft worden. Von der Queen wurde der mehrfache Ehrendoktor mit dem Order of the British Empire dekoriert, von Papst Johannes Paul II. zum Ritter des Gregoriusordens ernannt.

Was lief hier nur so unsäglich schief?

Versalzen

Es beginnt mit einem Fehler, der auch einer Pflegehelferin nicht passieren darf. Einem Fehler, der für sich genommen noch nicht allzu gravierend ist, geschweige denn lebensbedrohlich, der aber eine Kette von ärztlichen Fehlentscheidungen und falschen Einschätzungen nach sich zieht – und am Ende ist ein Mensch tot. Eine hilflose Frau, die in ganz besonderer Weise auf die Fürsorglichkeit ihrer Betreuer angewiesen war und darauf vertraut hat, dass sie jederzeit verantwortungsvoll handelten.

Samstag, 13. August 2005, 18:00 Uhr,
Rotenburg (Wümme), Betreuungszentrum Weidenhof

Im Betreuungszentrum Weidenhof leben Menschen mit geistigen und körperlichen Behinderungen in betreuten Wohngruppen. Mediziner und Therapeuten, Sozialarbeiter, Pflegefachkräfte und Pflegehelfer kümmern sich um das körperliche und seelische Wohl der Bewohner, die teilweise intensive Pflege benötigen. Die Einrichtung hat einen erstklassigen Ruf.
Auch an diesem Tag geht scheinbar alles seinen gewohnten Gang. Auf einer der Stationen teilt Pflegehelferin Irma K. die ärztlich verordneten Medikamente an die Bewohner aus. Auch die 63-jährige Anna-Maria L. erhält von ihr eine abendliche Tablettenration: 900 mg *Valproat* und 50 mg *Lamictal* (beides Antiepileptika) sowie 22,5 mg *Baclofen*, ein muskelentspannendes Mittel.
Anna-Maria L., die bereits seit vielen Jahren in der Wohngruppe lebt, schluckt widerspruchslos die ihr zugeteilten Tabletten. Doch diese Medikamente sind eigentlich für eine ganz andere

Bewohnerin der Einrichtung bestimmt. Anna-Maria L. leidet nämlich nicht an Epilepsie und spastischen Krämpfen, sondern an *Trisomie 21,* dem sogenannten *Down-Syndrom.*

Die Pflegehelferin erschrickt, als sie ihren Irrtum bemerkt. Anna-Maria L. ist nur 1,18 Meter groß und wiegt gerade mal 35 Kilogramm. Irma K. macht sich Sorgen, dass die versehentlich verabreichten Medikamente für die kleinwüchsige Frau schädlich sein könnten. Sie bespricht sich mit ihrer Kollegin Heide F. »Das Zeug muss raus«, sagt die Kollegin. »Sorg dafür, dass sie sich erbricht.«

Irma K. geht daraufhin zu Anna-Maria L. und versucht, ihr begreiflich zu machen, was passiert ist. »Pass auf, ich stecke dir meinen Finger in den Hals«, erklärt sie der Bewohnerin, »dann kommen die Pillen wieder raus.« Sie führt Anna-Maria L. zu einem Waschbecken und fordert sie auf, sich über das Becken zu beugen und den Mund weit zu öffnen. Dann steckt sie ihr den Finger in den Hals. Anna-Maria L. würgt und hustet, aber der gewünschte Erfolg stellt sich nicht ein.

Mittlerweile sind etwa 20 Minuten vergangen. Beunruhigt greift Irma K. zum Telefon und ruft den ärztlichen Notdienst an. Dr. P., ein niedergelassener Internist, hat an diesem Wochenende Bereitschaftsdienst. Die Pflegehelferin schildert ihm, was passiert ist, und zählt die versehentlich verabreichten Medikamente mitsamt der jeweiligen Dosierung auf. Der Arzt erkundigt sich nach Alter, Körpergröße und Gewicht der Bewohnerin. »Was soll ich jetzt machen?«, fragt Irma K. »Kann ich ihr vielleicht Salzwasser geben, damit sie die Tabletten erbricht?«

»Ja, machen Sie das«, antwortet Dr. P. »Das ist eine tolle Idee. Ich komme nachher vorbei und sehe nach Frau L.« Welche Mengen an Salzlösung sie Anna-Maria L. geben soll, sagt der Arzt nicht, und Irma K. fragt auch nicht nach.

Die Pflegehelferin eilt in die Stationsküche und gibt Kochsalz in einen Becher, den sie mit 200 Milliliter Wasser auffüllt. Später wird sie erklären, sie habe zwei Löffel voll Salz pro Becher genommen. Ob sie einen Teelöffel oder einen Suppenlöffel verwendet hat, sei ihr nicht mehr erinnerlich. Der Boden des Bechers sei aber vollständig mit Salz bedeckt gewesen.

»Ich habe den Becher mit der Salzlösung dann zu Anna-Maria L. gebracht und ihr gesagt, dass sie ihn austrinken soll«, wird die Pflegehelferin drei Tage später bei der Vernehmung durch Kriminalkommissar K. zu Protokoll geben.

»Und Ihre Kollegin?«, fragt der Ermittler. »War Frau F. an der Anfertigung von Salzlösungen für Frau L. beteiligt?«

»Ja, wir haben uns abgewechselt«, sagt Irma K. »Während ich der Bewohnerin einen Becher voll Salzwasser gebracht habe, hat meine Kollegin den nächsten Becher gefüllt. Einen Becher hat sie ihr zu trinken gegeben, die anderen habe ich Frau L. verabreicht.«

»Wie viele Becher voll Salzwasser haben Sie ihr denn zu trinken gegeben?«, fragt Kommissar K.

»Insgesamt vier.«

»Und in welchem Zeitraum war das?«

Irma K. überlegt. »Drei, vier Minuten. Vielleicht auch fünf.«

»Hatten Sie damit denn den gewünschten Erfolg?«, will der Ermittler von der Pflegehelferin wissen.

Irma K. schüttelt den Kopf. »Nachdem sie den vierten Becher ausgetrunken hatte, habe ich Frau L. nochmals zum Waschbecken geführt und ihr den Finger in den Hals gesteckt. Aber auch dieses Mal ist nichts herausgekommen.«

Samstag, 13. August 2005, 18:40 Uhr,
Rotenburg (Wümme), Betreuungszentrum Weidenhof

Ungefähr 15 bis 20 Minuten nachdem sie den vierten Becher mit Salzlösung ausgetrunken hat, beginnt Anna-Maria L. zu würgen. Sie liegt auf ihrem Bett, und die Pflegehelferin bringt ihr einen Eimer, in den sie sich heftig erbricht.

Kurz darauf führt Irma K. die Bewohnerin zur Toilette. Anna-

Maria L. hat nun auch noch Durchfall. Gegen 19 Uhr erscheint der diensthabende Arzt Dr. P. Er untersucht Frau L., die immer noch auf der Toilette sitzt. Wie Irma K. später gegenüber dem ermittelnden Kommissar erklären wird, beschränkt sich die ärztliche Untersuchung allerdings auf die Messung der Pulsfrequenz von Anna-Maria L.

»Die Bewohnerin sieht doch noch ganz gut aus«, habe der Arzt zu Irma K. gesagt und ihre Idee, Salzlösung zu verabreichen, nochmals gelobt. »Ich wusste gar nicht, dass Salzwasser so eine abführende Wirkung hat«, habe er hinzugefügt und die Pflegehelferin angewiesen, der Bewohnerin stündlich Puls und Blutdruck zu messen. »Wenn bis 23 Uhr nichts weiter passiert«, habe er abschließend erklärt, »ist sie damit durch.«

»Wie kam er gerade auf diese Uhrzeit?«, will der Ermittler wissen.

»Das weiß ich nicht«, antwortet Irma K.

»Und wie sind Sie auf die Idee mit der Salzlösung gekommen?« Bei ihrer Ausbildung zur Pflegehelferin sei ihr beigebracht worden, erklärt Irma K., dass man in Vergiftungsfällen die betreffende Person zum Erbrechen bringen müsse.

»Und da hat man Ihnen beigebracht, Betroffenen in solchen Fällen Salzwasser zu trinken zu geben?«

Darüber, wie man das Erbrechen herbeiführen solle, sei nicht gesprochen worden, antwortet Irma K. »Oder vielleicht doch, aber ich kann mich nicht erinnern.«

Samstag, 13. August 2005, 20:00 Uhr,
Rotenburg (Wümme), Betreuungszentrum Weidenhof

Um 20:00 Uhr beginnt die Nachtschicht auf der Station, zu der die Wohngruppe von Anna-Maria L. gehört. Mittlerweile liegt die Bewohnerin wieder in ihrem Bett.

Irma K. ist immer noch beunruhigt. Sie schildert ihrer Kollegin Jutta R., die gerade ihre Nachtschicht angetreten hat, was sich zugetragen hat. »Wir haben Frau L. in Absprache mit Dr. P. Salzwasser zu trinken gegeben«, erklärt sie, »damit sie die versehentlich verabreichten Medikamente wieder ausscheidet. Miss ihr jede Stunde Puls und Blutdruck. Falls irgendetwas ist, ruf sofort Dr. P. an.«

Die Kollegin von der Nachtschicht versichert ihr, dass sie sich entsprechend um Frau L. kümmern werde. Irma K. verlässt die Station, sie hat jetzt Feierabend.

Jutta R. dagegen stehen unruhige Stunden bevor. Schon bald stellt sie fest, dass sich der Zustand von Anna-Maria L. verschlechtert. Die kleine Frau erbricht sich unaufhörlich und hat weiterhin heftigen Durchfall; zudem stellen sich Bewusstseinsstörungen und offensichtliche Halluzinationen ein.

Am späten Abend ruft Jutta R. den ärztlichen Notdienst an und schildert den Zustand der Bewohnerin. Frau L. liege zitternd im Bett. Der diensthabende Arzt ist nach wie vor Dr. P. Er weist die Pflegehelferin an, 112 anzurufen und einen Rettungswagen anzufordern. Anna-Maria L. müsse sofort ins Krankenhaus eingewiesen werden.

Samstag, 13. August 2005, 23:00 Uhr, Rotenburg (Wümme), Diakoniekrankenhaus, internistische Intensivstation

Am späten Samstagabend, etwa viereinhalb Stunden nachdem ihr die Salzlösung verabreicht wurde, wird Anna-Maria L. in der Notaufnahme des Diakoniekrankenhauses in Rotenburg untersucht. Ihr Puls ist mit 120 Herzschlägen pro Minute deutlich erhöht, ihr Blutdruck (110/70) dagegen deutlich erniedrigt. Sorgen machen den Klinikärzten aber vor allem die Elektrolytwerte für Natrium und Chlorid, die nach Blutentnahme bei der Laboranalyse festgestellt werden. Beide Werte sind stark erhöht. Im Verlauf der folgenden zwei Tage werden sie zwar langsam wieder sinken, den gesundheitlich unbedenklichen Normalbereich jedoch nie wieder erreichen.

»*Patientin versteht wohl viel, kann einfache Aufforderungen befolgen, hat Blickkontakt, sehr kontaktfreudig, schmust gerne, ist zweitweise jedoch auch sehr unruhig*«, heißt es in den Aufzeichnungen des Krankenhaus-Pflegedienstes vom späten Abend. »*Keine Intubation, mehrfach abgesaugt, Sekret, Aspiration?*«

Damit ist die Gefahr angesprochen, dass sich die Lunge von Anna-Maria L. durch ein bereits erfolgtes Einatmen von Erbrochenem entzünden könnte, nachdem sie sich auf ihrem Bett in der Wohngruppe liegend unaufhörlich aufs heftigste in einen Eimer übergeben hatte. Die Pflegekräfte auf der Intensivstation glauben aber noch, das Risiko unter Kontrolle zu haben. Um 0:30 Uhr vermerken sie allerdings: »*Patientin krampft generalisiert für ca. 15 Sekunden, atmet nicht, dann spontan Besserung.*«

Doch Anna-Maria L.s Zustand verschlechtert sich im Verlauf der Nacht zum Sonntag immer weiter.

Sonntag, 14. August 2005, Rotenburg (Wümme), Diakoniekrankenhaus, internistische Intensivstation

»*Patientin nicht ansprechbar*«, heißt es im Pflegebericht vom Vormittag im Hinblick auf Anna-Maria L. »*Einmal Augen öffnen und Blickwendung nach rechts, aber eher ungezielt. Sonst somnolent bis komatös, einmal Krampfanfall, darunter Abfall der Herzfrequenz und Sauerstoffsättigung, schnappende Atmung, viel grünlich-gelbliches Sekret abzusaugen, brodelt sehr stark.*«

Später am Tag vermerken die diensthabenden Pflegekräfte: »*viel blutiges Sekret endotracheal [durch Hohlsonde] abzusaugen*«.

Am späten Sonntagnachmittag ist der Zustand von Anna-Maria L. vollends lebensbedrohlich geworden. »*Patientin reagiert nicht bei Manipulation, Blutdruck und Herzfrequenz*

instabil, Augen treten hervor, ödematöse [geschwollene] Zunge
quillt aus dem Mund, zunehmender Hirndruck?«

Montag, 15. August 2005, Rotenburg (Wümme),
Diakoniekrankenhaus, internistische Intensivstation

Am folgenden Tag muss Anna-Maria L. bereits intubiert
(künstlich beatmet) werden. *»Sedierung seit spätem Vormittag*
raus, Patientin wird nicht wacher«, heißt es im Pflegebericht.

Dienstag, 16. August 2005, Rotenburg (Wümme),
Diakoniekrankenhaus, internistische Intensivstation

Es ist der letzte Tag im Leben von Anna-Maria L. *»Patientin*
weiterhin intubiert/beatmet«, vermerken die Pfleger. *»Kein*
Kontakt, kein Hustenreiz beim Absaugen, keine Schmerzreize.
Doktorinfo, dass Allgemeinzustand verschlechtert und Blut-
druckabfall.« Und kurz darauf: *»keine Spontanatmung«*.
Gegen 14 Uhr verstirbt Anna-Maria L. auf der internistischen
Intensivstation. Als *»unmittelbare Todesursache«* vermerkt
der Mediziner, der den Totenschein ausstellt: *»Aspirations-*
pneumonie als Folge von induziertem Erbrechen als Folge von
akzidentieller Tablettenintoxikation«, sinngemäß also *»Lun-*
genentzündung aufgrund von eingeatmetem Mageninhalt in-
folge Erbrechens, das ausgelöst wurde, um der Vergiftung mit
versehentlich eingenommenen Tabletten entgegenzuwirken«.
Als *»Todesart«* gibt er *»nicht-natürlich«* an, was korrekt ist, da
der Definition nicht-natürlicher Todesfälle entsprechend. Denn
am Anfang des qualvollen Sterbens von Anna-Maria L. stand
ein von außen auf ihren Körper einwirkendes Ereignis – die
Verabreichung von Salzlösung.

Zwei Tage später führe ich zusammen mit meiner Kollegin Dr E. am Hamburger Institut für Rechtsmedizin die Obduktion von Anna-Maria L. durch. Dabei erheben wir unter anderem diese Befunde:

- *»Beidseits lappenfüllende Lungenentzündung mit eitrigem Inhalt in Luftröhre und Bronchien«,*
- *»massive Hirnschwellung und frische Einblutungen/Absterbebezirke im Hirnstamm«,*
- *»keine vorbestehenden inneren Erkrankungen«.*

»Todesursache ist eine Lungenentzündung«, halte ich am Ende der Obduktion für das Protokoll fest. *»Aufgrund der geschilderten Vorgeschichte sowie der klinisch kurze Zeit vor dem Tod deutlich erhöhten Laborwerte für Natrium und Chlorid ergibt sich der dringende Verdacht [...] auf eine Kochsalzintoxikation. Der Einsatz von Kochsalz, um Erbrechen zu induzieren, ist aus ärztlicher Sicht abzulehnen. Im vorliegenden Fall wurde der später Verstorbenen offensichtlich eine große Menge Kochsalz verabreicht. [...] Bei Frau L. handelte es sich um eine bis zum 13.8.2005 [dem Tag, an dem ihr die Salzlösung verabreicht wurde] organgesunde Frau in gutem Allgemein- und Pflegezustand.*

Zum jetzigen Zeitpunkt«, diktiere ich weiter, *»lässt sich der Verlauf wie folgt rekonstruieren: Es kam bei Frau L. zu einer schweren Kochsalzvergiftung, die letztlich zu Störungen des Elektrolythaushalts [...] führte, die dann zu einem Hirnödem mit Krampfanfällen führten. Aufgrund des Hirnödems ist es bereits kurze Zeit nach Trinken der Salzlösung zu heftigem Erbrechen und nachfolgender Einatmung von Mageninhalt gekommen. [...] Der saure Mageninhalt führte in den Lungen dann zu der letztlich todesursächlichen Lungenentzündung. Für eine abschließende Gutachtenerstellung benötigen die Ob-*

duzenten die Ermittlungsakte der Staatsanwaltschaft ein-
schließlich der neuesten Erkenntnisse zu der Menge des verab-
reichten Kochsalzes.«

Montag, 31. Oktober 2005, Institut für
Rechtsmedizin des Universitätsklinikums Hamburg-Eppendorf

Die angeforderte Ermittlungsakte der Staatsanwaltschaft erhalte ich Ende Oktober 2005. In der Zwischenzeit habe ich die
Organe von Anna-Maria L. unter dem Mikroskop untersucht,
und die Ergebnisse der chemisch-toxikologischen Analysen
liegen vor.

In meinem *»Rechtsmedizinischen Sektionsanschlussgutachten«*
führe ich aus: *»Nach Auswertung der Ermittlungsakte der*
Staatsanwaltschaft [...] und fußend auf den Ergebnissen der
mikroskopischen Untersuchungen ist festzustellen, dass Frau
Anna-Maria L. an den Folgen der Kochsalzgabe vom 13.8.2005
verstarb. Durch die Aufnahme der Kochsalzlösung [...] kam es
bei Frau Anna-Maria L. zu einer massiven Elektrolytverschie-
bung bzw. -entgleisung mit Hypernatriämie und Hyperchlor-
ämie [Erhöhung des Natriumwertes und Chloridwertes im
Blut], die bis zu ihrem Tode am 16.8.2005 bestand.

Die im Rahmen der Obduktion festgestellte Todesursache
Lungenentzündung konnte durch die mikroskopischen Unter-
suchungen des Lungengewebes bestätigt werden. Dem mor-
phologischen Bild nach handelt es sich um eine sehr frische
Lungenentzündung, die nicht älter als zwei bis drei Tage ist.
Aufgrund der mikroskopischen Nachweise vereinzelter pflanz-
licher Bestandteile in den Lungenbläschen – die dem Magenin-
halt entsprechen – kann festgestellt werden, dass es sich im vor-
liegenden Fall um eine Aspirationspneumonie handelt.
Die Aspiration ist Folge des Erbrechens in den Abendstunden
des 13.8.2005 nach der Gabe von Kochsalzlösung. Insofern be-
steht ein kausaler Zusammenhang zwischen der Gabe der

Kochsalzlösung, dem Erbrechen und der Aspiration von Mageninhalt, die dann letztlich zu der tödlichen Lungenentzündung führte.

Die [...] Einblutungen im Hirnstamm sind frische sogenannte Verschiebungsblutungen als Folge eines massiven Hirnödems als Folge der Hypernatriämie bei Frau L. infolge der Gabe der Kochsalzlösung. Die mikroskopische Untersuchung der übrigen inneren Organe (Herz, Leber, Nieren, Bauchspeicheldrüsen, Schilddrüse) ergab keinerlei Auffälligkeiten beziehungsweise krankhafte Befunde.«

Damit kann ich aufgrund der Obduktion und der mikroskopischen Untersuchungen definitiv ausschließen, dass der Tod von Frau L. durch bestehende Vorerkrankungen beziehungsweise ein anderes, im Rahmen der klinischen Diagnostik vor ihrem Tod vielleicht nicht erkanntes, akut aufgetretenes Leiden verursacht worden sein könnte. Auch mit der Trisomie 21 von Anna-Maria L. steht ihr Tod *»in keinem Zusammenhang«*, halte ich fest.

Die chemisch-toxikologischen Untersuchungen der Körperflüssigkeiten und Organproben von Anna-Maria L., die bei der Obduktion zurückbehalten wurden, verlaufen negativ, was eine todesursächliche oder mit-todesursächliche Intoxikation durch Medikamente anbelangt. Zu der Frage, welche Folgen die Aufnahme der eigentlich für eine andere Bewohnerin der Einrichtung vorgesehenen antiepileptischen Medikamente gehabt hätte, führe ich in meinem Gutachten aus: *»Die akzidentielle [versehentliche] Einnahme von Valproat 900 mg, Baclofen 22,5 mg und Lamictal 50 mg am Abend des 13.8.2005 bedeutete für Frau L. kein schweres gesundheitliches Risiko. Allenfalls wäre sie mehr oder weniger sediert [schläfrig] nach der Einnahme von Valproat gewesen. Auch unter Berücksichtigung ihrer geringen Körpergröße und ihres geringen Körpergewichts von 1,18 Metern und 35 Kilogramm hätte die Einnahme der vorgenannten Medikamente kein lebensbedrohliches Risiko dargestellt. Insofern war der Versuch des Auslösens von*

Erbrechen im vorliegenden Fall nicht indiziert, da überhaupt keine Vergiftungsgefahr bestand.«

Mit anderen Worten: Hätte die Pflegehelferin Irma K., nachdem sie festgestellt hatte, dass Anna-Maria L. die falschen Medikamente verabreicht worden waren, schlicht überhaupt nichts unternommen, dann hätte ihr Schützling in der Nacht zum 14. August lediglich tiefer als gewöhnlich geschlafen. Darüber hinaus wäre nichts passiert.

Der für Anna-Maria L. tödliche Fehler ihrer Betreuer aber war die Verabreichung der Salzlösung. *»Nach dem aktuellen medizinischen Wissensstand«*, führte ich weiter aus, *»ist die Gabe von Kochsalz bzw. Kochsalzlösung zur Induktion von Erbrechen abzulehnen bzw. strikt kontraindiziert. Seit vielen Jahren finden sich einschlägige Beobachtungen bzw. Studien in der medizinischen Literatur dahingehend, dass die Gabe von Kochsalzlösung zu potenziell tödlichen Hypernatriämien und damit zu Elektrolytentgleisungen führen kann.«*

Bei Kindern ebenso wie bei Erwachsenen sei das Auslösen von Erbrechen nur noch mit Brechreiz erregendem Sirup zulässig, referiere ich unter Verweis auf einschlägige Fachliteratur. *»Die potenzielle Toxizität bzw. tödlichen Nebenwirkungen durch massive Elektrolytverschiebungen [...] nach der Gabe von Kochsalzlösungen sind medizinisch ausreichend bekannt. [...] Als tödliche Menge Kochsalz wird 1 g pro kg Körpergewicht in der Literatur angegeben.«*

Diese tödliche Menge wurde im Fall von Anna-Maria L. deutlich überschritten. *»Frau Anna-Maria L. erreichte nach Einnahme der Kochsalzlösung eine Serum-Natriumkonzentration von mindestens 180 mmol/l [Millimol pro Liter]«*, rechne ich für die Staatsanwaltschaft aus. *»Da die Aufnahme von 1 g Kochsalz pro kg Körpergewicht zu einer Erhöhung des Natriumwertes um 30 mmol/l führt und unter Berücksichtigung des Körpergewichts von 35 kg von Frau L. und ferner unter Berücksichtigung des Natriumreferenzwertes von 135–145 mmol/l, muss sie mindestens 1,17 g Kochsalzlösung«*, möglicherweise

sogar »*1,5 g Kochsalzlösung pro kg Körpergewicht [...] aufgenommen haben, was einer Gesamtmenge Salz von 41 g bzw.
52,5 g entspricht.*«
Die beteiligten Pflegehelferinnen anzuweisen, Anna-Maria L.
durch die Gabe von Salzlösung zum Erbrechen zu bringen,
war ein tödlicher Fehler, der dem Arzt Dr. P. niemals hätte
unterlaufen dürfen.

Anfang 2006 bis Anfang 2008, Amtsgericht Rotenburg (Wümme)

Aufgrund meines Obduktionsgutachtens, meines weiteren
Gutachtens und des Ergebnisses der weiteren kriminalpolizeilichen Ermittlungen erhebt die Staatsanwaltschaft Rotenburg
(Wümme) etwa ein halbes Jahr nach dem Geschehen Anklage
gegen Dr. P. wegen fahrlässiger Tötung der Anna-Maria L. Der
Pflegehelferin Irma K. und ihrer Kollegin Heide F., die der Bewohnerin die Salzlösung verabreicht haben, kann kein straf-
rechtlich relevanter Vorwurf gemacht werden. Die versehent-
liche Gabe der Medikamente, die für eine andere Bewohnerin
der Einrichtung vorgesehen waren, hatte zwar die letztlich
tödlichen weiteren Maßnahmen zur Folge, war aber für sich
genommen nicht ursächlich für den Tod der 63-Jährigen. Das
Gleiche gilt für die Versuche der Pflegehelferin, Anna-Maria
L. zum Erbrechen zu bringen, indem sie ihr den Finger in den
Hals steckte. Und bevor sie der Bewohnerin schließlich die
Kochsalzlösung verabreichten, hielten die Pflegehelferinnen
Rücksprache mit dem verantwortlichen Arzt, der die vorge-
schlagene Maßnahme als »tolle Idee« bezeichnete und guthieß.
Aus juristischer Sicht erfolgte die Gabe der Kochsalzlösung
somit auf ärztliche Anordnung.
Anfang 2006 begann vor dem Amtsgericht Rotenburg (Wüm-
me) der Prozess gegen Dr. P. Dem Verteidiger des angeklagten
Arztes gelang es, Zweifel an meinem rechtsmedizinischen
Gutachten zu wecken. Ein zweiter medizinischer Gutachter

wurde hinzugezogen, der unter anderem ausführte, von einem internistisch tätigen Facharzt könne nicht erwartet werden, dass er Spezialwissen über Vergiftungen besitze. In der älteren Fachliteratur werde die Gabe von Kochsalz, um Erbrechen hervorzurufen, im Übrigen durchaus empfohlen.

Das wurde von mir auch keineswegs bestritten. So heißt es in dem Standardwerk *Vergiftungen und akute Arzneimittelüberdosierungen* in der Auflage des Jahres 1982 unter anderem: *»Das induzierte Erbrechen ist der Magenspülung in mancher Hinsicht überlegen [...]. Die Brechwirkung kommt bei Kochsalz durch lokale Reizwirkung [...] zustande [...]. Das Auslösen von Erbrechen kann häufig bereits auf telefonische Anordnung durchgeführt werden, anderenfalls wird es beim Eintreffen des Hausarztes oder der Sanitäter nachgeholt.«*

Hatte sich Dr. P. also schlicht an fachliche Handlungsempfehlungen gehalten? Das mag durchaus sein – nur entsprachen die dort abgedruckten Ausführungen zum *»Provozierten Erbrechen«* seit zwei Jahrzehnten nicht mehr dem aktuellen Stand des medizinischen Wissens.

Beim Thema »Entgiftung« empfiehlt das Fachbuch *Innere Medizin: Lehrbuch für Pflegeberufe* noch in der Auflage von 2006 die Verabreichung von Kochsalzlösung, allerdings mit entscheidenden Einschränkungen. Nach oraler Giftaufnahme müsse *»versucht werden, schnellstmöglich eine Entleerung des Magens zu erzielen, um die weitere Giftresorption zu verhindern«*, heißt es dort. *»Bei (noch) nicht Bewusstlosen versucht man, das Erbrechen durch Reizen der Rachenhinterwand, Trinken von heißer Kochsalzlösung (3 Teelöffel Salz auf 1 Glas Wasser) oder Injektion eines Brechmittels [...] zu induzieren.«* Die empfohlene Menge Kochsalz bezieht sich aber ausdrücklich auf erwachsene Patienten, also auf Personen mit einem deutlich höheren Körpergewicht, als Anna-Maria L. mit ihren gerade mal 35 Kilogramm auf die Waage brachte.

Ein besonderer Warnhinweis ist auch im *Lehrbuch für Pflegeberufe* den Risiken und Kontraindikationen von provoziertem

Erbrechen mittels Salzgabe gewidmet. »*Merke: Erbrechen darf jedoch nicht nach Einnahme organischer Lösungsmittel, Tensiden oder ätzender Substanzen provoziert werden*«, da sonst die Gefahr besteht, dass erbrochener Mageninhalt eingeatmet und dadurch eine Lungenentzündung verursacht wird. »*Bei Kindern wird das Erbrechen durch die Gabe von* Sirup ipecacuanhae *herbeigeführt, die Verabreichung von Salzwasser ist kontraindiziert! Falls ein Kind die Salzlösung nicht sofort erbricht, wird das Kochsalz resorbiert. Dies kann durch schwere Wasser- und Elektrolythaushaltsstörungen zu Krämpfen, Kreislaufkollaps und Bewusstlosigkeit führen. Für Kleinkinder kann bereits ein Teelöffel Kochsalz tödlich sein!*«

Im Fachbuch *Kindesmisshandlung: Medizinische Diagnostik, Intervention und rechtliche Grundlagen* wird »*Kochsalzintoxikation*« sogar als (wenngleich seltene) »*Form der Kindesmisshandlung*« aufgeführt; »*etwa ein Drittel der Fälle*«, heißt es dort, »*verläuft letal*«.

Schon aufgrund ihres Körpergewichts von lediglich 35 Kilo und einer Körperlänge von nur 1,18 Metern muss Anna-Maria L. der – bei diesen Körperproportionen in der Regel minderjährigen – Patientengruppe zugerechnet werden, für die die Gabe von Kochsalzlösung strikt kontraindiziert ist, weil potenziell lebensgefährlich. Kann von einem niedergelassenen Internisten wirklich nicht erwartet werden, dass er sich zumindest auf dem gleichen Informationsstand wie ein aktuelles Lehrbuch für Pflegekräfte befindet?

Im Prozess gegen Dr. P. macht sich der Rotenburger Amtsrichter jedoch nicht meinen, sondern den Standpunkt des zweiten medizinischen Gutachters zu eigen, der von Dr. P.s Verteidiger in das Verfahren eingebracht wurde: Als niedergelassener Internist habe sich Dr. P. mit Vergiftungsrisiken nicht auskennen und insbesondere von der tödlichen Wirkung einer Kochsalzgabe nichts wissen können. Da vor allem in der älteren Fachliteratur die Verabreichung von Kochsalz im Fall von Vergiftungen empfohlen werde, könne das Verschulden des

Internisten allenfalls als gering angesehen werden, erklärt der Richter und regt an, das Verfahren gegen Zahlung einer Auflage von 7500 Euro durch den Angeklagten einzustellen.

Die Staatsanwaltschaft stimmt dem Vorschlag zu, nachdem der Richter deutlich gemacht hat, dass für ihn eine Verurteilung wegen fahrlässiger Tötung unter keinen Umständen in Betracht komme. Zudem zieht sich das Verfahren zu diesem Zeitpunkt bereits seit zwei Jahren hin. Hätte die Staatsanwaltschaft nicht zugestimmt, wäre mit einer weiteren mehrjährigen Verfahrensdauer zu rechnen gewesen, die sich wiederum strafmindernd ausgewirkt hätte.

Auf Rat seines Verteidigers willigt auch Dr. P. in den angeregten Vergleich ein. So wird das Verfahren gegen ihn im Frühjahr 2008 nach Zahlung von 7500 Euro eingestellt. Der Tod der Anna-Maria L. bleibt somit ungesühnt – ein höchst unbefriedigender Ausgang, denn aus medizinischer Sicht gab es überhaupt keinen Anlass, ein Erbrechen zu provozieren, da für Anna-Maria L. keinerlei Vergiftungsgefahr bestand. Und in der Fachliteratur, auch in älteren Publikationen, wurde zum Zeitpunkt des Geschehens seit langem eindringlich vor den potenziell tödlichen Folgen induzierten Erbrechens mittels Kochsalzlösung gewarnt.

Im Grunde hätte es sogar ausgereicht, wenn der ahnungslose Internist die Nachrichten verfolgt hätte. Im Sommer des Jahres 2005, als Dr. P. die Salzgabe für Anna-Maria L. anordnete, machte seit Monaten ein Gerichtsprozess Schlagzeilen, in dem es um mutmaßlichen Mord durch Salzvergiftung ging.

Freitag, 15. Juli 2005, Landgericht Frankenthal

Mitte Juli 2005, nur wenige Wochen bevor Dr. P. die Kochsalzgabe für Anna-Maria L. als »tolle Idee« guthieß, endete ein spektakulärer Prozess vor dem Landgericht Frankenthal in Rheinland-Pfalz. Angeklagt war die 23-jährige Stiefmutter der kleinen Angelina, die am 25. März 2004 einen 0,2-Liter-Becher Pudding gegessen hatte, der mit 32 Gramm Kochsalz versetzt worden war. Das entsprach mehr als zwei Gramm pro Kilo Körpergewicht, da Angelina 15 Kilo wog. Das Kind bekam Durchfall und musste sich heftig erbrechen. Erst Stunden später wurde sie von ihrer Stiefmutter in eine Klinik gebracht, wo sie am 27. März verstarb. Todesursache war ein Herz-Kreislauf-Stillstand als Folge eines Hirn- und Lungenödems, das durch die Salzgabe und das dadurch provozierte Erbrechen ausgelöst worden war – dieselbe fatale Kettenreaktion wie beim Tod von Anna-Maria L.

Der schreckliche Vorfall machte mehrfach Schlagzeilen, da die Rolle der Stiefmutter bis zuletzt umstritten war. Mutmaßlich hatte sie die Tochter ihres Lebensgefährten gezwungen, den massiv versalzenen Pudding aufzuessen. Die Staatsanwaltschaft warf ihr zunächst Mord vor, konnte aber letztlich weder nachweisen, dass die Angeklagte selbst das Salz in den Pudding gerührt hatte, noch, dass ihr die tödlichen Folgen einer Salzvergiftung bewusst gewesen waren. So kam die grausame Stiefmutter (im Gegensatz zu der im Märchen, die eigentlich regelmäßig hart bestraft wird oder gleich ihr Leben verliert) mit einer Bewährungsstrafe von einem Jahr und zwei Monaten davon. Und die interessierte Öffentlichkeit erhielt über Monate hinweg in diversen Medien immer wieder Gratislektionen zu den pathophysiologischen Prozessen, die durch eine – oftmals tödliche – Salzvergiftung in Gang gesetzt werden.

Nur Dr. P. in Rotenburg (Wümme) bekam von alledem leider überhaupt nichts mit. Er selbst musste für seine Ahnungslosigkeit mit einer vergleichsweise geringen Geldauflage büßen, Anna-Maria L. dagegen mit dem Tod.

Baden gegangen

Wenn es um Todesfälle in der Badewanne geht, denkt man unweigerlich auch an prominente Opfer aus dem Showbusiness. Jim Morrison von der legendären Rockband The Doors wurde am 3. Juli 1971 mit gerade einmal 28 Jahren von seiner Lebensgefährtin Pamela Courson leblos in der Badewanne aufgefunden. Todesursache: ein Herzinfarkt, dem jahrelange Drogenexzesse vorausgegangen waren. In jüngerer Vergangenheit war es die erst 48-jährige Soulsängerin Whitney Houston, die zum Entsetzen ihrer weltweiten Fangemeinde am 11. Februar 2012 bewusstlos in einer Hotelbadewanne in Beverly Hills entdeckt wurde. Sie trieb mit dem Gesicht nach unten im heißen Badewasser und verstarb noch vor Ort, ohne das Bewusstsein wiedererlangt zu haben, an Ertrinken – als *»Folge einer Herzerkrankung mit Arterienverkalkung und von Drogenkonsum«* sowie unter Einfluss von Kokain und starken Beruhigungsmitteln, wie die zuständigen Rechtsmediziner des County of Los Angeles, Department of Coroner, in ihrem Obduktionsbericht ausführten.

Auch Fälle von gewaltsamem Ertränken in der Badewanne machen immer wieder Schlagzeilen. Im Jahr 2010 beispielsweise ertränkte ein ehemaliger Chefarzt in Münster seine psychisch kranke Frau in der heimischen Wanne. Dass sich die Geschlechterrollen bei diesem Szenario auch umkehren lassen, bewies 2016 eine Ärztin in Koblenz: Sie ertränkte ihren Ehemann in der Badewanne, nachdem sie ihm Beruhigungsmittel in den Tee gemischt hatte. Nach ihrem Motiv befragt, erklärte sie, sie habe ihren schwerkranken Mann nicht länger pflegen wollen. Die herzlose Ärztin wurde wegen Mordes zu lebenslanger Haft verurteilt.

Der wohl berühmteste deutsche Badewannentote ist der ehemalige schleswig-holsteinische Ministerpräsident Uwe Barschel, der am 11. Oktober 1987 in einem Genfer Hotel tot in der Badewanne entdeckt wurde. Er war nicht ertrunken, sondern an einer Vergiftung durch das Schlafmittel *Cyclobarbital* und das Beruhigungsmittel *Pyrithyldion* verstorben. Ob sich der CDU-Politiker das Leben genommen hat oder möglicherweise ermordet wurde, ist bis heute umstritten. Wahlweise werden unter anderem der Staatssicherheitsdienst der einstigen DDR, ein globales Netzwerk von Waffenschiebern oder der israelische Geheimdienst Mossad als mögliche Drahtzieher angeführt.

Professor Klaus Püschel, Direktor des Instituts für Rechtsmedizin am Universitätsklinikum Hamburg-Eppendorf und Obduzent von Barschel, hält wenig von diesen Verschwörungstheorien. »Die Art und Weise, wie der prominente Politiker zu Tode kam, entspricht nach meiner rechtsmedizinischen Erfahrung nicht der Vorgehensweise der Täter bei einem organisierten Verbrechen. Der Tod von Uwe Barschel folgt in seinem Szenarium eher dem Fahrplan von Suizidhilfeorganisationen.« Was aus Sicht der Verschwörungstheoretiker allerdings gerade ein Indiz für geheimdienstliche Machenschaften sein könnte – es darf und wird also munter weiterspekuliert werden, wie der gescheiterte einstige Spitzenpolitiker zu Tode gekommen ist.

Mysteriös war auch der Badewannentodesfall, mit dem ich es im Mai 2007 zu tun bekam. Täter und Opfer waren weder reich noch prominent, aber jeder Rechtsmediziner weiß, dass sich hinter vermeintlichen tödlichen Unfällen in der Badewanne oftmals ein Tötungsdelikt verbirgt.

Samstag, 12. Mai 2007, Berlin-Lichtenberg

Der 44-jährige Ingo P. hat den Tag zusammen mit seiner neun Jahre jüngeren Freundin Bertrun G. verbracht, die er seit einem Vierteljahr kennt. Sie waren zusammen im Ring-Center an der Frankfurter Allee shoppen, dann bei McDonald's, schließlich in einem Bistro, wo sie sich ein paar Gläser Bier schmecken ließen. Der gelernte Elektromaschinenbauer arbeitet als Kundendienstmitarbeiter für Haushaltsgeräte, ist allerdings für eine Woche krankgeschrieben. Er ist Alkoholiker und braucht immer öfter Auszeiten, um seinen Rausch auszukurieren. Bei seinem Arbeitgeber ist er ansonsten als solide und zuverlässig bekannt, doch wegen alkoholbedingter Fehlzeiten hat er schon mehrfach Abmahnungen bekommen. Seine Freundin Bertrun G., genannt »Gabi«, ist gelernte Altenpflegerin und seit März arbeitslos. Auch sie ist dem Alkohol zugetan. Anfang 2007 war sie bei der Arbeit angetrunken und fiel mit einem Bewohner des Seniorenheims, in dem sie damals arbeitete, hin. Sie ist schon seit 20 Jahren wegen ihrer Alkoholabhängigkeit in Behandlung, außerdem starke Raucherin. Bei einer Körpergröße von 1,69 Metern wiegt sie gerade mal 51 Kilo. Ingo P. bringt dreißig Kilo mehr auf die Waage. Bertrun G. wohnt eigentlich 700 Meter Luftlinie entfernt in der Wohnung ihres früheren Lebensgefährten und der gemeinsamen Tochter. Aber sie verbringt die meiste Zeit in Ingos Wohnung. Plattenbau, siebter Stock, direkt an der Frankfurter Allee, auf der Tag und Nacht der Verkehr vorbeibraust.

Auch an diesem Abend bleiben die beiden in Ingo P.s Wohnung, sehen fern, trinken Alkohol. »Als ich meinen Pegel erreicht hatte, bin ich ins Bett gegangen«, wird er später vor dem Moabiter Kriminalgericht aussagen. Gabi sei noch im Wohnzimmer vor dem Fernseher sitzen geblieben und später auf der Couch eingeschlafen. Sie verbringt die Nächte häufig auf seiner Couch – zum Leidwesen von Ingo P., der sie lieber bei sich im Bett gehabt hätte.

Sonntag, 13. Mai 2007 (Muttertag), tagsüber
(ca. 11:00–20:00 Uhr), Berlin-Lichtenberg, Wohnung Ingo P.

Ingo P. ist verkatert, als er am nächsten Vormittag aufwacht. Gabi findet er wieder mal schlafend auf seiner Couch vor. Er weckt sie, ruft gegen 13 Uhr seine Mutter an und sagt seinen Muttertagsbesuch zum Mittagessen ab. Er schlägt vor, stattdessen am Nachmittag bei ihr vorbeizukommen. Sein Kopf brummt, er ist immer noch ziemlich betrunken.

Seine Mutter reagiert enttäuscht. »Dann brauchst du gar nicht erst zu kommen«, schimpft sie und macht ihm Vorhaltungen, weil er wohl wieder mal zu viel getrunken habe. Sie kennt sein Alkoholproblem seit langem. Er hat eine enge Beziehung zu ihr, und ihre Vorwürfe machen ihm zu schaffen.

Jedenfalls bleiben Ingo P. und Bertrun G. an diesem Sonntag in seiner Wohnung. Er »bekämpft seinen Kater mit Alkohol«, wird er später aussagen, sie trinkt kräftig mit. Laut seiner Aussage bei der ersten Vernehmung durch den Ermittlungsrichter trinkt Bertrun G. drei Flaschen Wein, er selbst im Verlauf des Tages eine Flasche Schnaps und drei oder vier große Bier. Aber seine Aussagen zu den konsumierten Alkoholmengen variieren beträchtlich, so wie mehr oder weniger alle seine Aussagen bezüglich der Geschehnisse an diesem 13. Mai.

»Jetzt brauche ich ein Bad«, habe Bertrun G. irgendwann um die Mittagszeit gesagt. Er habe versucht, sie davon abzuhalten, »aus Fürsorge«, weil sie zu betrunken gewesen sei und er befürchtet habe, dass sie einschlafen und ertrinken könnte. Aber sie sei bei ihrem Entschluss geblieben und im Bad verschwunden.

Seine Sorge ist keineswegs unbegründet. Gesunde, nüchterne Erwachsene, die ein Vollbad in der Badewanne nehmen, haben von ihrer wässrigen Umgebung nichts zu befürchten. Selbst wenn sie einschlafen sollten, werden sie sofort wieder wach, sobald die Atemöffnungen, Mund und Nase, unter Wasser gelangen und sie Wasser einatmen. Wer jedoch betrunken ein

Vollbad nimmt, geht ein hohes Risiko ein, zu ertrinken. Doch Ingo P. lässt seiner Freundin ihren Willen. Meist ist sie eher still und in sich gekehrt, doch er hat schon mehrfach die Erfahrung gemacht, dass sie ausfallend werden kann, wenn sie in entsprechender Stimmung ist. Und er selbst geht Konflikten lieber aus dem Weg. Also trinkt er allein weiter und sieht fern.

Vom Bad her hört er, wie sie Wasser in die Wanne einlässt und das Radio anstellt. Um 14 Uhr schaltet auf er die Formel-1-Übertragung des Großen Preises von Spanien um. Irgendwann schläft er auf der Couch ein. Später wacht er wieder auf und geht zur geschlossenen Badtür. Gabi hört immer noch Radio, und aus den gedämpften Geräuschen schließt er, dass sie noch in der Wanne sitzt und sich darin bewegt. Zumindest hört es sich für ihn so an.

Er ist betrunken und verkatert, wie fast immer an Sonntagnachmittagen. Eigentlich müsste er jetzt aufhören zu trinken, um morgen früh auf der Arbeit nüchtern zu sein. Aber zum Glück ist er ja noch krankgeschrieben. Er setzt sich wieder auf die Couch, trinkt weiter.

Vielleicht denkt er darüber nach, wie oft er sich selbst schon durch seine Trinkerei ein Bein gestellt hat. Wie viele Beziehungen, in denen er zunächst glücklich war, durch seine unbändige Sucht nach Alkohol wieder zerbrochen sind. Vielleicht denkt er auch an seine inzwischen 20-jährige Tochter, die aus einer Beziehung in den achtziger Jahren hervorgegangen ist und zu der er seit langem kaum mehr Kontakt hat.

Fast alle, mit denen Ingo P. privat zu tun hat, sind im Trinkermilieu zu Hause. Auch Bertrun G. hat er vor drei Monaten in seiner Stammkneipe kennengelernt. Um ihre mittlerweile 15-jährige Tochter kümmert sie sich kaum noch. In ihrem Leben dreht sich fast alles nur um Alkohol. Mehr noch als bei ihm selbst.

Letzte Woche war er zusammen mit ihr bei Gabis Ärztin. Sie hat ihn krankgeschrieben und jedem von ihnen ein Rezept für eine stationäre Alkoholentwöhnungstherapie ausgestellt. Im Grunde wissen sie beide, dass sie dringend etwas gegen ihr Alkoholproblem tun müssen. Aber Ingo P. hat es schon so oft versucht und ist immer wieder rückfällig geworden. Seit er mit Gabi zusammen ist, geht es mit ihm sogar noch schneller bergab. Er trinkt nun noch öfter und noch mehr. Deshalb hat er es am heutigen Muttertag nicht einmal geschafft, seine Mutter zu besuchen. Und anstatt wenigstens mit ihm ins Bett zu gehen, verkriecht sich Gabi jetzt auch noch im Bad.

Dann soll sie meinetwegen in der Wanne verschimmeln, denkt Ingo P., selbst schuld. Anstatt noch mal nach ihr zu sehen, trinkt er weiter, legt sich schließlich wieder hin und schläft ein.

Sonntag, 13. Mai 2007 (Muttertag), abends,
Berlin-Lichtenberg, Wohnung Ingo P.

Erst nach 20 Uhr abends sei ihm plötzlich aufgefallen, dass er Bertrun G. seit längerem nicht mehr gesehen habe, wird Ingo P. später gegenüber den ihn vernehmenden Polizeibeamten beteuern. Er sei ins Bad geeilt und habe eine schreckliche Entdeckung gemacht: Gabi lag in Fötusstellung in der Badewanne, den Kopf unter Wasser. »Meine Gedanken überschlugen sich. Wie eine Puppe ist sie im Wasser geschwommen. Ich war völlig überfordert«, wird er vor Gericht aussagen.

Zunächst habe er ihren Kopf aus dem Wasser gezogen und sie in sitzende Haltung aufgerichtet. Aber sie sei nicht zu sich gekommen, und er sei in Panik geraten. Um 20:24 Uhr alarmiert er den Notruf der Feuerwehr. Telefonisch erhält er die Anweisung, die Frau sofort aus der Wanne zu ziehen, auf den Boden zu legen und Mund-zu-Mund-Beatmung durchzuführen.

Wenige Minuten später trifft der Notarzt in seiner Wohnung ein, kurz darauf folgen Schutzpolizisten und Kriminalbeamte vom VB 1 (Dezernat für Verbrechensbekämpfung). Der Notarzt Dr. V. kann nämlich nur noch den Tod der Bertrun G.

feststellen. Die Leichenstarre ist fast vollständig ausgeprägt. Dr. V. bescheinigt einen »*nicht-natürlichen Tod*«. Kriminaloberkommissarin M. leitet die Ermittlungen. Sie und ihr Kollege K. befragen Ingo P., doch das stellt sich als schwierig heraus. »Ich bin total breit«, erklärt er. Seine Alkoholfahne ist unverkennbar, doch volltrunken ist er nach dem Eindruck der Ermittler keineswegs. »*Er wirkte allenfalls leicht angetrunken*«, vermerkt die Kriminaloberkommissarin in ihrem Protokoll. Jedoch ist er nervlich offenbar extrem angespannt. Ingo P. erklärt, dass Bertrun G. nicht bei ihm gewohnt, sondern ihn nur öfter besucht habe. »Ich habe sie sehr geliebt«, beteuert er und bricht in Tränen aus. »Wir sind beide Alkoholiker. Sie hat nicht nur getrunken, sondern außerdem jede Menge Tabletten geschluckt, aber nie, wenn ich dabei war.«
Auf die Frage, was denn nun eigentlich heute vorgefallen sei, macht Ingo P. widersprüchliche Angaben. In der Nacht auf Sonntag hätten sie beide extrem viel Alkohol getrunken. Sie hätten dann getrennt geschlafen, er in seinem Bett, sie auf der Couch. Zwischen zwölf und 13 Uhr am Sonntagmittag sei er aufgestanden und habe »Gabi« aufgefordert, zu ihm ins Bett zu kommen. »Ich wollte kuscheln, sie wollte zuerst nicht.« Aber dann sei sie doch gekommen.
»Und dann hatten Sie Sex?«, fragt die Oberkommissarin.
Ingo P. sieht sie verständnislos an. »Dann bin ich aufgestanden. Die Formel-1-Übertragung hat doch angefangen. Der Große Preis von Spanien – das musste ich doch sehen.«
»Aber sagten Sie nicht, dass Sie kuscheln wollten?«, hakt Oberkommissar K. nach.
»Massa hat gewonnen«, murmelt Ingo P.
»Daran zweifelt ja niemand, Herr P., aber Ihre Aussage passt vorne und hinten nicht zusammen. Hatten Sie Sex mit Ihrer Freundin, oder haben Sie ferngesehen?«
»Gute Frage«, sagt Ingo P. Er bricht erneut in Tränen aus, geht in sich und liefert dann eine neue Version. »Ich bin schon um elf aufgestanden, so war das. Gabi hat auf der Couch gesessen

und ferngesehen. Sie hat dabei Wein getrunken. Ich habe sie überredet, zu mir ins Bett zu kommen, und da haben wir dann gekuschelt. Ungefähr eine halbe Stunde lang. Dann ist sie eingedöst, und ich bin heimlich aufgestanden, um Formel 1 zu sehen. Massa hat …«

»… gewonnen, das sagten Sie schon«, fällt ihm Oberkommissarin M. ins Wort. »Und in der halben Stunde, in der Sie zusammen im Bett waren, hatten Sie also Sex?«

Ingo P. schüttelt den Kopf. »Nee, hatten wir nicht.«

»Auf dem Wohnzimmertisch liegt eine offene Packung Kondome«, sagt Oberkommissar K. »Wofür haben Sie die gebraucht? Und auf der Couch liegt ein Slip von Ihrer Freundin. Sind Sie sicher, dass Sie heute keinen Sex mit ihr hatten?«

Ingo P. starrt vor sich hin. »Ich weiß nicht«, murmelt er. »Vielleicht doch? Nein, da war nichts.« Wieder schüttelt er den Kopf. »Glaube ich.«

»Sie müssen sich doch erinnern, ob Sie mit Ihrer Freundin sexuell verkehrt haben oder nicht«, insistiert Oberkommissar K.

»Das ist nicht so einfach, wie Sie glauben.« Seine Freundin sei in seiner Wohnung immer nur mit einem Slip oder höchstens noch mit einer Strumpfhose bekleidet herumgelaufen. »Das macht mich an, verstehen Sie?«

Oberkommissar K. nickt. »Und weiter?«

»Heute Vormittag habe ich ihr den Slip mit den Zähnen ausgezogen«, erzählt Ingo P. Und bricht abermals in Tränen aus. Auf die Frage, ob es denn nun zum Sex gekommen sei, weiß er nach wie vor keine klare Antwort. »Die Kondompackung liegt eigentlich immer im Badezimmerschrank. Keine Ahnung, wie die auf den Wohnzimmertisch gekommen ist. Aber wenn ich es mir richtig überlege: Nein, wir hatten keinen Sex. Ich hatte Probleme, steif zu werden. Also haben wir nur so rumgespielt.«

»Wie viel haben Sie und Frau G. denn den Tag über so getrunken?«, fragt die Oberkommissarin.

»Ich hatte einen Viertelliter Weinbrand und drei, vier Flaschen Bier. Gabi hat auch einen Viertelliter Weinbrand getrunken, den hat sie sich immer in den Kaffee gekippt. Außerdem hat sie ununterbrochen Wein getrunken. Und dann hat sie sich ja andauernd irgendwelche starken Pillen eingeschmissen, aber das hat sie immer so gemacht, dass ich nicht sehen konnte, was für ein Zeug sie nimmt.«

Oberkommissar K. hat mittlerweile Bertrun G.s persönliche Sachen in Augenschein genommen. Die einzigen Medikamente in ihrem Rucksack sind ein Päckchen *Paracetamol*, das noch eine von ursprünglich zehn Tabletten enthält, und eine Packung des Antiepileptikums *Rivotril 2*, Füllmenge 40 Tabletten, von denen 32 Stück noch übrig sind.

In ihrem Rucksack findet sich außerdem eine Bescheinigung der Klinik für Neurologie der Charité, ausgestellt Anfang März. Daraus geht hervor, dass Bertrun G. seit 1992 an *kraniozervikaler Dystonie* litt (unwillkürliche abnorme Kopfbewegungen infolge überaktiver Hals- und Nackenmuskeln). Auf dem Computertisch, der in einer Ecke von Ingo P.s Wohnzimmer steht, hat der Oberkommissar außerdem eine Bescheinigung sichergestellt, auf der die Allgemeinmedizinerin Dipl. med. P. ihrer Patientin Bertrun G. ein »*Alkoholentzugssyndrom*« attestiert.

Ingo P. weint jetzt unablässig und beschuldigt sich selbst mit unflätigen Ausdrücken, am Tod seiner geliebten Gabi schuld zu sein – aber nur, weil er »im Vollsuff gepennt« habe, während sie in der Wanne wohl eingeschlafen und ertrunken sei.

Die Ermittler unterbrechen die Befragung und nehmen erst einmal die Tote in Augenschein. Der unbekleidete Leichnam liegt im Bad neben der Wanne auf dem Boden. Die Oberkommissarin nimmt zwei silberfarbene Armkettchen und eine schwarze Halskette mit silberfarbenem Anhänger von der Toten ab und legt die Schmuckstücke auf das Badschränkchen.

»Der Leichnam ist auffallend dünn«, gibt sie zu Protokoll. *»Kopf- und Nasengerüst sind fest [...] der Schädelknochen auf der Stirnseite ist nicht fühlbar beschädigt. Die Augen sind spaltbreit geöffnet, stark blutunterlaufen. [...]*

Der Halsbereich ist unauffällig, jedoch sind Gesicht und Halsbereich leicht bläulich verfärbt. Am rechten Unterarm sind außen zwei ca. 2 x 2 cm große, bläulich violette Hämatome erkennbar, ein gleichartiges befindet sich außen, kurz oberhalb des rechten Ellenbogens.
Beide Unterschenkel weisen diverse, ältere Hämatome auf.
Außerdem ist am linken Oberschenkel ein älteres, fast ringförmiges Hämatom erkennbar, was auf eine mögliche Bissverletzung schließen lässt. Die Haut ist trocken. Waschhautbildung: die Haut an Füßen und Händen deutlich schrumpelig. Die Haare sind nass. Der Leichnam fühlt sich warm an. Die Leichenstarre ist vollständig ausgeprägt. [...]
Die Wassertiefe in der Badewanne beträgt 60–70 cm, die Wanne ist bis zum unteren Rand des oberen Abflusses gefüllt. [...]
Auf Veranlassung der Schichtleitung wird ein Rechtsmediziner hinzugerufen.«

Bevor sie die Befragung fortsetzen, stimmen sich Oberkommissarin M. und ihr Kollege K. kurz ab. Ihnen beiden ist klar, dass Ingo P.s Aussage mit der Auffindesituation in etlichen Punkten nicht übereinstimmt. Angeblich hat er Bertrun G. um kurz vor 20:30 Uhr aus der Wanne gezogen. Doch seine Kleidung ist vollkommen trocken, und auch die Haut der Toten ist nicht einmal mehr feucht. Möglicherweise hat er sie also bereits geraume Zeit vorher aus der Wanne gehievt.

Außerdem ist die Badewanne bis unterhalb des oberen Abflusses mit Wasser gefüllt. Auch wenn der magere Körper von Bertrun G. nur eine vergleichsweise geringe Verdrängungsmasse besitzt, hätte der Wasserstand deutlich niedriger sein müssen, nachdem Ingo P. sie aus der Wanne gezogen hatte. Möglicherweise hat er also anschließend – aus welchen Gründen auch immer – Wasser nachfließen lassen. Jetzt jedenfalls ist der Wasserhahn vollständig abgedreht.

Des Weiteren weist die Tote frische Hämatome an der Außenseite des rechten Unterarms auf. Dabei könnte es sich um Abwehrverletzungen handeln.

Überdies ist den Ermittlern aufgefallen, dass auf dem Beistelltisch im Wohnzimmer ein zerrissenes Foto des Opfers liegt. Und schließlich gibt es in der Wohnung nur ein WC, und das befindet sich im Bad. Wie kann es sein, dass Ingo P. nach eigener Aussage zwar drei oder vier große Bier getrunken hat, aber von 13 Uhr bis nach 20 Uhr kein einziges Mal das WC aufsuchen musste?

Es gibt also noch erheblichen Gesprächsbedarf. Und einen sichtlich derangierten Hinterbliebenen, der auf ein und dieselbe Frage praktisch jedes Mal eine andere Antwort gibt.

»Sie haben die Frau doch geliebt«, sagt die Oberkommissarin, nachdem die Ermittler ins Wohnzimmer zurückgekehrt sind. Ingo P. sitzt auf der Couch und starrt auf den ausgeschalteten Fernseher. »Wieso haben Sie sie dann sieben Stunden lang im Bad allein gelassen? Obwohl Ihnen bewusst war, dass sie sich in einer gefährlichen Situation befand?«

Ingo P. windet sich. »Ich habe gar nicht mitbekommen, dass sie baden gegangen ist.«

»Das haben Sie uns eben aber ganz anders dargestellt«, wendet Oberkommissar K. ein.

Ingo P. kratzt sich am Kopf. »Wenn ich genauer darüber nachdenke – doch, sie hat was gesagt. Dass sie schnell noch baden und anschließend ihren Vater besuchen wollte. Ich hab mich dann ins Bett gelegt. Irgendwann bin ich aufgewacht und wollte nach ihr sehen. Aber da habe ich es aus dem Bad plätschern gehört. Also alles in Ordnung bei ihr, habe ich mir gesagt. Ich wollte ja auch ihre Intimsphäre nicht verletzen. Außerdem bin ich dann wieder eingeschlafen.«

Als er das nächste Mal aufgewacht sei, habe er wieder in Richtung Bad gelauscht, diesmal aber nichts gehört. »Kein Plätschern, kein Radio. Da habe ich mir gedacht, jetzt will sie sich entspannen. Da wollte ich doch auch nicht stören.« Erst als er beim dritten Mal wieder nichts von ihr gehört habe, sei er stutzig geworden. Er sei ins Bad gegangen und habe sie so aufgefunden wie vorhin geschildert: in Rückenlage, den Kopf unter Wasser, die Beine etwas angezogen »wie ein Fötus«. Er habe ihren Kopf aus dem Wasser gezogen, dann den Notruf alarmiert und nach dessen Anweisungen gehandelt. Aber das habe er den Ermittlern ja alles schon erzählt. »Für mich war sie da noch am Leben. Ich habe sie extra vorsichtig aus der Wanne gehoben, um ihr nicht weh zu tun. Ich habe auch Mund-zu-Mund-Beatmung versucht, aber ich habe ihren Mund nicht aufbekommen.«

»Das lag wohl daran, dass die Leichenstarre schon eingesetzt hatte«, wirft Oberkommissar K. ein.

»Leichenstarre? Sie hat sich warm angefühlt, sie war noch am Leben!«

Oberkommissarin M. beschließt, das Thema zu wechseln. »Wann war das jeweils, dass Sie aufgewacht sind und nach Ihrer Freundin sehen wollten? In welchen Zeitabständen so ungefähr?«

Ingo P. grübelt vor sich hin, schüttelt dann den Kopf. »Keine Ahnung.«

»Nachdem Sie Frau G. aus der Wanne herausgeholt hatten, haben Sie da am Wasserstand etwas verändert?«, fragt Oberkommissar K.

»Ich hab das Wasser abgelassen«, antwortet Ingo P., nachdem er erneut in sich gegangen ist.

Sonderlich überzeugt von seiner Behauptung wirkt er allerdings nicht. Und das aus gutem Grund: Das Badewasser war ja nicht abgelassen, sondern stand im Gegenteil so hoch, dass Wasser über den Abfluss hätte herauslaufen müssen, wenn sich Frau G. bei diesem Füllstand in der Wanne befunden hätte. *Es war deutlich, dass Herr P. kein Wasser aus der Wanne abgelassen hatte«*, vermerkt die Oberkommissarin im Protokoll, *»er wurde dazu nicht nochmals befragt.«*

Deutlich ist für die Ermittler allerdings auch, dass Ingo P. schlicht zu weggetreten war, um sich an alle Einzelheiten zu erinnern.

»Und das Radio habe ich ausgeschaltet«, behauptet er außerdem.

»Das Radio im Bad?«, vergewissert sich die Oberkommissarin.

Ingo P. nickt.

»Haben Sie die Lautstärke verändert?«

Ingo P. verneint. Er habe nur auf den Ein/Aus-Knopf gedrückt.

»Dann können wir ja gleich mal überprüfen, ob Sie vom Wohnzimmer aus ein Plätschern gehört haben können. Bleiben Sie sitzen, Herr P.«

Ingo P. will sich hochstemmen, sackt in die Couch zurück. Die beiden Ermittler gehen ins Bad. Dort schaltet Oberkommissar K. das Radio ein und schließt die Tür. Vorher hat seine Kollegin die Schutzpolizisten, die den Tatort sichern, entsprechend instruiert: Sie sollen sich im Wohnzimmer postieren – einer bei der Couch, einer im Schlafbereich – und darauf achten, ob über die Radiomusik hinaus Geräusche durch die geschlossene Badezimmertür dringen.

Oberkommissar K. schlägt mit seiner Hand, die in einem Einweghandschuh steckt, kräftig auf die Wasseroberfläche. Das Plätschern ist im Bad deutlich zu hören, obwohl aus dem Radio Schlagermusik dudelt.

Oberkommissarin M. öffnet die Badezimmertür. »Was haben Sie gehört?«, fragt sie die beiden Uniformierten.

»Nur Musik«, erklären sie übereinstimmend.

Sie nimmt erneut im Wohnbereich bei Ingo P. Platz. »Sie können von der Schlafnische am anderen Ende des Zimmers kein Plätschern gehört haben«, führt sie ihm vor Augen.

Ingo P. grübelt vor sich hin. »Das habe ich mir dann wohl nur eingebildet.«

»Ihre Freundin hat ein merkwürdiges Hämatom am Oberschenkel«, wechselt die Oberkommissarin erneut das Thema. »Einen Bluterguss, kreisrund, mit Abdrücken wie von Zähnen. Haben Sie eine Erklärung dafür?«

Ingo P. nickt heftig. »Ich hab sie beim Sex gebissen!« Für einen Moment wirkt er geradezu lebhaft. Dann sinkt er wieder in sich zusammen. »Wo die anderen blauen Flecken herkommen, weiß ich nicht«, antwortet er auf Nachfrage. »Sie hatte ständig überall blaue Flecken, keine Ahnung, warum. Von mir jedenfalls nicht. Ich hab Gabi geliebt. Wir hatten nie Streit, da können Sie fragen, wen Sie wollen.«

»Das werden wir tun, Herr P.«, wirft Oberkommissar K. ein. »Wir werden Ihre Nachbarn befragen, ob es bei Ihnen in der Wohnung auch mal laut geworden ist.«

»Laut ist es schon mal geworden, Herr Kommissar. Aber nur, wenn wir Sex hatten. Dann haben wir immer unsere Lust herausgebrüllt. Das hat uns beide so was von geil gemacht!«

»Sie waren also nicht wütend auf Frau G.?«

»Nein, wieso denn?«

»Und warum haben Sie dann das Foto von ihr zerrissen?« Oberkommissarin M. zeigt ihm den durchsichtigen Beweismittelbeutel, in dem sie die Schnipsel des zerfetzten Fotos asserviert haben.

»Ach, das«, sagt Ingo P. »Das hat Gabi gemacht. Das Bild hat ihr nicht gefallen. Sie fand, dass sie darauf nicht gut aussehen würde. Deshalb hat sie es gestern in Stücke gerissen.«

Während die Schutzpolizisten in der Wohnung bleiben, klingeln die Ermittler bei den direkten Nachbarn von Ingo P. Beide erklären, dass sie keinerlei laute Geräusche aus der Wohnung von Ingo P. gehört hätten. Mittlerweile ist es nach 23 Uhr.

Sonntag, 13. Mai 2007 (Muttertag), 23:40 Uhr, Berlin-Lichtenberg, Wohnung Ingo P.

Um 23:40 Uhr trifft Dr. V. ein, Rechtsmediziner am Rechtsmedizinischen Institut der Charité. Auch Dr. V. fällt auf, dass *der Leichnam weitgehend getrocknet* ist. Er misst die Körperkerntemperatur der Toten (33°C), die Wassertemperatur in der Wanne (31,1 °C) und die Umgebungstemperatur des Leichnams (24,9 °C).

»Keine Verletzungen, keine Stauungsblutungen«, vermerkt er in seinem Leichenfundortbericht. *»Aus Mund und Nase läuft etwas wässrig-rötliche Flüssigkeit ab. An den Gliedmaßen unterschiedlich alte Unterblutungen, am linken Oberschenkel ein rundliches Hämatom, bei dem es sich nach Angaben des Lebensgefährten, Herrn P., um einen älteren Biss handeln soll.«* Auf Nachfrage der Ermittler gibt der Rechtsmediziner *»eine Liegezeit um sechs Stunden (vorbehaltlich weiterer Präzisierung nach Ermittlung des Körpergewichtes) an«* und *»empfiehlt eine Obduktion zur vollständigen Klärung der Todesursache, wobei sich bis jetzt keine Hinweise für eine Gewalt von fremder Hand finden«.*

Beim jetzigen Erkenntnisstand lässt sich also weder beweisen noch ausschließen, dass Ingo P. beim Tod von Bertrun G. in irgendeiner Weise nachgeholfen hat. Weiterer Aufschluss über das Geschehen in seiner Wohnung am Muttertag ist von Ingo P. selbst allem Anschein nach nur in begrenztem Umfang zu erwarten – sei es, weil er etwas zu verbergen hat oder weil sein Erinnerungsvermögen alkoholbedingt getrübt ist. Um herauszufinden, was wirklich passiert ist, müssen die Ermittler also auf die in solchen Fällen wirksamste Waffe der Strafverfolgungsbehörden setzen – die rechtsmedizinische Obduktion.

»Der Leichnam wurde vom Leichentransportdienst der Rechtsmedizin übernommen«, vermerkt die Oberkommissarin, *»der Leichenbegleitschein wurde gefertigt [...]. Eine Obduktion wird angeregt, da es sich um einen Tod in der Badewanne handelt und um eine Fremdschuld tatsächlich sicher ausschließen zu können.«*

Montag, 14. Mai 2007, 0:30 Uhr,
Berlin-Lichtenberg, Frankfurter Allee, Café Galaxy

Als der Leichnam von Bertrun G. abtransportiert ist und die Polizisten sich von Ingo P. verabschiedet haben, ist es bereits nach Mitternacht. Ingo P. ist fix und fertig, aber was er jetzt am dringendsten braucht, ist nicht Schlaf, sondern Schnaps. Er wartet ungeduldig, bis der Streifenwagen und der Zivil-Pkw der beiden Kriminalbeamten abgefahren sind, dann macht er sich auf zu seiner Stammkneipe.

Das Galaxy ist bei Trinkern mit großem Durst und kleinem Geldbeutel beliebt. Die Kneipe in der Frankfurter Allee hat Ingo P. auch mit Gabi häufig aufgesucht. *»Bestelle drei Drinks, bezahle zwei«,* lautet eines der typischen Angebote des Galaxy.

Einem Zechkumpan namens Sven R. vertraut sich Ingo P. zu fortgeschrittener Stunde an. »Meine Gabi ist tot! Und ich bin schuld!« Er bricht in Tränen aus. Zunächst kommt Sven R. nicht auf die Idee, dass Ingo seine Freundin gewaltsam getötet haben könnte. Er glaubt, sein gleichaltriger Kumpel mache sich Vorwürfe, weil er nicht rechtzeitig nach ihr gesehen habe, so dass sie in der Wanne eingeschlafen und ertrunken sei. Sven R. kannte Gabi auch, sie haben so manchen Schnaps zusammen gekippt. Nun trauert er mit Ingo, hat selbst Tränen in den Augen, versucht ein ums andere Mal, den dicken Kloß in seinem Hals runterzuspülen. »Mensch, Ingo, so schnell kann alles vorbei sein!«

Montag, 14. Mai 2007, 1:30 Uhr,
Berlin-Pankow, Wohnung Sven R.

Ingo P. ist so derangiert, dass Sven R. beschließt, ihn mit in seine Wohnung zu nehmen. Er kann seinen Kumpel in diesem Zustand nicht sich selbst überlassen. Also fahren sie nach Pankow, wo Sven R. ein Einzimmerapartment bewohnt. Er zündet Kerzen an, sie trauern und trinken zusammen weiter, »auf Gabi, die einzige Frau, die ich jemals geliebt habe«, bringt Ingo P. unter Tränen hervor.

Schließlich macht er eine Bemerkung, die Sven R. trotz seiner erheblichen Alkoholisierung aufschrecken lässt: »Ich hätte das nicht tun sollen!«, bricht es aus Ingo P. heraus. »Das ist meine Schuld, verdammt noch mal!«

»Wie meinst du das?«, fragt Sven R. nach. »Was ist deine Schuld, Ingo?«

Doch aus seinem Kumpel ist nichts Verständliches mehr herauszubekommen. Die Augen fallen ihm zu, der Kopf sinkt ihm auf die Brust.

Sven R. aber geht Ingo P.s Selbstanklage nicht mehr aus dem Kopf. ›Ich hätte das nicht tun sollen!‹ Wie soll er das schon gemeint haben?, fragt sich Sven R. Er hat mir gegenüber damit zugegeben, dass er Gabi umgebracht hat!

Sven R. überzeugt sich davon, dass Ingo P. tief und fest schläft, und verlässt leise seine Wohnung.

Montag, 14. Mai 2007, 2:15 Uhr,
Berlin-Pankow, Alabama-Bar

In der nahe gelegenen Alabama-Bar bestellt sich Sven R. erst einmal ein Bier und einen Schnaps. Dann ruft er die Polizei an. »Ich muss etwas melden«, erklärt er, allerdings mit so schwerer Zunge, dass der diensthabende Beamte Mühe hat, ihn zu verstehen. Nach einigem Hin und Her kann Sven R. zumindest mitteilen, wo er sich gerade aufhält. Und dass er möglicherweise von einem Tötungsdelikt Kenntnis erlangt hat.

»Ich schicke eine Streife vorbei, bleiben Sie, wo Sie sind«, fordert der Polizeibeamte ihn auf.

Sven R. ist zu diesem Zeitpunkt so betrunken, dass ein Ortswechsel für ihn ohnehin nicht in Betracht kommt. Er klammert sich an seinen Barhocker und ordert weitere Alkoholika, um sich für das Gespräch mit den Streifenpolizisten zu stärken.

Die Fußstreife, die um kurz vor drei Uhr nachts im Alabama eintrifft, findet Sven R. in hochgradig alkoholisiertem Zustand vor. Er artikuliert so undeutlich, dass die Polizisten ihn immer wieder auffordern müssen, seine Aussagen zu wiederholen. Eine gewisse Gabi, Freundin von Ingo P., wohnhaft Frankfurter Allee, sei am Vorabend in der Wohnung von Ingo P. in dessen Badewanne tot aufgefunden worden, bekommen sie nach und nach aus ihm heraus. Besagter Ingo P. habe ihm vor weniger als einer Stunde gestanden, *»dass er eventuell Mitschuld an dem Tod seiner Freundin trage. Weitere verwertbare Erkenntnisse zum Sachverhalt konnten nicht erlangt werden«*, heißt es im Protokoll der Streifenpolizisten. *»Eine ordentliche Vernehmung des R. war aufgrund seines Alkoholisierungsgrades nicht möglich.«*

Die Wahrscheinlichkeit, dass es sich bei der Selbstanklage des Lebensgefährten von Bertrun G. um mehr als nur um alkoholbedingte Phantastereien handelt, ist gleichwohl hoch, wie jeder erfahrene Polizeibeamte weiß.

Gefährlicher Badespaß

Wer sich in alkoholisiertem und/oder durch Betäubungsmittel sediertem Zustand ein Vollbad in der Badewanne genehmigt, geht je nach dem Grad seiner Intoxikation ein nicht unerhebliches Risiko ein, einzuschlafen und zu ertrinken. Allein im Jahr 2012 starben hierzulande immerhin 60 Menschen den Tod in der Badewanne. Oftmals steckt hinter solchen vermeintlichen Badeunfällen in der heimischen Wanne aber doch noch etwas anderes. Kaum irgendwo lässt sich ein Tötungsdelikt leichter verdecken als bei einem vermeintlichen Badewannenunfall.

Bei angeblichen tödlichen Unfällen im heimischen Umfeld handelt es sich in Wirklichkeit nicht selten um Fälle häuslicher Gewalt mit tödlichem Ausgang. Wenn das Opfer weiblich ist und zum Geschehenszeitpunkt mit seinem männlichen Partner allein in der Wohnung war, ist die Wahrscheinlichkeit einer verkappten Beziehungstat sogar relativ hoch.

Eine repräsentative Untersuchung zu Gewalt gegen Frauen in Deutschland, die 2004 im Auftrag des Bundesministeriums für Familie, Senioren, Frauen und Jugend durchgeführt wurde, brachte erschreckende Zahlen ans Licht: Von den insgesamt 10 264 Frauen (ab dem 16. Lebensjahr), die für die Studie befragt wurden, berichteten mehr als 60 Prozent, dass sie mehrmals oder häufig häusliche Gewalthandlungen (körperliche und/oder sexuelle Gewalt) erlebt hätten. Aus einem Bericht des Bundeskriminalamts geht hervor, dass im Jahr 2015 in Deutschland 104 290 Frauen Opfer von Gewalt in der Partnerschaft wurden. Bei rund zwei Drittel (65 800) der Fälle handelte es sich um vorsätzliche einfache Körperverletzung, in immerhin 331 Fällen um Mord oder Totschlag. Die Dunkelziffer bei häuslicher Gewalt ist nach Ansicht von BKA-Chef Münch noch weitaus höher – viele Opfer schweigen aus Angst oder Scham.

Gewalt in Partnerschaften geht zumeist, aber keineswegs immer von den Männern aus, die in der Regel körperlich überlegen sind. 82 Prozent der Opfer häuslicher Gewalt waren laut BKA im Jahr 2015 Frauen, 18 Prozent Männer.

Auch gewaltsames Ertränken in der heimischen Badewanne kommt im Spektrum häuslicher Gewalttaten keineswegs selten vor; die Opfer sind allerdings überwiegend Neugeborene oder Kinder. Für Kleinkinder bis zu zwei Jahren ist die Badewanne ohnehin ein extrem gefährlicher Ort. Wenn sie mit ihrem im Verhältnis zum Körper schweren Kopf vornüber ins Wasser fallen, können sie sich oft aus eigener Kraft nicht mehr aufrichten. Wasser gerät in ihre Nase, sie hören reflexartig auf zu atmen, still und leise tritt der Tod ein. Für Kinder dieser

Altersgruppe ist das Ertrinken in der Badewanne nach Angaben der Kinderschutzorganisation European Child Safety Alliance (ECSA) sogar der häufigste tödliche Unfall. In wie vielen Fällen dabei ein Elternteil möglicherweise nachgeholfen hat, ließe sich nur durch sorgfältige Untersuchung seitens entsprechend geschulter Ermittler und Rechtsmediziner klären – doch oft genug bleibt es bei der einfachen Leichenschau durch den Hausarzt, der weder über die notwendige Schulung noch über die erforderliche Distanz zu den Hinterbliebenen verfügt.

Aber nicht nur Kleinkinder sind gefährdet, durch gewaltsames Ertränken in der Badewanne umzukommen, auch für gesunde Erwachsene kann die heimische Wanne ein gefährlicher Ort sein, wenn ihnen nahestehende Personen Übles im Schilde führen.

Für einen tödlichen Angriff genügt es, die Beine des Badenden unerwartet anzuheben. Entsprechende Modellversuche ergaben, »*dass es bei großen, breiten Badewannen tatsächlich schwer ist, sich bei einer derartigen Überrumpelung zu wehren*«. Der Kopf gerät tief unter Wasser, bevor sich das Opfer an den Rändern der Wanne anklammern kann. Ausgelöst durch vegetative Reflexe, die durch das Eindringen von Wasser in Mund und Nase sowie durch den Wasserdruck auf sensible Bereiche der Gesichtshaut verursacht werden, tritt schlagartig Bewusstlosigkeit und damit ein Zustand von Hilflosigkeit ein, in dem die Betroffenen ertrinken. Die vermeintlichen Unfallopfer weisen typische Ertrinkungssymptome auf, während Zeichen von Gegenwehr in der Regel völlig fehlen.

Eine Untersuchung von Mainzer Rechtsmedizinern ergab, dass immerhin acht von 49 der von ihnen analysierten Badewannentodesfälle auf vorsätzliche Tötung zurückgingen. In sieben dieser acht Fälle waren die Opfer allerdings erst nach der Tat in die Badewanne gelegt worden, um einen Ertrinkungstod vorzutäuschen. »*Die Untersuchung eines Toten aus der Badewanne ist eine der schwierigsten rechtsmedizinischen*

Aufgaben überhaupt«, konstatieren meine Kollegen Professor Riepert und Professor Rittner in ihrer Studie, die 1999 in der Fachzeitschrift *Rechtsmedizin* veröffentlicht wurde.

Berühmt wurde der Fall eines britischen Heiratsschwindlers namens George Joseph Smith, der Anfang des 20. Jahrhunderts drei seiner mindestens sieben bigamistisch geehelichten Gattinnen in der Badewanne ermordete. Division Detective Inspector Arthur Neil kam dem Serienmörder durch den Brief eines Pensionsbetreibers in Blackpool auf die Spur, in dessen Herberge kurz vor Weihnachten 1914 eine Mrs. Alice Smith in der Badewanne verstorben und von ihrem Ehemann, dem besagten Mr. Smith, gefunden worden war. Der Pensionswirt hatte eine Zeitungsmeldung zu diesem Vorfall und einen zweiten Zeitungsausschnitt beigefügt, laut dem eine Mrs. Margaret Lloyd in ihrer Wohnung gleichfalls in der Badewanne verstorben war. Auch sie war von ihrem Ehemann aufgefunden worden, ziemlich genau ein Jahr vor dem Tod der unglücklichen Mrs. Smith.

Der Briefschreiber regte an, die beiden verdächtig ähnlichen Vorfälle polizeilich zu untersuchen. Detective Inspector Neil ging der Sache nach, sprach mit dem Leichenschauer und nahm auch die Wanne in Augenschein, in der Mrs. Smith das Zeitliche gesegnet hatte. Der Leichenschauer verneinte, Zeichen von Gewalt an der Toten entdeckt zu haben, abgesehen von einem kleinen Hämatom am Ellenbogen. Und mit einer Länge von 1,27 Metern schien die Wanne entschieden zu klein für einen Ertrinkungstod zu sein.

Detective Inspector Neil ermittelte weiter und fand rasch heraus, dass es sich bei Mr. Lloyd und Mr. Smith um ein und dieselbe Person handelte. Der Mann zog als Heiratsschwindler durchs Land, brachte die Frauen dazu, Lebensversicherungen auf ihn abzuschließen oder ihn als Alleinerben einzusetzen, und kassierte jeweils ein Vermögen, wenn sie kurz darauf in der Badewanne verstarben. Nur – wie stellte er das an?

Licht ins Dunkel brachte schließlich der berühmte Rechtsmediziner Bernard Spilsbury, der als Berater des englischen Innenministeriums tätig war und in besonderen Fällen die Polizei direkt unterstützte. Er ließ die Leiche von Margaret Lloyd exhumieren und obduzierte sie. Dabei fand er heraus, dass die Anzeichen für Ertrinken nur wenig ausgeprägt waren. Symptome einer Herz- oder Kreislauferkrankung gab es nicht, aber die Befunde sprachen für einen fast augenblicklichen Tod wie bei einem Herzinfarkt oder einem Gehirnschlag.

Obwohl die Exhumierung diskret erfolgt war, bekam die Presse davon Wind. Nach entsprechenden Zeitungsberichten schickte der Polizeichef eines Badeorts in Kent Detective Inspector Neil einen Bericht aus dem Jahr 1910, in dem ein weiterer Todesfall nach genau dem gleichen Muster geschildert wurde.

Auch dieses Opfer, Mrs. Beatrice Williams, war von ihrem Ehemann tot in der Badewanne aufgefunden worden, die er zuvor sogar eigens für sie gemietet hatte – Badewannen gehörten damals noch nicht in jedem Hotel zum üblichen Standard. Mr. Smith alias Williams hatte seine Frau Beatrice zu einem örtlichen Arzt gebracht, da sie angeblich einen epileptischen Anfall erlitten hatte. Sie selbst klagte jedoch nur über Kopfschmerzen, gegen die der Arzt ihr ein Medikament verschrieb. Zu seinem Erstaunen erfuhr er tags darauf von Mr. Williams, dass Beatrice in der Badewanne ertrunken sei. Er eilte ins Hotel, fand die Frau in der Wanne, mit dem Kopf unter Wasser, in Rückenlage und die Beine ausgestreckt. Anzeichen von Gewalt fand der Arzt bei der Leichenschau nicht. Er bescheinigte Tod durch Ertrinken infolge eines epileptischen Anfalls – und der Ehemann nahm die knapp 2600 Pfund in Empfang, die ihm ein nur fünf Tage zuvor aufgesetztes Testament als dem Alleinerben zusprach.

Die mysteriöse Serie ließ Bernard Spilsbury, der als Rechtsmediziner seiner Zeit voraus war und diesbezüglich im Vereinigten Königreich neue Maßstäbe setzte, keine Ruhe. Selbst wenn es zutreffen sollte, dass Beatrice Williams in der Badewanne einen epileptischen Anfall bekommen hatte, überlegte er, wie könnte eine Frau von 1,70 Meter Körperlänge dabei in einer Wanne von 1,52 Meter Länge ertrinken? Die Symptomatik eines epileptischen Anfalls besteht im ersten Stadium in einer Versteifung und Streckung des ganzen Körpers. Dadurch hätte der Kopf nicht etwa unter Wasser geraten, sondern am Kopfende der Wanne aus dem Wasser geschoben werden müssen. Die heftigen Spasmen der Gliedmaßen im zweiten Stadium hätten gleichfalls verhindert, dass die Frau mit dem Kopf unter Wasser gelangt wäre. Und selbst die Muskelentspannung im dritten Stadium des epileptischen Anfalls hätte nicht zum Ertrinken führen können, grübelte Spilsbury, dafür war die Wanne schlichtweg zu klein.

Nachdem er wochenlang darüber nachgedacht hatte, kam ihm schließlich eine Eingebung. »Angenommen, Smith hat so getan, als wollte er seine angeblich geliebte Ehefrau im Bade necken«, sagte er zu Detective Inspector. »Dann könnte er ihre Füße gepackt und ruckartig nach oben gezogen haben, so dass ihr Kopf unvermittelt unter Wasser geriet. Möglicherweise hat das plötzliche Eindringen von Wasser in Nase und Kehle sie in einen Schockzustand versetzt. Das wäre jedenfalls eine plausible Erklärung dafür, dass es keine Abwehrverletzungen und nur geringe Ertrinkungszeichen gibt.«

Um herauszufinden, ob Spilsburys Theorie stichhaltig war, stellte Detective Inspector Neil ein gewagtes Experiment an. Er bat eine erfahrene Taucherin und Wettkampfschwimmerin, deren Größe und Statur denjenigen des Opfers entsprachen, in der mit Wasser gefüllten Wanne Platz zu nehmen, in der Mrs. Williams tot aufgefunden worden war. Wie Spilsbury es vorgeschlagen hatte, zog er überraschend an ihren Füßen, so dass ihr Kopf unter Wasser geriet. Zu seinem Entsetzen verlor sie augenblicklich das Bewusstsein und bewegte sich nicht mehr. Rasch zogen Spilsbury und er sie aus der Wanne, aber sie mussten die Frau wiederbeleben. Damit war bewiesen, dass Smith seine Opfer auf diese Weise getötet haben konnte –

schließlich hatte sich sogar eine trainierte Sportlerin, die auf den Angriff vorbereitet gewesen war, in dieser Position in der Badewanne als wehrlos erwiesen.

Nachdem Spilsbury und Neil so den *Modus operandi* rekonstruiert hatten, wurde George Joseph Smith am 1. Juli 1915 von der Jury für schuldig befunden und zum Tode verurteilt. Er starb am 13. August desselben Jahres im Gefängnis von Maidstone – allerdings nicht in der Badewanne, sondern durch den Strang.

Doch nun zurück zum Fall Bertrun G. Dass die arbeitslose, alkoholabhängige Altenpflegerin ihres Erbes wegen getötet worden sein könnte, ziehen die Ermittler gewiss nicht in Betracht. Doch für die Vermutung, dass dem vermeintlichen Unfalltod häusliche Gewalt zugrunde liegen könnte, sprechen einschlägige Statistiken, berühmte Kriminalfälle wie der des Serienmörders George Joseph Smith und auch die allgemeine rechtsmedizinische Erfahrung. Als sich Ingo P. selbst bezichtigt, »Schuld« am Tod seiner Lebensgefährtin zu tragen, untermauert er nur den Verdacht, den Ermittler und Rechtsmediziner bei einem Szenario wie diesem ohnehin schon hegen.

Mittwoch, 16. Mai 2007, Berlin-Moabit,
Institut für Rechtsmedizin der Charité

Die Obduktion von Bertrun G. führe ich drei Tage später zusammen mit meinem Mitarbeiter Dr. Sven H. im Institut für Rechtsmedizin der Charité durch. Da bis dahin noch kein konkreter Verdacht auf ein Tötungsdelikt beziehungsweise Gewalteinwirkung durch fremde Hand besteht, erfolgt keine Sofortobduktion der Toten. Der Leichnam wird im »normalen Tagesgeschäft« obduziert, erst drei Tage nachdem Ingo P. seine Lebensgefährtin angeblich leblos in der Badewanne treibend aufgefunden hatte. Die Obduktion wird routinemäßig, wie in solchen Fällen üblich, »zum Ausschluss einer Fremdschuld am Tode der Betroffenen« durchgeführt.

Die Verstorbene ist bei einer Körpergröße von 1,69 Metern und einem Gewicht von lediglich 51 Kilogramm deutlich untergewichtig. An äußeren Verletzungen weist sie in der Gesichtshaut direkt unter der Unterlippe und an der Rückseite des linken Ohrläppchens jeweils mehrere wenige Millimeter lange, oberflächliche, kratzerförmige Hautabschürfungen auf. Diese Kratzer interpretieren wir von ihrem Erscheinungsbild her als frisch, also erst kurze Zeit vor dem Tode entstanden. Ferner zeigen sich die bereits bei der kriminalpolizeilichen Leichenschau dokumentierten zwei frischen Hämatome am rechten Unterarm, die zwei und drei Zentimeter messen und an der Ellenseite lokalisiert sind. Die Kopfschwarte ist im Hinterhauptbereich dickschichtig frisch unterblutet, was auf einen heftigen Anstoß des Hinterkopfes der Frau gegen etwas Hartes oder einen Schlag auf ihren Hinterkopf noch zu Lebzeiten spricht, als ihr Herz noch schlug und das Blut in ihrem Blutkreislauf verteilte. An der Außenseite beider Oberschenkel stellen wir zudem mehrere teils hufeisenförmige, teils fast kreisrunde Hauteinblutungen unterschiedlichen Alters fest, die jeweils bis zu vier Zentimeter messen und die wir als Bissmarken klassifizieren. Mit dieser Feststellung konfrontiert, wird Ingo P. später angeben, dass er seiner Lebensgefährtin die Bisse beim Sex zugefügt habe.

Anzeichen von Gewalteinwirkung gegen den Hals sind bei unserer äußeren Leichenschau zunächst nicht zu erkennen. Bei der Obduktion stellen wir jedoch *»fleckförmige Blutungen der vorderen oberflächlichen und tiefen Halsmuskeln, eine umschriebene dunkelrot-schwarze, feucht glänzende Einblutung in das Weichgewebe in der Umgebung des linken großen Zungenbeinhorns sowie eine frische Unterblutung der korrespondierenden Schleimhaut des Rachens«* fest, die unzweifelhaft nur einen Schluss zulassen: Es wurde noch zu Lebzeiten massive Gewalt gegen den Hals von Bertrun G. ausgeübt.

Zungenbein und Kehlkopf der Verstorbenen sind zwar unverletzt – was in diesem Fall nicht weiter verwundert, da diese Strukturen bei der 36 Jahre alt gewordenen Frau noch knorpelig angelegt und nicht – wie bei älteren Menschen – bereits verknöchert und damit fragiler sind. Allerdings wird der wegweisende und für das weitere Strafverfahren entscheidende Befund der Verletzungen der Halsweichteile durch *»gruppierte, teils verwässerte Stauungsblutungen an den Lid- und Augenbindehäuten«* bekräftigt. Stauungsblutungen an dieser Stelle belegen eine Strangulation in Form einer erheblichen Kompression der Halsweichteile kurz vor dem Tod der Frau.

In unserem Sektionsgutachten heißt es: *»Krankhafte Veränderungen der inneren Organe, die den Todeseintritt ursächlich oder mitursächlich hervorgerufen haben, fanden sich ausdrücklich nicht. Trotz des den Obduzenten von Seiten der Ermittlungsbehörden mitgeteilten schweren, jahrelangen Alkoholkonsums zeigten sich Leber und Bauchspeicheldrüse im Rahmen der Obduktion unauffällig, so dass ein Leberversagen oder eine Bauchspeicheldrüsenentzündung für das Ableben von Frau G. nicht in Betracht kommen.«* In der Zusammenschau, so urteilen wir abschließend, sprechen die erhobenen Befunde für *»eine Halskompression durch fremde Hand«*, somit für *»gewaltsames Ersticken«* als Todesursache. *»Hierbei kommen sowohl Formen komprimierender Gewalt auf den Hals, ein Verschließen beziehungsweise Zuhalten der äußeren Atemöffnungen (für das die unter der Unterlippe festgestellten Abschürfungen sprechen), als auch letztlich eine Kombination aus beidem in Betracht. Befunde, wie sie regelmäßig beim Ertrinken beobachtet werden, sind im Rahmen der Obduktion von Frau G. nicht festgestellt worden.«*

Die toxikologische Untersuchung ergibt, dass Bertrun G. 3,2 Promille Alkohol im Blut hatte. *»Somit bestand zum Zeitpunkt des Todeseintrittes eine sehr starke alkoholische Beeinflussung, die zu einer deutlichen Abnahme der Reaktions- und Handlungsfähigkeit geführt haben dürfte.«*

Dass die Frau an einer Alkoholintoxikation verstorben war, konnten wir aufgrund ihrer Vorgeschichte als trinkgewohnte Schwerstalkoholikerin ausschließen. Die Wirkung des Alkohols, auch die tödliche, ist im Wesentlichen von der Alkoholgewöhnung (der Mediziner spricht auch von »Alkoholtoleranz«) abhängig. Alkoholiker vom Schlage Bertrun G. überleben regelmäßig Alkoholpegel von 4 Promille, wie es die klinische Erfahrung mit dieser speziellen Klientel zeigt. Was allerdings nicht bedeutet, dass der ganz erheblichen Alkoholisierung von Bertrun G. keine entscheidende Rolle zugekommen wäre. Ihre Reaktionsfähigkeit und ihre körpereigenen Schutzreflexe – wogegen auch immer – waren zum Zeitpunkt ihres Todes in der Badewanne in jedem Fall erheblich eingeschränkt.

Mittwoch, 16. Mai 2007, Berlin-Tiergarten, LKA-Gebäude Keithstraße

Für Oberkommissarin M. steht aufgrund unserer Obduktionsbefunde fest, dass Bertrun G. durch »gewaltsames Ersticken« zu Tode gekommen ist. Jemand muss vor ihrem Tod »Gewalt gegen den Hals« von Bertrun G. ausgeübt haben oder ihr gewaltsam Nase und Mund zugehalten haben. Oder vielleicht auch beides. Für die Oberkommissarin ist aufgrund ihrer Ermittlungen auch zweifelsfrei bewiesen, dass außer Bertrun G. und Ingo P. im fraglichen Zeitraum niemand in dessen Wohnung war. Damit steht Ingo P. als dringend Tatverdächtiger nun vollends im Fokus der weiteren Ermittlungen. Unmittelbar nachdem die Ermittler unser Obduktionsgutachten gelesen haben, lassen sie Ingo P. von Schutzpolizisten in seiner Wohnung abholen und ins LKA-Gebäude in der Keithstraße bringen, wo er erneut vernommen wird.

»Können Sie sich vorstellen, was die Obduktion ergeben hat?«, fragt ihn Oberkommissarin M.

»Nee, kann ich nicht«, gibt Ingo P. zurück. »Ich kann es mir nicht vorstellen. Ich habe sie so in meiner Wanne gefunden.« Er ist in Schweiß gebadet. Ständig wischt er sich die Hände an der Hose ab.

Die Ermittler konfrontieren ihn mit den Obduktionsbefunden. »Ihre Freundin wurde gewaltsam erstickt«, halten sie ihm vor. »Jemand muss sie gewürgt haben – und außer Ihnen beiden war nach Ihren eigenen Angaben niemand in Ihrer Wohnung. Ist Ihnen klar, was das bedeutet, Herr P.? Sie waren als Einziger mit in der Wohnung, als Ihre Freundin noch am Leben war. Also erzählen Sie uns jetzt, was sich wirklich abgespielt hat.«

Der Maschinenbauer schüttelt den Kopf. »Das war ich nicht. Ich habe sie nicht am Hals gepackt. So was würde ich niemals tun. Ich kann mir nicht erklären, wo sie diese Verletzungen herhat.«

Aber alles Lamentieren und Unschuldbeteuern ist vergeblich. Ingo P. wird vorläufig festgenommen und in Polizeigewahrsam verbracht.

Donnerstag, 17. Mai 2007, Berlin-Tiergarten, LKA-Gebäude

Am Tag nach seiner vorläufigen Festnahme erhält Ingo P. noch einmal Gelegenheit, sich zu den gegen ihn erhobenen Vorwürfen zu äußern.

»Hat es vor dem Tod von Bertrun G. eine Auseinandersetzung zwischen Ihnen gegeben?«, fragt ihn Oberkommissarin M.

Ingo P. ist den Tränen nahe. »Ich weiß es nicht«, sagt er. »Ich kann mich an nichts erinnern. Aber wenn es so ist, wie Sie sagen, dann kann ich es mir nur so vorstellen, dass ich irgendwann mal ins Bad gegangen bin und vielleicht verärgert war, dass sie dort so lange geblieben ist. Vielleicht habe ich sie dann am Hals gepackt und geschüttelt. Ich kann mich aber nicht daran erinnern.«

»Denken Sie noch einmal darüber nach«, fordert ihn die Ermittlerin auf. »Alle Fakten sprechen hier gegen Ihre Schilderung. Was ist denn geschehen?«

»Das war ein Unglück«, antwortet Ingo P. dieses Mal, nachdem er kurz überlegt hat. »Ich bin ins Bad gegangen, vermutlich als ich zum zweiten Mal aufgewacht war und sie gehört hatte. ›Komm jetzt raus‹, habe ich zu ihr gesagt, und dann habe ich zugedrückt, so am Hals, aber nur aus Quatsch. Und dann bin ich wieder schlafen gegangen.«

»Können Sie sich daran erinnern, ob Bertrun sich in irgendeiner Form gewehrt oder etwas gesagt hat?«

Ingo P. wischt sich den Schweiß von der Stirn. »Ich glaube, sie war eingeschlafen, und ich wollte sie wach rütteln. So muss es gewesen sein – ich erinnere mich zu fünfzig Prozent an diese Situation.«

»Hat sie in irgendeiner Weise reagiert?«

»Nein. Und da habe ich gedacht: Lass sie weiterschlafen, und bin auch wieder schlafen gegangen.«

Aus der Beweislage, insbesondere den Obduktionsbefunden, ergibt sich gegen Ingo P. der dringende Tatverdacht, den Tod von Bertrun G. verursacht zu haben. Daher veranlasst die Staatsanwaltschaft seine Vorführung vor den Ermittlungsrichter des Amtsgerichts Tiergarten (Bereitschaftsgericht) und beantragt Haftbefehl gegen Ingo P.

Donnerstag, 17. Mai 2007, Berlin-Tiergarten, Amtsgericht

Die Vernehmung durch den Ermittlungsrichter findet noch am selben Tag statt. Nach seiner rechtlichen Belehrung liefert Ingo P. eine weitere Version des mutmaßlichen Geschehens am Tattag. Sein Erinnerungsvermögen scheint zumindest teilweise wiederhergestellt zu sein.

»Etwa gegen 18 Uhr bin ich ins Bad gegangen, um nach ihr zu sehen«, gibt er zu Protokoll. *»Ich fand sie schlafend in der*

Wanne. Da habe ich ihr an den Hals gefasst und habe sie mit
beiden Händen gewürgt, für meine Begriffe nicht doll, aber es
muss ja wohl zu doll gewesen sein. Dabei wollte ich sie erschre-
cken oder sie aufwecken, um sie zurück ins Bett zu holen, das
weiß ich nicht mehr genau. Von ihr kam keine Reaktion.«
Aufgrund dieser Aussage entspricht der Ermittlungsrichter
dem Antrag der Staatsanwaltschaft und erlässt Haftbefehl gegen Ingo P. Er wird in die Justizvollzugsanstalt Berlin-Moabit
verbracht, wo er bis zur Eröffnung des Gerichtsverfahrens gegen ihn in Untersuchungshaft verbleibt.

Freitag, 25. Mai 2007, Berlin-Tiergarten, Amtsgericht

Acht Tage nach seiner Verhaftung erhält Ingo P. nochmals Gelegenheit, sich zur Sache zu äußern. Der Ermittlungsrichter
fragt ihn, ob er nun ein »Bild von der Situation« besitze, die
zum Tod von Bertrun G. geführt habe.
»Habe ich nicht, habe ich wirklich nicht«, antwortet Ingo P.
»Was haben Sie empfunden, als Sie zu Ihrer Lebensgefährtin
ins Bad gegangen sind?«
»Das kann ich auch nicht sagen. Ich kann mich nur erinnern,
dass ich unheimlich betrunken war.«
»Aber Sie erinnern sich an die eigentliche Tat?«, hakt der Ermittlungsrichter nach.
»Dazu kann ich Ihnen überhaupt nichts sagen«, gibt Ingo P.
zurück. Er wirkt nach wie vor niedergedrückt. Das Schuldbe-
wusstsein steht ihm ins Gesicht geschrieben. »Ich muss es ja
gewesen sein«, fährt er zögernd fort, »es war ja kein anderer
da. Ich weiß nicht, wie ich ihr die Finger um den Hals gelegt
habe, ich weiß es nicht. Aber es muss ja so gewesen sein, wenn
die Indizien so aussehen. Ich habe nie vorgehabt, Bertrun weh
zu tun.«
Er beginnt zu weinen. »Nie im Leben!«, stößt er hervor. »Mir
wäre entschieden wohler, wenn ich wüsste, was da passiert ist.

Aber ich weiß nicht, was ich von ihr wollte. Ich wurde erst wieder klar, als ich sie in der Wanne liegen sah. Aber das war ja irgendwann viel später. Da war ich schlagartig wieder klar im Kopf. Da wusste ich, was ich tun musste. Wenn ich eine Straftat hätte vertuschen wollen, hätte ich mich doch ganz anders verhalten. Das war ein Unfall, ein richtiger Unfall.«

»Sie sagen also, als Sie den Notruf alarmiert hatten, waren Sie wieder klar? Dann erklären Sie uns doch bitte mal, Herr P., warum Ihre tote Freundin ganz trocken war, als der Notarzt zehn Minuten nach Ihrem Anruf bei Ihnen eingetroffen ist.«

Ingo P. schüttelt den Kopf. »Das weiß ich auch nicht, wie sie trocken sein konnte. Habe ich sie vielleicht abgetrocknet? Lag da ein Handtuch?«

Dienstag, 3. Juli 2007, Staatsanwaltschaft Berlin

Auch wenn der Angeschuldigte erneut beträchtliche Gedächtnislücken hat oder solche vielleicht auch nur vorgibt, ist der Sachverhalt aus staatsanwaltlicher Sicht eindeutig. Nur zweieinhalb Monate nach seiner Festnahme wird Ingo P. *»angeklagt, in Berlin-Lichtenberg am 13. Mai 2007 einen Menschen getötet zu haben, ohne Mörder zu sein«.* Die Staatsanwaltschaft geht also davon aus, dass Ingo P. den Tod von Gertrun G. vorsätzlich herbeigeführt hat, seine Tat jedoch keines der strafgesetzlich definierten Mordmerkmale (wie Heimtücke oder Grausamkeit) erfüllt.

»Dem Angeschuldigten wird Folgendes zur Last gelegt«, heißt es in der Schwurgerichtsanklageschrift. *»Am Tattag zwischen 17:00 Uhr und 20:35 Uhr ging der Angeschuldigte in seiner Wohnung in das Badezimmer, in welchem seine Lebensgefährtin, die spätere Geschädigte Bertrun G., in der Wanne ein Bad nahm. Entweder aus Verärgerung darüber, dass sich die Geschädigte G. längere Zeit in dem Bad aufhielt, oder weil er die Geschädigte G. ›erschrecken‹ wollte oder weil er die Geschä-*

digte G. ›wecken‹ wollte, umfasste der Angeschuldigte mit bei-
den Händen den Hals seiner Lebensgefährtin und drückte die
Hände zumindest mit bedingtem Tötungsvorsatz derart stark
zusammen, dass die Geschädigte aufgrund der Halskompressi-
on unmittelbar darauf erstickte. [...]
Der dringende Tatverdacht gegen den Angeschuldigten ergibt
sich aufgrund des Ergebnisses der rechtsmedizinischen Untersu-
chungen, den Angaben des Angeschuldigten – soweit diesen ge-
folgt werden kann – sowie dem übrigen Ermittlungsergebnis.«

Mittwoch, 31. Oktober 2007, Berlin,
Moabiter Kriminalgericht, 29. Große Strafkammer

Ingo P. muss sich vor Gericht verantworten. Am zweiten Ver-
handlungstag räumt er ein, dass er zwischendurch einmal bei
Bertrun G. im Badezimmer gewesen sei.
»Sehr, sehr lange« sei Bertrun schon im Bad gewesen, sagt er,
als er gegen 16 Uhr oder 16:30 Uhr nach ihr gesehen habe. »Ich
habe mir Sorgen gemacht und wollte sie dazu bewegen, das
Baden zu beenden.« Als er ins Bad kam, saß sie aufrecht in der
Wanne. »Jetzt komm doch mal da raus«, habe er gesagt.
Bertrun G. sei normalerweise eher verschlossen und in sich
gekehrt gewesen. Umso schockierter sei er gewesen, als sie ihn
angeschrien habe: »Fick dich doch selber, du Arsch!«
Er sei wütend geworden, so ein Beziehungsniveau sei für ihn
inakzeptabel. Für ihn habe es sich angehört, als unterstelle sie
ihm, seine Sorge um sie vorzutäuschen, obwohl er in Wahrheit
nur Sex mit ihr haben wollte. Er habe sie am Hals gepackt und
»fünf bis zehn Sekunden geschüttelt«. Sie sei mit dem Hinterkopf gegen die Armaturen gestoßen, habe sich weder gewehrt
noch irgendetwas gesagt. »Sie hat mich gekränkt und gedemü-
tigt, deshalb wollte ich sie wohl verletzen. Aber ich wollte sie
doch um Gottes willen nicht umbringen. An so etwas habe ich
doch im Traum nicht gedacht!«

Der psychiatrische Gutachter Dr. K., der den Angeklagten untersucht hat, wird vor Gericht gleichfalls angehört. Er erklärt, dass Ingo P. zum Tatzeitpunkt am Muttertag innerlich angespannt gewesen sei infolge der Auseinandersetzung mit seiner Mutter, zu der er trotz seiner 44 Jahre eine enge, fast noch kindliche Bindung habe. Außerdem habe er zum fraglichen Zeitpunkt mindestens 2 Promille Alkoholgehalt im Blut gehabt. Seine Steuerungsfähigkeit sei also erheblich eingeschränkt gewesen – wenn auch nicht so sehr wie die Handlungs- und Reaktionsfähigkeit von Bertrun G., deren Blutalkoholgehalt sogar 3,2 Promille betrug. Der Angeklagte sei jedoch imstande gewesen, zu erkennen, dass die stark betrunkene und möglicherweise bewusstlose Bertrun G. nach seiner Attacke in akuter Gefahr war, in der Wanne zu ertrinken.

Nach dem kurzen, impulsiven Übergriff auf »Gabi« habe er sich umgedreht, ohne noch einmal nach ihr zu sehen, räumt Ingo P. nun ein. Er habe das Bad verlassen und sei zurück in den Schlafbereich seines Apartments gegangen, um dort weiterzuschlafen.

Die Vorsitzende Richterin D. hakt nach: »Das ist schon wieder eine neue Version. Ist das nun eine ›echte Erinnerung‹?«

»Für mein Empfinden ist das eine echte Erinnerung«, antwortet der Angeklagte. »Ich kam für meine Begriffe langsam dahinter«, fügt er vieldeutig hinzu.

Aber auf die Frage, was genau vorgefallen sei, wisse er immer noch keine Antwort. »Es bleibt keine andere Möglichkeit, als dass ich damit in Verbindung stehe«, sagt er.

Montag, 5. November 2007, Berlin,
Moabiter Kriminalgericht, 29. Große Strafkammer

Am dritten Verhandlungstag werden zahlreiche Zeugen vernommen, Notarzt und Rechtsmediziner werden als Sachverständige gehört.

Der Zechkumpan Sven R. wiederholt seine Aussage, die er bereits bei der Polizei zu Protokoll gegeben hat. »Ick hab noch mitgeheult mit dem Arsch«, erregt er sich in Erinnerung an den Abend im Galaxy und später bei ihm zu Hause. Doch im Lauf der Nacht sei er misstrauisch geworden. Ingo habe ein auffällig schlechtes Gewissen gehabt und »schweißnasse Hände«. *Vielleicht hat er doch nachgeholfen bei Gabis Tod,* habe er sich gesagt. Deshalb habe er schließlich seine Beobachtungen bei der Polizei gemeldet.

Gleich zwei Rechtsmediziner und eine Toxikologin vom Institut für Rechtsmedizin der Charité sagen vor Gericht aus. Es hat einen Angriff gegen den Hals der Verstorbenen gegeben, erklären meine Mitarbeiter übereinstimmend, aber keinesfalls ein »massives, minutenlanges Würgen«. Äußerliche Spuren einer Gewalteinwirkung gegen den Hals waren bei der Leichenschau nicht auszumachen. Entsprechend unseren Obduktionsbefunden halten sie es für denkbar, dass Bertrun G. bewusstlos wurde und daraufhin in der Wanne ertrank, auch wenn das durch die Obduktionsbefunde nicht sicher belegt werden konnte.

Rechtsmediziner Dr. Klaus V. erklärt auf Befragen Ingo P.s Behauptung für plausibel, dass er Bertrun G. erst nach 20:00 Uhr reglos in der Badewanne aufgefunden habe. Aus seiner Sicht »spricht zumindest nichts dagegen, dass sie um 20:15 Uhr gefunden wurde«.

Rechtsmediziner Dr. Sven H. hält als Todesursache eine gewaltsame Halskompression zwar für »sehr wahrscheinlich«, aber auch er gelangt zu dem Schluss: »Es kommt auch ein Ertrinken nach dem Überleben des Angriffes gegen den Hals der

Verstorbenen in Betracht. Und es steht nicht einmal fest, dass sie infolge des Würgens das Bewusstsein verloren hat. Bertrun G. war Epileptikerin. Möglich ist auch, dass sie aufgrund ihrer Epilepsie plötzlich verstarb.« Ob es einen epileptischen Anfall gab, lässt sich jedoch nicht mehr feststellen. »Das entzieht sich dem Nachweis. Denn ein *Status epilepticus*, also ein besonders lang andauernder und heftiger Krampfanfall, der tödlich enden kann, lässt sich bei der Obduktion nicht sicher nachweisen.«

Die Toxikologin Sieglinde H. trägt als Sachverständige schließlich vor: »Das Handlungsvermögen von Bertrun G. war stark eingeschränkt, da sie rund 3,2 Promille Alkohol im Blut hatte.«

Auch die Kriminalbeamten, die den Geschehensort in Augenschein genommen hatten, werden von der Vorsitzenden Richterin befragt. Sie schildern die Ungereimtheiten, die ihnen vor Ort aufgefallen waren: Ingo P.s trockene Kleidung, die gleichfalls trockene Haut der Toten, die randvoll mit Wasser gefüllte Wanne, das zerrissene Foto auf dem Beistelltisch und schließlich der Umstand, dass vom Wohnzimmer aus keine Badegeräusche vernehmbar waren, auch wenn der Angeklagte ein »Plätschern« gehört haben wollte. Die Ermittler berichten zudem von ihren Erkenntnissen über das soziale Umfeld des Opfers und des Angeklagten. Aber etliche Zeugen schildern auch, dass Ingo P. mit seiner Freundin »gut umgegangen« sei.

**Mittwoch, 14. November 2007, Berlin,
Moabiter Kriminalgericht, 29. Große Strafkammer**

Nach Würdigung aller Beweismittel wird Ingo P. der Körperverletzung mit Todesfolge in einem minder schweren Fall (§ 227 StGB) schuldig gesprochen und zu vier Jahren Haft verurteilt. In der Urteilsbegründung charakterisiert die Vorsitzende Richterin Ingo P. als »überdurchschnittlich intelligenten« Mann, der beruflich erfolgreich und sozial unauffällig sei, jedoch seit vielen Jahren ein Alkoholproblem habe. Ingo P. habe seinen Alkoholismus so weit im Griff gehabt, dass er nie angetrunken auf der Arbeit erschienen sei. Er habe jedoch regelmäßig bis zum »Filmriss« getrunken, wodurch seine Beziehungen zu Frauen ebenso regelmäßig in die Brüche gingen. Nachdem er wegen Autofahrens in stark alkoholisiertem Zustand zwischenzeitlich seine Fahrerlaubnis verloren hatte, blieb er für ein halbes Jahr trocken, wurde dann jedoch wieder rückfällig. Auch seine letzte länger andauernde Beziehung wurde im November 2004 von seiner damaligen Partnerin beendet, da sich Ingo P. vor allem an den Wochenenden bis zur Bewusstlosigkeit betrank.

Aufgrund des psychiatrischen Gutachtens von Dr. K. bescheinigt die Richterin Ingo P., dass er mit seinen (zum Tatzeitpunkt) 44 Jahren *die Loslösung von seiner Ursprungsfamilie und insbesondere seiner Mutter noch nicht vollzogen hat. Er ist ein eher weicher Mensch, der gerne offenen Auseinandersetzungen ausweicht, sich auch vor Anstrengungen scheut und der den mit dieser Haltung verbundenen Konflikten in das Vergessen unter Alkohol ausweicht.«*

Zugunsten des Angeklagten wertet das Gericht, dass Ingo P. nicht vorbestraft ist, das Geschehen eingeräumt und *»sich – wenn auch vergebens – noch um Rettung bemüht«* hat. *»Er bereut seine Tat und leidet unter den Folgen.«* Zu seinen Lasten schlägt jedoch zu Buche, *»dass der Angeklagte auf ein körperlich unterlegenes, hilf- und wehrloses Opfer einen Angriff ausgeübt hat [...]. Zudem ist das Maß der Fahrlässigkeit hinsichtlich der herbeigeführten Todesfolge ganz erheblich.«*

Als minder schweren Fall sieht das Gericht die Tat allein wegen der *»nicht ausschließbaren erheblichen Alkoholisierung des Angeklagten zur Tatzeit, die zu einer nicht ausschließbaren erheblichen Minderung der Schuldfähigkeit gemäß § 21 StGB führte«*. Da der psychiatrische Gutachter Ingo P. *»eine Alkoholabhängigkeit mit Ausbildung einer körperlichen Abhängigkeit von erheblichem Krankheitswert«* bescheinigt hat, ist nach Überzeugung des Gerichts *»von einer weiteren Gefährdung«*

wie auch von »*einer Gefährlichkeit des Angeklagten*« auszugehen, solange er seinen Alkoholismus nicht in den Griff bekommt. Daher ordnet das Gericht »*die Unterbringung des
Angeklagten in der Entziehungsanstalt*« an, wo er Gelegenheit
haben werde, »*zu einer durchgreifend konstruktiven Gestal-
tung seiner Biographie zu finden*«.

Diese Gelegenheit wird Bertrun G. definitiv nicht mehr haben.
Selbst die Chance, nach Jahrzehnten der Alkoholabhängigkeit
trocken zu werden, hat Ingo P. ihr unwiderruflich geraubt. Insofern war es womöglich ein unbewusster Akt von »Undoing«,
von symbolischer Wiedergutmachung, als er zumindest ihren
toten Körper noch mit einem Handtuch trockenrieb. Aber das
ist nur eine Spekulation – im Gegensatz zu den Obduktionsbefunden, die Ingo P. der Tötung seiner Lebensgefährtin über-
führten.

Abgestürzt

Die Vorstellung, sich über die Erde erheben zu können, hat die Menschheit schon auf frühen Kulturstufen fasziniert. Der Herrscher von Babylon befahl den berühmt-berüchtigten »Turmbau zu Babel«; Pharaonen und Maya-Könige ließen Pyramiden in den Himmel wachsen; bis heute überbieten Staaten, Städte und Architekten einander mit immer höheren Wolkenkratzern.

Mit den Visionen von triumphalem Aufstieg ging aber stets auch die Angst vor dem Absturz einher – im buchstäblichen und heutzutage mehr noch im übertragenen Sinn. Die Boulevardmedien begleiten Stars und Sternchen, Politiker und erfolgreiche Unternehmer bei ihrem jeweiligen Aufstieg zu Ruhm und Reichtum – und sie sind genauso dabei, wenn die Gipfelstürmer von gestern durch Skandale oder Pleiten den sozialen, künstlerischen und finanziellen Absturz erleiden.

Wenn Berühmtheiten aus dem Fenster fallen

Besonders sinnfällig wird dieser Zusammenhang, wenn V.I.P.s auf der Höhe ihres Ruhms und ihrer Macht – oder auch angesichts sinkender Berühmtheit – durch einen Fenstersturz aus dem Leben scheiden. Wie beispielsweise der alternde Schlagersänger Rex Gildo, der nach glamourösen Jahrzehnten Ende der neunziger Jahre nur noch zu bescheidenen Provinzevents eingeladen wurde. Am Abend des 23. Oktobers 1999, nach einem Auftritt in einem Möbelhaus im hessischen Bad Vilbel, sprang er von seiner Münchner Wohnung aus in den Tod. Sogar der Umstand, dass die Wohnung nur im zweiten Stock lag, passt ins Bild, denn seinen Absturz von einstigen Höhen des Ruhms und Reichtums hatte Rex Gildo zu diesem Zeitpunkt größtenteils schon hinter sich. Sein Fahrer und Lebensgefährte Dave alarmierte den Notarzt, der den 63-Jährigen noch lebend antraf, aber nicht mehr retten konnte. Drei Tage später starb Alexander Ludwig Hirtreiter, wie Rex Gildo im bürgerlichen Leben hieß, an seinen schweren inneren Verletzungen. Auch wenn es Gerüchte gab, dass der 37 Jahre jüngere Lebensgefährte des gefallenen Stars bei dem Sturz nachgeholfen haben könnte, befand der Leitende Oberstaatsanwalt nach eingehenden Ermittlungen: »Eindeutig Suizid.«

Ein tragischer Unfall war dagegen der Fenstersturz, der dem erst vierjährigen Conor, Sohn des britischen Rockmusikers Eric Clapton, am 20. März 1991 das Leben kostete. Der kleine Conor wohnte mit seiner Mutter Lori und deren Freund im 53. Stock eines Hochhauses in New York. Im Wohnzimmer gab es bodentiefe Fenster, die durch keine Brüstung gesichert waren. Nachdem der Hausmeister die Fenster nach dem Putzen offen gelassen und das Kindermädchen einen Moment lang nicht aufgepasst hatte, rannte der Junge beim Versteckspielen »*in das Zimmer und geradewegs aus dem Fenster*«, wie Clapton in seiner Autobiographie schreibt. »*Er stürzte neunundvierzig Stockwerke tief und landete auf dem Dach eines vierstöckigen Nebengebäudes.*«

Der Tod seines über alles geliebten kleinen Sohnes stürzte Clapton in eine tiefe Lebenskrise, aus der er sich nicht zuletzt durch seine Musik wieder befreite. Der Song *Tears in Heaven*, den er zur Verarbeitung seiner Trauer komponierte, ist umso ergreifender, wenn man den biographischen Hintergrund kennt.

Ein tödlicher Fenstersturz ist in jedem Fall tragisch und oftmals auch grauenerregend. Doch glücklicherweise haben Sturzgeschehen nur selten so fatale Folgen wie im Fall eines 25-Jährigen, den wir im Frühjahr 2017 im Institut für Rechtsmedizin der Charité obduzieren mussten. Der junge Mann war so unglücklich aus dem achten Stock eines Wohnhauses

gestürzt, dass er mit dem Unterleib auf dem Gartenzaun gelandet und von dessen Metallspitzen aufgespießt worden war.
Als ob das allein nicht schon furchtbar genug gewesen wäre,
gelang es den hinzugerufenen Rettungskräften der Feuerwehr
nicht, den jungen Mann aus seiner entsetzlichen Lage zu be-
freien. Daher blieb ihnen nichts anderes übrig, als mit einem
Trennschleifer drei jeweils daumendicke Metallstreben des
Gartenzaunes durchzuflexen. Der Unglückliche verstarb,
noch bevor die Bergungsarbeiten beendet waren.

Ein Beispiel, dass es für die Beteiligten auch glimpflich ausgehen kann, ist das Ereignis, das als Prager Fenstersturz in die
Geschichte eingegangen ist: Am 23. Mai 1618 warfen protes-
tantische Standesvertreter die Statthalter des böhmischen Kö-
nigs, Jaroslav Borsita Graf von Martinitz und Wilhelm Slavata,
sowie den Kanzleisekretär Philipp Fabricius aus einem Fenster
in der Prager Burg. Sie fielen etwa 17 Meter tief in den Burg-
graben und zogen sich ernsthafte Verletzungen zu, überlebten
jedoch alle drei. Dennoch war es indirekt einer der tödlichsten
(Fenster-)Stürze in der Geschichte der Menschheit: Der Prager Fenstersturz gilt als Auslöser des Dreißigjährigen Kriegs,
der von 1618 bis 1648 in Mitteleuropa wütete und Millionen
Menschen das Leben kostete.

**Dienstag, 24. September 2013, 0:33 Uhr, Berlin-Prenzlauer Berg,
Bötzowstraße / Ecke Käthe-Niederkirchner-Straße**

Der Bötzowkiez im Berliner Stadtteil Prenzlauer Berg ist bei
Medienschaffenden und bei jungen Familien gleichermaßen
beliebt. Sanierte Altbauten versprühen Gründerzeitcharme,
Cafés und Gaststätten reihen sich aneinander, aber anders als
auf den Vergnügungsmeilen im benachbarten Friedrichshain
ist die Atmosphäre hier im Kiez eher beschaulich. Wochentags
um Mitternacht sind in der Käthe-Niederkirchner-Straße nur
noch wenige Autos und Fußgänger unterwegs.

Um kurz nach halb eins hat der Taxifahrer Konstantin S. gerade eine Kundin an der Ecke Bötzowstraße abgesetzt. Sabine Z., er hat ihren Namen auf der EC-Karte gelesen, mit der sie bezahlt hat. Er beobachtet, wie die etwa vierzigjährige Frau die Käthe-Niederkirchner-Straße überquert und auf Haus Nummer 18 zugeht. Die Fassade des vierstöckigen Altbaus ist eingerüstet. Vor dem Haus ist ein Bereich von etwa zwölf mal drei Metern durch einen Bauzaun abgetrennt. Direkt neben der Haustür steht ein – wohl für den Sperrmüll bestimmter – alter Herd.

Während Sabine Z. in ihrer Handtasche nach dem Schlüssel sucht, bemerkt Konstantin S. plötzlich einen Mann in seinem rechten Seitenspiegel. Der Unbekannte ist von hochaufgeschossener Gestalt. Wie aus dem Nichts ist er bei der rechten hinteren Tür seines Taxis aufgetaucht. Im ersten Moment glaubt Konstantin S., es sei ein neuer Fahrgast, der in sein Taxi einsteigen will.

Aber der Mann bewegt sich um den Wagen herum und überquert eilends die Straße. Mit schnellen Schritten läuft er auf Haus Nummer 18 zu.

Konstantin S. will eigentlich zum nächsten Taxistand weiterfahren, aber das Verhalten des Mannes lässt ihn zögern. Der Unbekannte ist etwa Mitte vierzig, deutlich über eins achtzig groß und auffällig schlank. Im Rennen rudert er mit den Armen. Dazu ruft er etwas, aber wegen des laufenden Dieselmotors kann Konstantin S. nichts verstehen.

Sabine Z. hat den schwarz gekleideten Mann inzwischen auch bemerkt. Hektisch schiebt sie den Schlüssel ins Türschloss und schließt auf. Der Mann ist nur noch zwei Schritte von ihr entfernt, als sie ins Haus tritt und die Tür hinter sich schleunigst wieder schließt.

Konstantin S. schaltet den Motor seines Taxis ab und steigt aus. Der schwarz gekleidete Mann ist mittlerweile bei der Haustür. »Lass mich rein!«, ruft er und trommelt mit den Fäusten gegen die Tür.

Als die Haustür geschlossen bleibt, steigt er auf den alten Herd und schwingt sich von dort auf das unterste Brett des Baugerüsts. Geschickt klettert er auf der Leiter, die am Gestänge angebracht ist, auf das nächsthöhere Brett.

»Hey, was machen Sie da?«, ruft Konstantin S. ihm zu. »Kommen Sie da runter!«

»Ich bin kein Einbrecher!«, antwortet der Fassadenkletterer, ohne innezuhalten.

Schon klettert er zur nächsten Etage hoch. Der ist irre schnell, denkt Konstantin S. Er sieht ihm hinterher, neben seinem Taxi stehend, bis er den schwarz gekleideten Kletterer im Dunkeln aus den Augen verliert. Soll er den Vorfall bei der Polizei melden? Das bringt eigentlich nur Ärger und Verdienstausfall, sagt sich der Taxiunternehmer, gibt sich dann aber doch einen Ruck. Er fischt sein Handy aus der Jackentasche und alarmiert den Notruf. Es ist 0:37 Uhr.

Gerade hat sich der Beamte in der Leitzentrale gemeldet, da verschlägt es Konstantin S. die Sprache. »Warten Sie mal«, bringt er mit Mühe hervor.

Vor dem Gerüst auf der anderen Straßenseite fliegt ein Körper durch die Luft, in vier bis fünf Meter Höhe. Mit dumpfem Klatschen schlägt er auf dem Asphalt auf, in dem Abschnitt vor dem Gerüst, der durch den Bauzaun abgesperrt ist.

Das gibt's nicht, denkt Konstantin S. Stotternd berichtet er dem Beamten in der Notrufzentrale, was er beobachtet hat. Gleichzeitig rennt er über die Straße, zwängt sich durch eine Lücke im Bauzaun und beugt sich über den reglosen Körper. Im ersten Schreck hat er geglaubt, es wäre Sabine Z., seine Kundin, die der Fremde überwältigt und aus dem Fenster geworfen hatte. Aber jetzt erkennt er: Das Opfer ist derselbe großgewachsene Mann, der eben das Gerüst hochgeklettert war.

Er liegt in Bauchlage auf dem Pflaster, Arme und Beine in grotesken Verrenkungen abgewinkelt. Seine Füße zeigen in Richtung des Hauses, in das er aus irgendeinem Grund unbedingt gelangen wollte. Arme und Kopf sind nach Süden ausgerichtet, zum nahe gelegenen Volkspark Friedrichshain.

»Der Mann lebt«, sagt Konstantin S. ins Telefon. »Können Sie mich verstehen?«, fragt er den Schwerverletzten. Der zuckt noch einmal krampfhaft am ganzen Körper, dann zeigt er keine Reaktion mehr.

Mit zitternder Stimme berichtet Konstantin S. dem Beamten in der Notrufzentrale, was sich abgespielt hat. »Ich glaube, er ist tot«, sagt er.

Der diensthabende Beamte fordert ihn auf, den Verletzten auf keinen Fall zu bewegen. »Warten Sie an Ort und Stelle auf das Eintreffen der Einsatzkräfte«, weist er Konstantin S. an.

Was ist hier eigentlich passiert, überlegt der Taxifahrer, während er sich mit wackligen Knien aufrichtet. Ist der Mann aus Versehen vom Gerüst gefallen, oder wurde er womöglich hinabgestürzt? Oder wollte er sich das Leben nehmen? Den Eindruck machte er eigentlich nicht. Er wirkte voller Tatendrang, wie er da hochgeklettert ist. Und was hat die Frau wohl damit zu tun – Sabine Z., mit der zusammen er offenbar ins Haus gelangen wollte?

Vielleicht stand der Kerl ja unter Drogen oder litt unter Wahnvorstellungen, grübelt Konstantin S. In Berlin gibt es nichts, was es nicht gibt. Aber so eine Szene erlebt auch ein Hauptstadt-Taxifahrer nicht alle Tage.

Dienstag, 24. September 2013, 0:48 Uhr, Berlin-Prenzlauer Berg, Käthe-Niederkirchner-Straße / Ecke Bötzowstraße

Wenige Minuten nach dem Notruf treffen ein Notarztwagen und zwei Streifenwagen mit Einsatzkräften ein. Polizeioberkommissar H. ordnet an, den Geschehensort abzusperren.

Dr. K., der Notarzt, und ein Sanitäter drehen den Körper in Rückenlage. Dr. K. kann nur noch den Tod des Mannes feststellen. Bei dem Sturz hat er sich schwerste Verletzungen zugezogen, eine offene Schädelfraktur, eine Fraktur des Mittelgesichts, ein stumpfes Bauchtrauma und einen Beckenbruch. Der Mediziner weist Oberkommissar H. auf die Totenflecken als sicheres Zeichen des Todes hin, die bereits beginnen, sich auf der Körpervorderseite auszuprägen. Auf dem Totenschein attestiert er eine *»nicht-natürliche Todesart«*.

Die Sanitäter legen den Leichnam auf die Trage und bringen ihn in den Rettungswagen. Auf Weisung von Oberkommissar H. nimmt sein junger Kollege, Kommissar F., die Leichenbesichtigung vor. Hierfür entkleidet er den Toten, indem er die Kleidungsstücke nacheinander zerschneidet.

Der Verstorbene ist mit einer schwarzen Fleecejacke bekleidet, einem langärmligen, schwarz-braun-weiß karierten Hemd, schwarzen Jeans mit schwarzem Gürtel, schwarzem Slip, schwarzen Socken sowie braunen Outdoor-Schuhen. In der rechten Hosentasche findet sich ein Schlüsselbund mit zwölf Schlüsseln, den Kommissar F. in einem Beweismittelbeutel asserviert. Ansonsten sind die Taschen des Toten leer. Dokumente, die Aufschluss über seine Identität geben würden, trägt er nicht bei sich. Der Tote hat noch keine grauen Haare. Wegen der entstellenden Gesichtsverletzungen lässt sich sein Alter nur ungenau schätzen. Zwischen 30 und 50 Jahren, denkt Kommissar F.

Er betastet den Leichnam und gibt seine Beobachtungen zu Protokoll. *»Der Schädel ist deformiert, die linke Stirnseite zertrümmert. Der Hinterkopf fühlt sich fest an«*, spricht er unter anderem in das Aufnahmegerät. Bei Inaugenscheinnahme der Hände des Toten vermerkt er: *»Die Nägel sind kurz und gepflegt.«*

Warum hat er außer dem Schlüsselbund nichts bei sich, kein Geld, keine Papiere, überlegt der Kommissar. Um seine Identität zu verschleiern? Und warum war er dunkel gekleidet? Um im Dunkeln nicht aufzufallen? Natürlich kann es für all das auch banale Erklärungen geben, aber zunächst einmal wirft der tödliche Sturz – oder Sprung? – zahlreiche Fragen auf. Der Mann macht jedenfalls einen gepflegten Eindruck. Keine Injektionseinstiche, denkt Kommissar F., also vermutlich kein Junkie – auch keine Anzeichen dafür, dass der Mann auf der Straße gelebt hatte.

Nach Abschluss der Leichenbesichtigung stellt Oberkommissar H. den Leichenbegleitschein für die »*unbekannte männliche Person*« aus und lässt den Toten durch den Rettungswagen ins Leichenschauhaus Berlin-Moabit, in direkter räumlicher Nachbarschaft zum Institut für Rechtsmedizin der Charité, bringen. Dann wenden er und sein Kollege F. sich dem Taxifahrer zu, der den Vorfall beobachtet und gemeldet hat.

Konstantin S. ist 43 Jahre alt und selbständiger Taxiunternehmer. Oberkommissar H. fordert ihn auf, seine Beobachtungen nochmals genau zu schildern. »Haben Sie gesehen, ob der Mann gefallen oder gesprungen ist?«, fragt er, nachdem Konstantin S. seinen Bericht beendet hat.

Der Taxifahrer schüttelt den Kopf. »Ich habe nur gesehen, wie er das Gerüst hochgeklettert ist. Und dann kurz darauf, wie er in der Luft vor dem Gerüst war, so ungefähr vier, fünf Meter hoch. Dann ist er auf dem Asphalt aufgeschlagen.«

»Haben Sie denn auf dem Gerüst oder in einem Fenster weitere Personen bemerkt?«

Konstantin S. verneint erneut. Auch die Frage, von welcher Position aus genau der Unbekannte abgestürzt ist, kann er nicht beantworten. »Es war zu dunkel, und er war ja schwarz gekleidet. Er ist genau über der Haustür hochgeklettert. So etwa in Höhe des dritten oder vierten Stocks habe ich ihn aus den Augen verloren.«

»Haben Sie einen Schrei gehört?«, will der Oberkommissar von ihm wissen. »Wurde etwas gerufen?«

Konstantin S. schüttelt abermals den Kopf. »Er hat nur im Hochklettern gerufen, dass er kein Einbrecher wäre. »Aber das habe ich Ihnen ja schon gesagt.«

»Haben Sie den Mann vorher schon mal gesehen?«, fragt der Oberkommissar weiter.

»Noch nie. Aber ich habe angenommen, dass er Frau Z. kennt, meine Kundin, die direkt vor ihm ins Haus gegangen ist. Wie er da hochgeklettert ist, habe ich mir gedacht, das macht er nicht zum ersten Mal. Das sah so geübt aus, verstehen Sie? Vielleicht wollte er irgendwo da oben auf ihren Balkon oder durch ein Fenster in ihre Wohnung einsteigen.«

»Aber gesehen haben Sie das nicht?«, vergewissert sich Kommissar F.

»Nein.«

»Möchten Sie noch etwas ergänzen, das für die Ermittlungen wichtig sein könnte?«

Konstantin S. will erneut verneinen, da fällt ihm noch etwas ein. »Während ich mit dem Notruf telefoniert habe, ist ein Pärchen ins Haus Nummer 18 gegangen. Ich habe mit einem Ohr gehört, wie sie ungefähr gesagt haben: ›Ob das der Mann ist, der hier in den letzten Nächten auf dem Gerüst rumgeturnt ist?‹«

»Und was ist dann passiert?«, fragt Polizeikommissar F.

»Dann sind sie ins Haus gegangen.«

»Können sie die beiden beschreiben?«

Wieder schüttelt Konstantin S. den Kopf. »Ich habe, als die beiden auftauchten, gerade mit Ihrem Kollegen vom Notruf telefoniert. Ich könnte Ihnen nicht mal sagen, ob die jung oder schon älter waren.«

Dienstag, 24. September 2013, 1:50 Uhr, Berlin-Prenzlauer Berg, Käthe-Niederkirchner-Straße 18, Hinterhaus

Vergeblich versucht Oberkommissar H., die Haustür Nummer 18 mit einem der Schlüssel vom Schlüsselbund des Verstorbenen zu öffnen. Sabine Z. meldet sich sofort über die Gegensprechanlage, als er bei ihr klingelt. Ihre Wohnung befindet sich im Hinterhaus im dritten Stock. Dass der Unbekannte das Gerüst hochgeklettert sein könnte, um in ihre Wohnung zu gelangen, ist also äußerst unwahrscheinlich, sagt sich der Ermittler.

Nachdem Sabine Z. ihm mit dem elektrischen Türöffner die Haustür geöffnet hat, durchquert der Oberkommissar die Eingangshalle des Vorderhauses und den Hinterhof. Sein jüngerer Kollege führt währenddessen eine Begehung des Baugerüsts durch, um im Lichtkegel seiner Taschenlampe nach Anhaltspunkten für die Absturzstelle und die Identität des Verstorbenen zu suchen. An der Haustür des Hinterhauses muss Oberkommissar H. erneut klingeln, damit Sabine Z. ihm öffnet. Der Schlüsselbund des Verstorbenen erweist sich auch hier als nutzlos.

Er steigt in den dritten Stock des nächtlich stillen Mietshauses hoch. Sabine Z. lässt ihn in ihre Wohnung. Die 44-jährige Frau reagiert entsetzt, als sie erfährt, was sich unmittelbar nach ihrer Heimkehr vor ihrer Haustür abgespielt hat. Ja, sie habe mitbekommen, dass ein Mann mit ihr ins Haus gelangen wollte, erklärt sie auf Befragen. »Ich habe die Haustür reflexartig hinter mir geschlossen und bin auf schnellstem Weg in meine Wohnung gegangen«, fährt sie fort. »Ich habe meine Tür zweimal abgeschlossen. Der Typ kam mir irgendwie irre vor. Als würde er unter Drogen stehen.«

»Kannten Sie den Mann?«, fragt Kommissar F. Er zeigt ihr ein Foto von dem Toten.

»Den habe ich noch nie gesehen«, sagt sie. »Und ich kenne hier alle Nachbarn, im Vorder- und im Hinterhaus. Der Mann hat hier ganz sicher nicht gewohnt.«

Von dem Sturz habe sie nichts mitbekommen, versichert sie. Ihre Aussage ist glaubhaft, sagt sich Oberkommissar H. Von den Straßengeräuschen ist hier im Hinterhaus nichts zu hören.

»Ist Ihnen in den letzten Tagen mal aufgefallen, dass jemand auf dem Gerüst herumgeklettert ist?«, fragt er abschließend.

Sabine Z. verneint. Sie wirkt immer noch geschockt.

Zwei Uhr nachts ist vorbei, als sich Oberkommissar H. von ihr verabschiedet. Er geht durch den Hinterhof und die Eingangshalle zur Straße zurück, wo ihm sein Kollege mitteilt, dass er auf dem Gerüst keine Hinweise auf die genaue Absturzstelle gefunden habe. Auch persönliche Gegenstände des Verstorbenen habe er dort nicht entdecken können, insbesondere keine Identitätsdokumente oder einen Abschiedsbrief. *»Anhaltspunkte für eine Fremdschuld haben sich bislang nicht ergeben«*, gibt Oberkommissar H. zu Protokoll, nachdem sie zu ihrer Dienststelle zurückgekehrt sind. *»Um diese ausschließen zu können, wird von hier aus eine Obduktion angeregt.«*

Mittwoch, 25. September 2013, Berlin-Tiergarten, LKA-Gebäude Keithstraße

Kriminalbeamte vom Berliner LKA übernehmen die Ermittlungen in dem rätselhaften Fall. Die Kriminaltechniker der Spurensicherung untersuchen akribisch das Baugerüst vor dem Haus Käthe-Niederkirchner-Straße 18 und die unmittelbare Umgebung. Fahnder gehen in der Nachbarschaft von Tür zu Tür, zeigen Anwohnern, Einzelhändlern und Restaurantbetreibern Fotos von dem unbekannten Toten. Alle Befragten erklären übereinstimmend, den Mann nie zuvor gesehen zu haben.
Auch das persönliche Umfeld von Sabine Z. nehmen die Ermittler unter die Lupe. Dabei zeigt sich, dass die alleinstehende Frau bei ihrer Erstbefragung die Wahrheit gesagt hat. Es gibt nicht den geringsten Anhaltspunkt dafür, dass sie dem Unbekannten jemals vorher begegnet wäre oder es irgendeine Verbindung zwischen ihnen geben würde.
Auf dem vor der Haustür abgestellten alten Herd kann ein Fußabdruck gesichert werden; er passt zum Profil der Outdoor-Schuhe, die der Unbekannte getragen hat. Am Geländer des Baugerüsts werden überdies Fingerabdrücke asserviert, die mit bei uns im Landesinstitut für gerichtliche und soziale Medizin vor der Obduktion genommenen Abdrücken des Verstorbenen identisch sind. Doch der Abgleich mit sämtli-

chen polizeilichen Datenbanken bleibt ergebnislos: Der Mann ist niemals polizeiauffällig geworden, daher im System nicht gespeichert.

Nach Auswertung der Spuren auf dem Baugerüst und in der Umgebung schließen die Ermittler ein Fremdverschulden aus. Der Unbekannte ist nicht vom Gerüst gestoßen und auch nicht aus einem Fenster oder von einem der Balkone geworfen worden, die sich an der Vorderfront des betreffenden Mietshauses befinden.

Weshalb wollte er in der Nacht auf den 24. September unbedingt zusammen mit Sabine Z. in das Haus Käthe-Niederkirchner-Straße 18 gelangen? Versuchte er, sich vor Verfolgern in Sicherheit zu bringen? Diese Möglichkeit ist nicht auszuschließen, sagen sich die Ermittler, doch auch hierfür haben sie keinen Anhaltspunkt gefunden. Der Unbekannte stand plötzlich neben dem Wagen von Konstantin S. Etwaige Verfolger wären dem Taxifahrer aufgefallen.

Gleichfalls nicht auszuschließen ist, dass der Mann psychisch krank war, unter Halluzinationen, Verfolgungswahn oder anderen Wahnvorstellungen litt. Möglicherweise bildete er sich ein, verfolgt zu werden oder sich aus anderen Gründen unbedingt Zutritt zu dem betreffenden Haus verschaffen zu müssen. Die möglichen Halluzinationen können durch Drogenkonsum oder eine akute Psychose ausgelöst worden sein. Doch in beiden Fällen hätte der Mann bereits zuvor, auf seinem Weg in die Käthe-Niederkirchner-Straße, durch sein Verhalten eigentlich irgendjemandem auffallen müssen. Ein mittelalter Mann von gepflegtem Äußeren, der in panischer Angst vor unsichtbaren Verfolgern flieht, erregt unweigerlich Aufsehen, sogar in einer Stadt wie Berlin. Trotz intensiver Suche haben die Ermittler niemanden gefunden, der entsprechende Beobachtungen gemacht hatte.

Weiteren Aufschluss erwarten sie sich von der Obduktion, die zwei Tage darauf in dem von mir geleiteten Landesinstitut stattfinden soll.

Die Obduktion führe ich zusammen mit meinem Kollegen
Dr. E. durch. Vor uns auf dem Edelstahltisch liegt die *»184 cm
lange und 71 kg schwere, unbekleidete Leiche eines Mannes in
mittlerem Lebensalter und von schlankem Körperbau«*, spre-
che ich ins Diktaphon. *»Der Kopf stark deformiert, mit zahlreichen Knochenfrakturen [...] Die gesamte rechte Gesichts-
hälfte abgeflacht, mit zahlreichen tastbaren Knochenbrüchen.«*
*»Bei der gerichtlichen Leichenöffnung des unbekannten Man-
nes werden zahlreiche Abschürfungen und Unterblutungen,
überwiegend an der rechten Körperseite, festgestellt«*, halte ich
im Sektionsgutachten fest. *»Die vorderen Anteile der Schädel-
kapsel sind zertrümmert. Mehrere Rippen beidseits sind gebrochen. Das rechte Darmbein, das rechte Ellenbogengelenk, beide Handgelenke und das linke Kniegelenk sind ebenfalls
mehrfach frakturiert. Am Gehirn sind Unterblutungen unter
den Hirnhäuten sowie traumatisch bedingte Hirnsubstanzde-
fekte nachweisbar. Das Herz, die Lunge und die Leber zeigen
massive Einblutungen und einige Zerreißungen [...]
Der Todeseintritt ist somit auf ein Polytrauma mit Organ- und
Gefäßzerreißungen sowie Blutverlust zurückzuführen. Die
Morphologie aller oben beschriebenen Verletzungen lässt sich
mit den Angaben in der Ermittlungsakte zwanglos in Einklang
bringen, wonach der unbekannte Mann aus großer Höhe abgestürzt sein soll. Hinweise darauf, dass dem Sturzgeschehen
eine Fremdeinwirkung vorangegangen ist, ergaben sich nicht.
Zur Klärung der Frage einer Beeinflussung des Mannes zum
Todeszeitpunkt durch Medikamente oder Drogen wurden entsprechende toxikologische Untersuchungen eingeleitet, über
deren Ergebnis zu einem späteren Zeitpunkt gesondert nach-
berichtet wird. Für die Identifizierung wurde der Zahnstatus
angefertigt und Blut für eine DNA-Untersuchung asserviert.«*
Doch auch die toxikologischen Untersuchungen, deren Er-

gebnisse einige Tage später vorliegen, bringen kein Licht ins Dunkel: Der unbekannte Mann hatte keinerlei Drogen im Blut, die etwaige Halluzinationen hervorrufen und so sein Verhalten unmittelbar vor seinem Tod erklären könnten. Er stand auch nicht unter dem Einfluss von Psychopharmaka, was ich als Hinweis auf eine entsprechende Erkrankung hätte werten können und den Ermittlern neue Ansatzpunkte gegeben hätte.

Negativ verlaufen auch die Versuche, den unbekannten Toten anhand seines Zahnstatus oder seiner DNA zu identifizieren. Nach wie vor ist folglich ungeklärt, um wen es sich bei dem Mann handelt und was ihn dazu veranlasst hat, das Baugerüst zu erklettern. Unklar ist gleichfalls, ob er sich in die Tiefe gestürzt hat, um sich das Leben zu nehmen, oder einem tödlichen Unfall zum Opfer gefallen ist. Die Obduktion hat auch keinerlei Hinweise auf eine ernsthafte Erkrankung ergeben, die eine suizidale Absicht des Mannes erklären könnte. Der Unbekannte war, abgesehen von einer geringen allgemeinen Arteriosklerose, völlig gesund gewesen.

Mittwoch, 9. Oktober 2013, Berlin-Tiergarten, LKA-Gebäude Keithstraße

Gut zwei Wochen lang haben die Ermittler alles versucht, um die Identität des unbekannten Mannes zu klären. Als alle kriminalistischen Mittel ausgeschöpft sind, wenden sie sich mit einem öffentlichen Aufruf an die Medien. *»Mithilfe gesucht: Wer kennt diesen Toten?«*, lautet die Schlagzeile am Folgetag in der *Berliner Zeitung*. Auch über zahlreiche Fernsehsender, weitere Zeitungen und den Internetauftritt der Berliner Polizei wird der Aufruf zusammen mit einem Foto des unbekannten Mannes verbreitet. Zudem schildern die Medien die rätselhaften Geschehnisse in der Nacht zum 24. September und beschreiben das Äußere des Mannes. *»Papiere hatte der Unbe-*

kannte nicht bei sich. Die Polizei kennt deshalb seine Identität noch nicht. [...] Er war etwa 30 bis 50 Jahre alt, 184 cm groß, wirkte sportlich, hat dunkelblondes bis braunes kurzes Haar und blaugraue Augen. Er hatte zum Zeitpunkt seines Todes einen Dreitagebart.« Penibel wird außerdem seine Bekleidung beschrieben, von der schwarzen Fleecejacke bis hin zum schwarzen Slip. *»Die Kriminalpolizei fragt: Wer kann Angaben zur Identität des Mannes machen?«*

Donnerstag, 31. Oktober 2013, Staatsanwaltschaft Berlin

Die Medienkampagne bringt endlich den erhofften Erfolg – zumindest in einem Punkt: Bei der LKA-Vermisstenstelle melden sich mehrere Personen, die den Unbekannten unabhängig voneinander als Hendrik N. identifizieren. Der Tote hat nun zumindest einen Namen und ein Geburtsdatum. Hendrik N. ist 50 Jahre alt geworden, war alleinstehend, lebte seit vier Jahren in Berlin und war in der Gastronomie tätig.

Am 31. Oktober 2013, gut fünf Wochen nach dem tödlichen Sturz vom Baugerüst, stellt die Staatsanwaltschaft in der Leichensache Hendrik N. das Verfahren ein. Ein Fremdverschulden kann ausgeschlossen werden, und die Identität des Toten ist geklärt. Doch die Fragen nach dem Motiv des Mannes und den Begleitumständen seines Todes sind nach wie vor unbeantwortet:

- Warum wollte Hendrik N. in der Nacht zum 24. September unbedingt in das Mietshaus in der Käthe-Niederkirchner-Straße gelangen? Wurde er verfolgt? Möglicherweise – aber dafür gibt es keinerlei konkrete Anhaltspunkte.
- Kannte Hendrik N. die im Haus Nr. 18 der Käthe-Niederkirchner-Straße lebende Sabine Z., oder meinte er vielleicht nur, sie zu kennen, oder war Sabine Z. nur zufällig zur selben Zeit wie Hendrik N. am selben Ort? Allem Anschein

nach waren sich die beiden zuvor noch nie begegnet und einander völlig fremd.

- Warum ist der Mann auf das Gerüst geklettert? Wollte er sich das Leben nehmen? Das ist gleichfalls nicht auszuschließen, aber es fehlt jeder Hinweis auf ein mögliches Motiv.
- Handelte er unter dem Einfluss einer psychotischen Störung? Auch das ist denkbar, doch bis zu dieser Nacht hatte es in Hendrik N.s Leben keine diesbezüglichen Hinweise gegeben. Seine Krankenakte war auch in dieser Hinsicht völlig unauffällig.

Für die Beteiligten bei diesem Todesermittlungsverfahren bleibt am Ende nur die Erkenntnis, dass es immer wieder Fälle gibt, die sich trotz aller Anstrengungen von Kriminalpolizei und Rechtsmedizin nicht vollständig aufklären lassen.

Mir kommt in diesem Zusammenhang auch der Fall eines 19-jährigen jungen Mannes in den Sinn, der sich im Juli 2009 ereignet hatte, zufälligerweise gleichfalls im Stadtteil Prenzlauer Berg. Beteiligt war auch damals ein Taxifahrer – allerdings nicht als Augenzeuge des tödlichen Sturzes, sondern als Opfer eines Raubüberfalls. Die Parallelen sind schon sehr auffällig. Und das macht beide Fälle umso mysteriöser.

Ende Juli 2009, Berlin-Prenzlauer Berg: Unfall oder Suizid?

Nachts um halb zwei steht der 42-jährige Taxifahrer Mario K. auf der Marienburger Straße in Berlin neben seinem Taxi und ruft laut um Hilfe. Gäste aus der nahe gelegenen Gaststätte Marienhof eilen auf die Straße hinaus. Der Taxifahrer blutet aus diversen Schnittverletzungen an Hals und Armen. Der junge Mann, der da vorne in Richtung Prenzlauer Allee davonlaufe, habe ihn überfallen und mit einem Messer bedroht, erklärt er aufgeregt. Der Angreifer habe Geld von ihm ver-

211

langt, sei dann aber weggerannt, ohne etwas erbeutet zu haben. Auf ihn habe der junge Mann einen geistig verwirrten Eindruck gemacht.

Einer der Zeugen wählt den Notruf, Minuten später sind zwei Funkstreifenwagen und ein Rettungswagen von der Feuerwehr zur Stelle. Die Sanitäter kümmern sich um die Verletzungen des Taxifahrers. In der Woche darauf wird Mario K. der Tageszeitung *taz* berichten, dass auch mehrere Kriminalbeamte in Zivil vor Ort gewesen seien und ihn befragt hätten. Die Polizeipressestelle jedoch wird auf Nachfrage der *taz* bestreiten, dass in der Tatnacht Kriminalbeamte am Ort des Geschehens gewesen seien.

Noch während Mario K. verarztet wird, kommt einer der Streifenbeamten zum Rettungswagen gerannt: »Im Hinterhof ist jemand aus dem Fenster gestürzt!«, ruft er. »Kommen Sie schnell!«

Die Sanitäter eilen mit dem Schutzpolizisten in den Hinterhof des Hauses neben der Gaststätte Marienhof. Dort ist die gläserne Eingangstür zum Hinterhaus zu Bruch gegangen. Scherben liegen auf dem Boden, aufgescheuchte Anwohner stehen herum, teilweise in Schlafanzügen, und unterhalten sich aufgeregt. Nur mit Mühe gelingt es den Uniformierten, die Anwohner zu beruhigen und den Ereignisort zu sichern.

Im vierten Stock des Hinterhauses steht das Treppenhausfenster weit offen. Direkt unter dem offenen Fenster, wenige Meter von der Hausfront entfernt, liegt ein lebloser Körper. Ein junger Mann, bekleidet mit Jeans und T-Shirt. Sein Kopf ist durch den Sturz zertrümmert und liegt in einer Blutlache.

Einer der Anwohner wird in der Woche darauf den *taz*-Reportern schildern, wie er die Ereignisse dieser Nacht erlebt hat. Er sei durch heftiges Klirren im Hinterhof des Nachbarhauses geweckt worden. »Es war tierisch laut.« Er habe sofort an einen Einbruch oder Raubüberfall gedacht und den polizeilichen Notruf gewählt. Anschließend sei er hinuntergegangen und habe auf der Straße zu seinem Erstaunen schon ein beträchtliches Polizeiaufgebot vorgefunden: zwei Funkstreifenwagen und einen Kripobeamten in Zivil. »Ich habe den Polizisten von dem Klirren berichtet«, wird er den Reportern erklären. »Daraufhin sind zwei Polizeibeamte in den benachbarten Hof gerannt, und genau in diesem Moment ist der Körper aus dem Fenster gestürzt und vor ihnen aufgeschlagen.« Der wenig später eintreffende Notarzt kann nur noch den Tod des jungen Mannes feststellen. Im vierten Stock, direkt neben dem weit geöffneten Fenster im Treppenhaus, stellen die Polizeibeamten eine Jacke sicher, die der junge Mann anscheinend vor seinem Sturz ausgezogen und dort abgelegt hat. In der Jacke findet sich eine Brieftasche, die unter anderem die Ausweispapiere des Verstorbenen enthält. Es handelt sich um den 19-jährigen Julian L., der mit einer Wohnadresse in Berlin-Spandau gemeldet ist, rund zwanzig Kilometer vom Geschehensort entfernt. Die weiteren Ermittlungen werden ergeben, dass Julian L. von keinem der Anwohner jemals zuvor in der Marienburger Straße oder in der näheren Umgebung gesehen wurde und dass er bis dahin auch niemals polizeiauffällig geworden ist.

Als der verletzte Taxifahrer gegen halb drei Uhr nachts ins Krankenhaus transportiert wird, erzählen ihm die Sanitäter zwar, dass es sich bei dem Toten aus dem Hinterhof um einen jungen Mann gehandelt habe. Trotzdem kommt Mario K. da noch nicht auf den Gedanken, dass es derselbe junge Mann sein könnte, der ihn kurz zuvor überfallen und mit dem Messer verletzt hat. Schließlich war der Angreifer in Richtung Prenzlauer Allee geflohen. Aus welchem Grund hätte er kehrtmachen und mit lautem Getöse eine Glastür in direkter Nähe des ersten Tatorts aufbrechen sollen, der mittlerweile von Polizeikräften gesichert und untersucht wurde?

Später im Krankenhaus wird Mario K. jedoch nachdenklich. Wie wahrscheinlich ist es, dass zwei junge Männer unabhängig voneinander fast am selben Ort und kurz nacheinander einen Überfall verüben beziehungsweise zu Tode kommen? Ziemlich unwahrscheinlich, sagt er sich. Sehr viel plausibler ist, dass es sich bei dem Täter und dem Toten um ein und dieselbe Person handelt. Schließlich hat der junge Mann mit dem Messer einen verwirrten Eindruck auf Mario K. gemacht. Vielleicht stand er unter Drogeneinfluss, sagt sich der Taxifahrer, das würde beide Handlungsweisen erklären.

Mario K. ist daher keineswegs erstaunt, als er am nächsten Tag Besuch von zwei Kriminalbeamten bekommt. Sie nehmen seine Zeugenaussage auf und erklären schließlich, dass es sich nach aktuellem Ermittlungsstand bei dem 19-jährigen Toten um denselben jungen Mann handle, der ihn kurz zuvor überfallen und mit dem Messer verletzt habe.

Die Ermittler legen Mario K. Fotos von Julian L. vor. Jetzt ist der Taxifahrer doch erstaunt. »Das ist er nicht«, sagt er. »Der Junge, der mich angegriffen hat, hatte eine Glatze. Sein Kopf war kahlgeschoren.« Der junge Mann auf dem Foto aber hat volles Haar.

Die Kriminalbeamten zeigen sich von seinem Einwand unbeeindruckt. Er habe nach dem Angriff unter Schock gestanden, erklären sie ihm, da sei es normal, dass man sich verzerrt oder lückenhaft erinnere. Julian L. habe ein Messer bei sich gehabt. Die Untersuchungen hätten ergeben, dass es sich dabei um die Tatwaffe handle, mit der er, Mario K., verletzt worden sei.

»Aber warum ist er zurückgekommen?«, fragt der Taxifahrer. »Er war doch in Richtung Prenzlauer Allee weggerannt. Und warum ist er aus dem Fenster gefallen? Was hat er da oben im Treppenhaus überhaupt gemacht?«

Von den Ermittlern bekommt er keine Antwort auf diese Fragen. Anwohner in der Marienburger Straße glauben die Antworten jedoch zu kennen: Kriminalbeamte in Zivil hätten Julian L. nach seinem Überfall auf den Taxifahrer verfolgt und in den Tod getrieben, spekulieren sie gegenüber den *taz*-Reportern. Der junge Mann sei in Panik in einen Hinterhof geflohen, als er seine Verfolger bemerkt habe, und durch die miteinander verbundenen Höfe zurück in das Areal hinter der Gaststätte

Marienhof gelangt. Von den Ermittlern sei er dann im Hinterhaus die Treppe hochgejagt worden und habe schließlich keinen anderen Ausweg mehr als das Fenster im vierten Stock gesehen. Vielleicht habe er durch das Fenster aufs Dach klettern wollen und sei abgerutscht, spekulieren sie. Vielleicht habe er vorher seine Jacke abgelegt, weil die ihn beim Klettern behindert hätte.

»Oder wurde er gar von Dritten geschubst?«, fragt die *taz* und suggeriert damit, dass Kriminalbeamte den 19-Jährigen aus dem Fenster gestoßen haben könnten. Für viele Leser des links-alternativen Blattes passt diese Verschwörungstheorie bestens zu den Vorurteilen, die sie prinzipiell gegen staatliche Strafverfolgungsorgane hegen. Doch die Hypothese hat einen Makel, den sie mit nahezu allen Verschwörungstheorien teilt: Ihre Verfechter können keinen einzigen Anhaltspunkt nennen, der ihre Behauptung untermauern würde.

»Zu dem Zeitpunkt, als Julian L. aus dem Fenster gestürzt ist«, erklärt ein Polizeipressesprecher, »war kein Kriminalbeamter vor Ort.«

Auch die Obduktion von Julian L., die mein Kollege Dr. R. und ich zwei Tage später durchführen, fördert keine Anhaltspunkte für Fremdverschulden zutage. Die toxikologische Untersuchung ergibt, dass Julian L., als er den Taxifahrer Mario K. überfiel und kurz darauf aus dem Fenster stürzte, nicht unter dem Einfluss von Alkohol, Medikamenten oder Drogen stand.

Genauso wie vier Jahre später im Fall Hendrik N. muss auch hier nach peniblen Ermittlungen und sorgfältiger Anwendung aller relevanten rechtsmedizinischen Aufklärungsinstrumente ein ernüchterndes Fazit gezogen werden: Was Julian L., der bis dahin nicht polizeilich in Erscheinung getreten war und keinerlei Motiv für diese Tat besaß, dazu bewogen hat, den Taxifahrer zu überfallen und mit einem Messer zu verletzen, dann aber ohne Beute zu flüchten, wird wohl für immer ungeklärt bleiben. Das Gleiche gilt für die Fragen, was er in dem Hinterhaus in unmittelbarer Nähe des Tatorts überhaupt gesucht hat und ob es sich bei seinem Fenstersturz um einen Unfall oder um einen Sprung in suizidaler Absicht handelte. Oder ob er vielleicht doch, wie von der *taz* gemutmaßt, in Panik vor tatsächlichen Verfolgern keinen anderen Ausweg mehr sah als den Sprung durch das Fenster.

Am ehesten scheint noch plausibel, dass sowohl der 50 Jahre alt gewordene Hendrik N. als auch der 19 Jahre alt gewordene Julian L. unter dem Einfluss akuter, vielleicht erstmals in ihrem Leben aufgetretener psychotischer Bewusstseinsstörungen gehandelt haben. Vielleicht meinten sie sogar, dass sie fliegen könnten oder ihre Körper unverwundbar seien. Aber das ist nur Spekulation.

Wir Rechtsmediziner können zwar die Schädel und die Körper der Verstorbenen öffnen. Und wir können im wahrsten Sinne des Wortes in den Kopf anderer Menschen gucken. Aber welche Gedanken und Gefühle sie zu Lebzeiten umgetrieben haben, lässt sich bei allem wissenschaftlichen Fortschritt noch immer nur äußerst bruchstückhaft rekonstruieren.

Und das ist wohl auch gut so.

Überfordert

Die Vorstellung, im höheren Alter auf Pflege und Betreuung angewiesen zu sein, ruft bei vielen Menschen Angst oder zumindest Unbehagen hervor. Diese nachvollziehbare Besorgnis wird noch gesteigert durch teilweise sensationsheischende Medienberichte von pflichtvergessenen, in Einzelfällen auch brutalen und grausamen Pflegekräften, die die ihnen anvertrauten Senioren vernachlässigen, misshandeln oder gar töten. Vor diesem eher tristen Hintergrund ereignet sich im Sommer 2011 ein stilles Drama um eine Seniorin und ihren Enkelsohn, der die alte Dame zu Hause pflegt. Am Ende ist die Großmutter tot – und der Enkel muss sich wegen »böswilliger Vernachlässigung« vor Gericht verantworten.

**Samstag, 20. August 2011, 16:20 Uhr,
Berlin-Weißensee, Große Seestraße**

Die Große Seestraße verläuft in unmittelbarer Nähe des Weißensees mit seinem beliebten Strandbad. Drei- bis viergeschossige Mehrfamilienhäuser mit schmucklosen Fassaden prägen das Straßenbild. Das Brausen des Autoverkehrs auf der nahe gelegenen Berliner Allee ist hier nur gedämpft zu hören. Gegen 16:20 Uhr erreichen Kriminalkommissar W. und seine Kollegin L. mit ihrem Einsatzfahrzeug das Haus Nummer 22. Ein Streifenwagen steht vor der Haustür. Der Einsatz der beiden Ermittler vom Dezernat für Verbrechensbekämpfung der Polizeidirektion 1 scheint zunächst reine Routine zu sein: Die 89-jährige Anna-Gerda A. wurde in ihrer Wohnung tot aufgefunden. Der Notarzt hat den Leichenschauschein auf eine *»ungewisse Todesart«* ausgestellt; wie immer in solchen Fällen muss ermittelt werden, um festzustellen, ob der Tod der alten Dame auf ein Fremdverschulden zurückgeht.

Die Dachgeschosswohnung von Anna-Gerda A. sei hochgradig vermüllt, entnehmen die Ermittler den Vorabinformationen durch den Lagedienst. Die stark untergewichtige alte Dame habe unbekleidet und kotverschmiert neben einem Bett ohne Bettwäsche gelegen. Ihr Enkel, Frank S., habe sie vor zwölf Tagen aus einer Pflegeeinrichtung nach Hause geholt und sich danach offenbar nicht um sie gekümmert. Nach erstem Augenschein bestehe der Verdacht eines Totschlags durch Unterlassen.

Der Vorgarten und der Eingangsbereich von Haus Nummer 22 machen auf Kommissar W. und seine Kollegin einen gepflegten Eindruck. Das Gleiche gilt für das Treppenhaus, in dem sie bis in den vierten Stock hochsteigen. Pro Etage gibt es zwei Wohnungen. Hinter den Wohnungstüren sind keine Geräusche zu hören.

Aus der offenen Wohnungstür im Dachgeschoss schlägt den Ermittlern beißender Gestank nach Urin und Fäkalien entgegen. Sie treten in die kleine Eingangsdiele, wo sie von den Schutzpolizisten erwartet werden. Die Polizeiobermeister F. und J. sind bereits um 16 Uhr vor Ort eingetroffen und haben nach Sichtung des Ereignisorts die Kollegen vom Dezernat für Verbrechensbekämpfung vorschriftsmäßig informiert.

»Der Enkelsohn der Verstorbenen, Herr Frank S., ist im Wohnzimmer«, sagt POM J. und zeigt auf eine der offen stehenden Türen, die vom Eingangsbereich abgehen. »Er gibt an, seine Großmutter heute gegen 15:30 Uhr im Schlafzimmer« – er deutet auf die geschlossene Tür gegenüber dem Wohnzimmer – »sterbend vorgefunden zu haben. Um die Mittagszeit hat er ihr nach seinen Angaben etwas zu essen gemacht, aber sie habe es abgelehnt, die angebotenen Speisen zu sich zu nehmen. Daraufhin sei er schnell in den nahe gelegenen Supermarkt gegangen, um ihr etwas anderes zum Essen zu kaufen. Bei seiner Rückkehr habe sie röchelnd im Bett gelegen. Er gibt an, auf der Stelle den Notarzt alarmiert zu haben. Aber der konnte wohl nur noch den Tod feststellen.« Polizeiobermeister F. übergibt den Ermittlern den Leichenschauschein, den Personalausweis und die Krankenversicherungskarte von Anna-Gerda A., die er und sein Kollege zuvor sichergestellt haben. Dann verabschieden sich die Streifenbeamten, und die Kriminalpolizisten beginnen mit den Ermittlungen.

Samstag, 20. August 2011, 16:25 Uhr, Berlin-Weißensee, Große Seestraße, Wohnung Anna-Gerda A., Wohnzimmer

Als Kommissarin L. die Tür zum Wohnzimmer öffnet, stockt ihr der Atem. Die Ermittlerin hat schon mehr als eine vermüllte Wohnung gesehen, aber dieses Zimmer hat gute Chancen auf einen Spitzenplatz in ihren persönlichen Messie-Charts. Obwohl das Dachflächenfenster offen steht, ist die Luft in dem kleinen Mansardenzimmer zum Schneiden dick. Mehr oder weniger jeder Quadratzentimeter auf Boden und Möbeln ist mit Papieren, Kartons, leeren Pizzaschachteln und Getränkeflaschen bedeckt. Die Handys, Tablets und Monitore in den Kartons sind größtenteils noch originalverpackt. Viele der verstreuten Schriftstücke weisen ähnliche Betreffzeilen auf: »*Mahnung*« oder »*Letzte Zahlungsaufforderung*«. Die Absender sind Anwaltskanzleien und Inkassobüros.
Auf der Couch, inmitten von Kartons und Müllbergen, sitzt ein unscheinbarer Mann Ende dreißig, in Jeans, T-Shirt und Sneakers gekleidet. Er hat kaum aufgeschaut, als die Ermittler das Zimmer betreten haben, und weint lautlos vor sich hin.
»Herr S.?«, spricht Kommissarin L. ihn an. »Sie sind der Enkel der Verstorbenen, richtig?«
Er nickt, ohne sie anzusehen. Die Kommissarin spricht ihm ihr Beileid aus und fordert ihn auf, sich auszuweisen. Mit dem Unterarm wischt er sich über die Augen und beginnt, in den

Papierhaufen auf dem Tisch zu wühlen. Schließlich fördert er seinen Personalausweis zutage und schiebt ihn zu Kommissarin L. hinüber.

Frank S. ist wie Anna-Gerda A. in der Großen Seestraße 22 gemeldet. »Ich bin vor ungefähr zehn Jahren zu meiner Oma gezogen«, erklärt er, »und habe mich jeden Tag um sie gekümmert. Ich habe sie geliebt und aufopferungsvoll gepflegt. Auch wenn ich heute nicht dazu gekommen bin, sie zu waschen. Aber das lag nur daran, dass es ihr auf einmal so schlechtging.«

Die Ermittler wechseln einen Blick. »Darauf kommen wir gleich noch zu sprechen, Herr S.«, sagt Kommissarin L. »Gibt es weitere nahe Angehörige? Kinder oder Geschwister Ihrer Großmutter?«

Frank S. runzelt die Stirn. »Albrecht, ihr Stiefsohn«, sagt er. »Und sie hat auch eine Schwester, Gertraud.« Er nennt die Nachnamen und Wohnorte der beiden Verwandten. »Aber um Oma gekümmert haben die sich nie. Sie hatte niemanden außer mir!«

Kommissarin L. notiert Namen und Adressen, die der Enkel genannt hat. »Teilen Sie der Schwester und dem Stiefsohn mit, dass Frau A. verstorben ist?«

Frank S. bricht erneut in Tränen aus. »Ja, klar, das mache ich.«

»War Ihre Großmutter krank?«, fragt die Kommissarin weiter. Der Enkel wischt sich wieder mit dem Unterarm über die Augen. »Sie hatte Herzrhythmusstörungen«, sagt er. »Und eine Herzinsuffizienz. Außerdem ist sie vor etlichen Jahren auf dem Friedhof mal schlimm hingefallen. Im Krankenhaus ist der Unterschenkelbruch damals genagelt worden, und die Nägel sind dringeblieben. Bis vor ungefähr zwei Monaten, da hat sie eine Entzündung im Unterschenkel bekommen.« Er habe sie zum Arzt gebracht, fährt er fort, und dafür gesorgt, dass sie in der Parkklinik Weißensee operiert worden sei. »Die Nägel wurden ihr aus dem Bein entfernt. Anschließend wurde Oma in ein Pflegeheim in Niederschönhausen verlegt. Aber da wollte sie auf keinen Fall bleiben. Sie hat mich angefleht, sie wieder nach

Hause zu holen. Und natürlich habe ich ihr den Wunsch erfüllt. Oma ist für mich der wichtigste Mensch auf der Welt! Vor knapp zwei Wochen habe ich sie da rausgeholt und auf meinen Armen hier hochgetragen, in ihre heißgeliebte Wohnung.«

Er verstummt und sieht sich in dem Zimmer um, als könne er nicht begreifen, wie sich der ganze Müll und die Unmengen originalverpackter Elektronik in der Wohnung seiner Großmutter angesammelt haben.

»Aber sie musste doch bestimmt noch weiter medizinisch versorgt werden«, wendet Kommissar W. ein. »Haben Sie Ihre Großmutter jedes Mal, wenn sie zum Arzt musste, die Treppe herunter- und anschließend wieder hochgetragen?«

Frank S. schüttelt den Kopf. »Das war nicht nötig«, behauptet er. »Ich habe sie rundum versorgt. Sie hat sogar ihre Thrombosespritzen von mir bekommen.« Er schildert weitschweifig, wie er der alten Dame die Spritzen gesetzt habe. »Am Bauch, verstehen Sie, man greift sich eine Hautspeckfalte und sticht die Nadel senkrecht rein. Am Anfang ist mir das ziemlich schwergefallen, aber für meine Oma hätte ich alles gemacht. Alles, verstehen Sie?«

Für die Oma, geht es Kommissarin L. durch den Kopf, *oder für die Rente der alten Dame, auf die der Enkel doch höchstwahrscheinlich zugreifen konnte?* Die überall herumliegenden Mahnungen sprechen eine unmissverständliche Sprache. Großmutter und Enkel sind offenbar hochverschuldet.

»Und Ihre Großmutter war wirklich damit einverstanden«, hakt Kommissar W. nach, »dass Sie sie aus der Pflegeeinrichtung herausgeholt und hier selbst versorgt haben?« Er gibt sich keine Mühe, seine Skepsis zu verbergen.

»Das habe ich doch schon gesagt!«, regt sich der Enkel auf. »Sie hat mich unter Tränen darum gebeten. Und nachdem sie dann wieder zu Hause war, war sie auch richtig gut drauf. Jedenfalls am Anfang«, schränkt er ein, und sein Gesichtsausdruck verdüstert sich. »Sie konnte allein in der Wohnung herumlaufen, und zum Essen hat sie hier mit mir immer am Tisch gesessen. Sie ist allein auf die Toilette gegangen, und abends hat sie hier mit mir ferngesehen.«

»Wie lange ging das so?«, fragt Kommissarin L.

»Fünf Tage. Vor einer Woche ging es ihr dann auf einmal schlechter. Sie ist praktisch jeden Tag schwächer geworden und kaum noch aus dem Bett aufgestanden. Aber ich habe sie in ihrem Bett gewaschen und ihr die Windeln gewechselt. Sie war nie so dreckig wie heute, das müssen Sie mir glauben. Kacke unter den Fingernägeln, so was hat es hier nie gegeben.«

Er brütet vor sich hin. Die Kommissare beobachten ihn schweigend. »Aber sie hat immer weniger gegessen«, fährt Frank S. mit brüchiger Stimme fort. »In den letzten Tagen hatte sie überhaupt keinen Appetit mehr. Wenn ich ihr etwas zu essen geben wollte, hat sie mich richtig weggestoßen. So wie auch heute Mittag. ›Ich hol dir im Kaufland einen Salat‹, habe ich zu ihr gesagt. Sie hat mich nur angesehen, aber keine Antwort gegeben.«

»Wann genau war das?«, fragt Kommissar W.

Frank S. überlegt. »So um halb zwölf, zwölf vielleicht.«

Wieder wechseln die Ermittler einen Blick. »Dann waren Sie aber ziemlich lange einkaufen«, sagt Kommissar W. »Unseren Kollegen haben Sie vorhin erzählt, dass Sie um 15:30 Uhr vom Einkaufen zurückgekommen wären. Wie weit ist es denn von hier zu dem Supermarkt, in dem Sie eingekauft haben?«

»Nur ein paar Minuten zu Fuß«, antwortet Frank S. Die Ermittler sehen ihn fragend an. »Ich war nach spätestens einer halben Stunde zurück, aber den Salat wollte Oma auch nicht. Sie hat nur apathisch dagelegen.«

»Und dann haben Sie den Notarzt gerufen?«, will Kommissarin L. wissen.

Frank S. schüttelt den Kopf. »Nein, wieso denn?« Er zieht geräuschvoll den Inhalt seiner Nase hoch. »Sie war doch ganz normal. Na gut, sie war ziemlich abwesend, aber nicht anders als in den letzten Tagen. Ich bin dann noch mal los, wieder zum Kaufland.«

»Sie sind noch einmal zum Supermarkt gegangen?«, vergewissert sich die Kommissarin.

»Sogar noch zweimal.«

»Warum denn, um alles in der Welt?«

»Ich ... ich ...« Frank S. bricht erneut in Tränen aus. »Ich wollte doch nur, dass es ihr gutgeht!«

Kommissarin L. schüttelt den Kopf. »Warum haben Sie nicht gleich den Notarzt gerufen, als Sie Ihre Großmutter apathisch im Bett liegend vorgefunden haben?«

»Aber das habe ich doch gemacht!«, stößt der Enkel schluchzend hervor. »Ich wusste irgendwie nicht mehr, wo mir der Kopf stand. Ich bin runter auf die Straße, zum Supermarkt, wieder hoch in die Wohnung. Später habe ich hier im Wohnzimmer aufgeräumt.«

Kommissarin L. sieht ihn ungläubig an.

»Ich hab hier meine Lagerbestände sortiert«, ereifert sich Frank S. »Handys, Tablet-PCs, Headsets. Für meinen Internetshop, ich bin selbständiger Unternehmer. Das hier ist mein Büro!« Er zeigt auf die Papierhaufen auf dem Tisch. »Das sieht hier normalerweise nicht so aus«, schiebt er hinterher. »Ich will die Wände frisch anstreichen, deshalb steht hier alles kreuz und quer herum.«

Für die Ermittler hört sich das wie eine unglaubwürdige Schutzbehauptung an.

»Nach Ihren Angaben müssten Sie Ihrer Großmutter gegen 13 Uhr den Salat angeboten haben«, rechnet Kommissar W. dem Enkel vor. »Danach waren Sie noch zweimal einkaufen. Anschließend haben Sie hier Ihre Shop-Artikel sortiert. Und die ganze Zeit über haben Sie nicht nach Ihrer Großmutter gesehen?«

»Doch, natürlich habe ich das«, protestiert Frank S. »Ich habe ja die 112 angerufen, als ich Oma röcheln gehört habe. Ich bin in ihr Zimmer gerannt, da lag sie und hat nur noch mühsam geatmet. ›Oma, was ist denn?‹, habe ich gerufen. Aber sie hat mir keine Antwort gegeben. Sie hat mich gar nicht mehr gehört, glaube ich. Und da habe ich sofort die 112 gewählt. Fragen Sie doch Ihre Kollegen, die haben den Notarzt ja noch gesehen!«

Frank S. bricht erneut in Tränen aus. Er wird von einem Weinkrampf geschüttelt und ist im Augenblick offenkundig nicht vernehmungsfähig. Kommissar W. und Kommissarin L. beschließen, zunächst das Schlafzimmer der Verstorbenen aufzusuchen und die Leiche zu besichtigen, ehe sie die Befragung des Enkels fortsetzen.

Samstag, 20. August 2011, 16:50 Uhr, Berlin-Weißensee, Große Seestraße, Wohnung Anna-Gerda A., Schlafzimmer

Das Schlafzimmer der Verstorbenen ist weniger zugemüllt als das Wohnzimmer, dafür ist der Urin- und Fäkaliengestank hier noch weitaus stärker. Der bis auf ein Paar Socken unbekleidete Leichnam der alten Frau liegt in Rückenlage auf dem Dielenboden des schmalen, kleinen Raums, neben einem alten Einzelbett mit Holzgestell, das mit drei einzelnen Teilmatratzen ausgelegt ist. Die stark zerschlissenen Matratzenteile sind mit Lebensmittelresten und Kotanhaftungen beschmutzt. Auf dem Bett gibt es weder ein Laken noch eine Bettdecke oder ein Kopfkissen. Am Kopfende liegen jedoch mehrere unbenutzte Einwegwindeln, die anscheinend zu einer Art Kopfkissen aufgestapelt worden sind.

Dem Bett gegenüber, an der anderen Längsseite des Zimmers, steht eine alte, gleichfalls mit Kot und Lebensmittelresten verdreckte Couch, auf der diverse Medikamentenpackungen liegen. Kommissar W. inspiziert die Medikamente, darunter der Betablocker *HCT-beta Metoprololsuccinat* und *Digitoxin AWD 0,07*, ein Mittel gegen Herzinsuffizienz, *Spirobeta* zur Ausscheidung von Wasseransammlung im Gewebe und eine Packung mit *Clexane*-Spritzen à 40 mg zur Verminderung der Blutgerinnung und somit des Thromboserisikos.

Während Kommissar W. eine Liste der vorgefundenen Medikamente anfertigt, beginnt Kommissarin L. mit der kriminalpolizeilichen Leichenschau der deutlich abgemagerten Toten. *»Der Leichnam der Verstorbenen liegt in Rückenlage und weist eine schwach wahrnehmbare Restwärme auf«*, spricht sie für den später anzufertigenden Vorgangsbericht ins Diktaphon. *»Im Kieferbereich ist die Leichenstarre bereits vollständig ausgeprägt [...]. Leichenflecke können am gesamten Körper nicht festgestellt werden.«* Sie betastet Schädel und Gesicht der Toten. *»Das Schädeldach, die Gesichtsknochen und das Nasengerüst sind fest und ohne Auffälligkeiten«*, vermerkt sie. *»Der Hals wirkt unauffällig. Der Brustkorb ist fest und druckelastisch, ansonsten ebenso wie der vordere Rumpfbereich unauffällig, jedoch wie der gesamte Restkörper mit diversen Krümeln, Haaren und Resten von Exkrementen besetzt. Beide Arme sind unauffällig. Die Nägel beider Hände sind mit Kotanhaftungen beschmiert. Unterhalb des linken Knies befindet sich eine OP-Narbe, die sich noch im Heilungsprozess befindet und ca. 5 cm Länge aufweist.«*
Zusammen mit ihrem Kollegen dreht Kommissarin L. die Leiche in Seitenlage, um den Rücken zu besichtigen. *»Hier fällt sofort der Auflagebereich um das Gesäß auf, der Hautablösungen und Reste von Kotanhaftungen aufweist und wund gelegen ist«*, spricht sie ins Diktaphon.
Bevor die beiden Ermittler ins Wohnzimmer zurückkehren, um die Befragung des Enkels fortzusetzen, tauschen sie kurz ihre Eindrücke aus und sind sich rasch einig. Auch wenn Frank S. mehrfach beteuert hat, dass er sich aufopfernd um seine Großmutter gekümmert habe, ist für die Kommissare offenkundig, dass er die alte Dame alles andere als vorbildlich gepflegt hat. Vielmehr steht der Verdacht im Raum, dass Frank S. seine Verwandte aus der Pflegeeinrichtung geholt hat, um ihre Rente zu kassieren. Und dass sie qualvoll zu Tode gekommen ist, weil er sie nicht ausreichend betreut und versorgt hat.

»Erklären Sie uns doch bitte mal, wieso sich die Wohnung in einem so schlechten Reinigungszustand befindet«, fordert Kommissarin L. den Enkel der Verstorbenen auf.
»Und warum das Bett Ihrer Großmutter keinerlei Bettwäsche aufweist«, fügt Kommissar W. hinzu.
Die beiden Ermittler sind zu Frank S. ins Wohnzimmer zurückgekehrt.
»Ich habe das Bettzeug zur Schmutzwäsche getan«, sagt er und sieht mit rotgeweinten Augen ins Leere.
»Und wo ist das?«, fragt die Kommissarin. »Im Bad?«
Frank S. druckst herum, spielt den Geistesabwesenden. »Was meinen Sie?«
»Wohin Sie das Bettzeug Ihrer Großmutter gelegt haben.«
»Das habe ich … also, da muss ich überlegen … Okay, sie hatte kein Bettzeug«, räumt er schließlich ein. »Aber es ist ja warm hier in der Wohnung, da brauchte sie keine Decke.«
Die Kriminalbeamten sehen einander ungläubig an. »Es ging Ihrer Großmutter jeden Tag schlechter«, hakt Kommissar W. nach. »Das haben Sie selbst vorhin gesagt, Herr S. Warum haben Sie nicht lange vorher einen Arzt gerufen? Können Sie uns das erklären?«
Der Mund des Mannes beginnt unbeherrscht zu zucken. Im nächsten Moment bricht er erneut in Tränen aus.
»Für mich sieht das hier nach einer Straftat aus«, fährt Kommissar W. fort. »Nach Tötung durch Unterlassen.« Seine Kollegin nickt bekräftigend. »Sie stehen im Verdacht, den Tod Ihrer Großmutter verschuldet zu haben, Herr S. Verstehen Sie, was das bedeutet?«
Der Enkel schlägt die Hände vor dem Gesicht zusammen und gibt eine Folge unartikulierter Geräusche von sich.
Kommissar W. zieht sein Handy aus der Tasche und informiert den Schichtleiter des LKA 1, Delikte am Menschen, über den

ermittelten Sachverhalt. »Verstanden«, sagt der diensthabende Beamte am anderen Ende der Leitung. »Die sechste Mordkommission hat Bereitschaft und wird den Fall übernehmen.« »Die Mordkommission übernimmt den Fall«, sagt der Kommissar zu Frank S., der bei diesen Worten erstarrt. Er lässt die Hände, in denen er sein Gesicht verborgen hatte, sinken und sieht die Kriminalbeamten flehentlich an. »Ich habe Oma nicht umgebracht!«, stößt er hervor. »Ich habe sie geliebt, ich habe alles getan, was ich konnte, damit es ihr gutgeht, das müssen Sie mir glauben!«

»Kommen Sie mal mit, Herr S.«, sagt Kommissarin L. »Vielleicht finden wir ja zusammen die Bettwäsche Ihrer Großmutter.«

Samstag, 20. August 2011, 17:15 Uhr, Berlin-Weißensee, Große Seestraße, Wohnung Anna-Gerda A.

Außer Wohnzimmer und Schlafzimmer gibt es in der kleinen Wohnung noch eine Küche und ein Bad. Beide Räume sind für ihre ursprünglichen Zwecke nicht zu gebrauchen. Das winzige Bad dient als Abstellraum und Lager für unvorstellbare Mengen an Schmutzwäsche. Kommissarin L. hat Einweghandschuhe angezogen. »Könnte das hier die Bettwäsche Ihrer Großmutter sein?« Sie zieht ein durchnässtes Laken und eine mit Fäkalien verschmierte Bettdecke aus dem Schmutzwäscheberg. »Aha, da ist sie ja«, gibt der Enkel zum Besten. Er wirkt erstaunt, aber keineswegs schuldbewusst.

Die Küche ist mit teilweise fast deckenhohen Kartonstapeln vollgestellt. Laut Beschriftung enthalten die größeren Kisten Möbel, die kleineren Fotoapparate, Handys, Akkus und Ladegeräte.

»Hier wollen Sie für Ihre Großmutter Essen zubereitet haben?«, fragt Kommissarin L. »An den Herd und an den Kühlschrank kommt man doch überhaupt nicht heran.«

»Das ist nur im Moment so«, sagt Frank S. »Ich habe mich vor zwei Monaten mit dem Internetshop selbständig gemacht. Wenn ich erst mal ordentlich Umsatz gemacht habe, miete ich größere Geschäftsräume an.«

»Wie viel Umsatz haben Sie denn bisher gemacht?«

Der Jungunternehmer zuckt mit den Schultern. »Mein Shop ist erst vor sechs Wochen online gegangen, und bisher hakt es noch bei den Bestellungen.«

»Das heißt, Sie haben noch nichts verkauft?«

»Ich stehe ja noch ganz am Anfang«, antwortet Frank S. »Der Shop muss erst noch bekannter werden, da braucht man eben Geduld.«

Die Lieferanten, bei denen er die Ware bestellt hat, scheinen aber die Geduld mit ihm längst verloren zu haben, sagt sich die Kommissarin.

»Zeigen Sie uns doch bitte mal die Abschlussberichte der Klinik, in der Ihre Großmutter behandelt worden ist, und der Pflegeeinrichtung, aus der Sie sie nach Hause geholt haben«, fordert Kommissar W. den Enkel auf.

Frank S. kratzt sich am Hinterkopf. »Die Schriftstücke habe ich gerade nicht da.«

»Haben Sie noch einen weiteren Wohnsitz?«

Er verneint.

»Wo könnten sich die Dokumente denn sonst noch befinden?«

»Eigentlich nur hier in der Wohnung«, räumt Frank S. ein.

»Dann schauen wir uns mal nach den Abschlussberichten um«, schlägt Kommissarin L. vor. »Sind Sie damit einverstanden, Herr S.?«

Er nickt und folgt den Kriminalbeamten ins Wohnzimmer. Dort sichten die Kommissare die Papierstapel auf dem Tisch, Frank S. sieht ihnen dabei zu, macht jedoch keine Anstalten, ihnen zu helfen.

Die Ermittler öffnen auch den Wohnzimmerschrank, nachdem sie davor aufgestapelte Kartons beiseitegeräumt haben. Die Patientenberichte finden sie nicht, doch auf ihre Frage hin nennt ihnen der Enkel zumindest Namen und Anschrift der Klinik und der Pflegeeinrichtung.

Bei den ungeordneten Stapeln von Schriftstücken auf dem Wohnzimmertisch und im Schrank handelt es sich überwiegend um Rechnungen und Mahnungen. Dazwischen befinden sich diverse Anwaltsschreiben, in denen der Verdacht geäußert wird, dass Frank S. das Vermögen seiner Großmutter schädige, indem er auf ihre Kosten lebe und sie finanziell ausnutze. Überdies stoßen die Ermittler auf Dokumente, aus denen hervorgeht, dass ein Rechtsanwalt namens Roger B. gerichtlich als Betreuer von Anna-Gerda A. eingesetzt worden ist.

Die Kommissare konfrontieren Frank S. mit den Anwaltsschreiben und erhalten wiederum nur vage und widersprüchliche Antworten.

»Ich habe das Vermögen meiner Oma nicht geschädigt«, behauptet der Enkel. »Ich habe alles von meinem eigenen Geld bezahlt.«

»Verfügen Sie denn über irgendwelche Einkommensquellen?«, fragt Kommissarin L. »Abgesehen von dem Internetshop, mit dem Sie noch keine Einnahmen erzielt haben?«

»Im Moment nicht«, gibt Frank S. widerstrebend zu. Er sei seit zwei Jahren arbeitslos. Über Ersparnisse verfüge er auch nicht.

Es ist 17:50 Uhr, als Kommissar W. einen Anruf von der Schichtleitung seines Dezernats erhält: »Hauptkommissar P. von der sechsten Mordkommission erscheint in Kürze vor Ort und übernimmt. Er bittet um vorläufige Festnahme des Herrn S. mit anschließender Verbringung in eine Gefangenensammelstelle.«

Nachdem der Kriminalbeamte das Telefonat beendet hat, teilen er und seine Kollegin Frank S. den Sachstand mit: »Gegen Sie werden Ermittlungen wegen des Verdachts des Totschlags durch Unterlassen zum Nachteil von Anna-Gerda A. geführt. Sie sind vorläufig festgenommen.« Kommissarin L. belehrt ihn über seine Rechte als Beschuldigter.

Frank S. hört sich das alles mit ungläubigem Gesichtsausdruck, aber weitgehend wortlos an. Er protestiert auch nicht, als Kommissar W. ihm Handfesseln anlegt.

Kurz darauf trifft ein Einsatzwagen der Schutzpolizei ein. Die beiden Beamten, ein Polizeikommissar und ein Polizeiobermeister, übernehmen den Beschuldigten und verbringen ihn zur Gefangenensammelstelle Nordost in Berlin-Hohenschönhausen.

Samstag, 20. August 2011, 18:05 Uhr, Berlin-Weißensee, Große Seestraße 22

Während die beiden Kommissare auf das Eintreffen des Kollegen von der Mordkommission warten, versuchen sie, den Notarzt, der den Tod von Anna-Gerda A. festgestellt hat, telefonisch zu erreichen. Aber der Mediziner befindet sich in einem weiteren Notarzteinsatz und kann das Gespräch daher nicht annehmen.

Auch mit der Pflegeeinrichtung in Niederschönhausen, in der die alte Dame nach ihrem Klinikaufenthalt betreut worden war, versuchen die Kommissare in Kontakt zu treten. Doch dort geht niemand ans Telefon.

Um 18:47 Uhr trifft Kriminalhauptkommissar P. vom LKA 1, sechste Mordkommission, ein. Nachdem sie ihn in den Sachstand eingewiesen haben, verlassen die beiden Kommissare vom Dezernat für Verbrechensbekämpfung die Wohnung der Verstorbenen und ihres Enkels.

Auf Bitten des Hauptkommissars klingeln sie vom vierten Obergeschoss abwärts noch bei allen Wohnungen des Hauses an. Unterwegs begegnet ihnen Dr. E., Rechtsmediziner an dem von mir geleiteten Landesinstitut für gerichtliche und soziale Medizin. Die Mordkommission hat routinemäßig um rechtsmedizinische Untersuchung der Toten noch am Leichenfundort gebeten, nachdem der Verdacht aufgekommen ist, *»dass

Frau A. aufgrund mangelnder Pflege verstorben bzw. aufgrund mangelnder Versorgung verdurstet bzw. verhungert ist«, wie Dr. E. in seinem *»Gerichtsärztlichen Leichenfundortbericht«* vermerken wird.

Die beiden Kommissare vom Dezernat für Verbrechensbekämpfung treffen im Haus nur einen Mieter an, den Bewohner einer Wohnung im Hochparterre, der auf ihre Fragen hin erklärt: »Die alte Dame und ihren Enkel kenne ich vom Sehen. Er hat sie öfter mal besucht, aber ich hatte nicht den Eindruck, dass er hier wohnt.« Befragt, wann er Frau A. zuletzt hier im Haus gesehen habe, gibt der Mieter an: »Vor ungefähr zwei Wochen, zusammen mit dem Enkel. Sie hat im Rollstuhl gesessen.«

Gerade als die Ermittler das Mehrfamilienhaus verlassen wollen, trifft ein weiterer Hausbewohner ein. Es handelt sich um den Mieter der Wohnung im dritten Obergeschoss, die direkt unter der Dachgeschosswohnung von Anna-Gerda A. liegt. Auch dieser Hausbewohner erklärt, dass er die alte Dame zuletzt vor etwa 14 Tagen gesehen habe. Sie sei mit einem Rollator herumgelaufen. Danach habe er sie nicht mehr gesehen, jedoch habe er sie am heutigen Nachmittag, zwischen 13:30 und 14 Uhr, laute Geräusche durch die Decke seiner Wohnung gehört. »Ein Poltern«, wiederholt er mehrfach. Er selbst wohne seit zwei Jahren hier im Haus und habe in dieser Zeit den Enkel etwa dreimal gesehen.

Die beiden Kommissare kehren in den vierten Stock zurück, um den Kollegen vom LKA 1 über die Aussagen der beiden Hausbewohner zu informieren. Die Behauptung von Frank S., dass er bei seiner Großmutter gewohnt und sich kontinuierlich um sie gekümmert habe, erscheint nun noch zweifelhafter als zuvor. Und das »Poltern«, das der Nachbar aus dem dritten Stock zwischen halb zwei und zwei Uhr vernommen hat, könnte dadurch verursacht worden sein, dass Anna-Gerda A. gefallen – oder auch gestoßen worden – ist. Was immer sich zwischen 13:30 und 14 Uhr in der Dachgeschosswohnung abgespielt haben mag – Frank S. hat erst um 15:30 Uhr, also ein-einhalb bis zwei Stunden später, den Notarzt alarmiert.

Samstag, 20. August 2001, 19:20 Uhr, Berlin-Weißensee, Große Seestraße, Wohnung Anna-Gerda A., Schlafzimmer

»Bei meinem Eintreffen befindet sich die Leiche auf dem Fuß-boden des Schlafzimmers neben einem stark verschmutzten Bett mit stärkeren gelblichen Urin- und Kotanhaftungen«, spricht Rechtsmediziner Dr. E. während der Besichtigung von Leiche und Leichenfundort ins Diktaphon.

Bevor er die Tote untersucht, nimmt er die Umgebung in Au-genschein. *»Auf dem Fensterbrett steht ein Plastikbecher mit einer gelblichen, saftähnlichen Flüssigkeit. Neben dem Becher steht eine Plastikflasche mit der Aufschrift ›Orange‹, in der Plastikflasche unten eine gelbliche Flüssigkeit, vermutlich Orangensaft, die Füllhöhe der Flasche ca. 2 cm.«* Außerdem hält er fest, dass neben dem Bett auf dem dort abgestellten Rollator mehrere kleine Fläschchen Actimel-Trinkjoghurt ste-hen, eines fast voll, zwei leer. *»Weitere Fläschchen Actimel auf dem danebenstehenden Sofa«*, dort auch *»ein Teller mit Es-sensresten bzw. -verschmutzungen [...]. Neben dem Bett ein Kochtopf, zu einem Drittel mit einer durchsichtigen Flüssig-keit, vermutlich Wasser, gefüllt (mindestens 1 l).«*

Das Schlafzimmer der Verstorbenen macht somit zwar einen verwahrlosten Eindruck, doch zumindest scheint Anna-Ger-da A. nicht verdurstet zu sein. Wasser ist reichlich vorhanden, wenn auch nur in einem Topf.

Sodann wendet sich der Rechtsmediziner der Leiche zu. Als sichere Zeichen des Todes vermerkt er: *»Die Totenflecken von insgesamt spärlicher Ausprägung befinden sich an den rück-wärtigen Partien der Leiche, sie sind auf Daumendruck noch eben wegdrückbar, nach sehr langer Zeit wiederkehrend. Die Leichenstarre gut ausgeprägt in der Muskulatur der großen*

Gelenke. Keine Fäulniserscheinungen.« Anschließend misst er die Körperkerntemperatur (34,1 °C) und die Umgebungstemperatur in der Nähe der Leiche (23,1 °C).

»*Die Kopfhaare grau, sie scheinen gekämmt zu sein*« – ein weiterer Hinweis darauf, dass der Enkel seine Großmutter nicht vollkommen sich selbst überlassen hat. Auch wenn seine pflegerischen Bemühungen extrem unzureichend waren. Dr. E. findet auf der Kopfhaut wie auch im Gesicht der Toten »*keine eindeutigen Verletzungen. […] Augen offen. Augenbindehäute ohne Punktblutungen, ebenso die Augenlider. Mund spaltbreit offen. Am Oberkiefer eine regelrecht sitzende Vollzahnprothese. Die Zahnprothese am Unterkiefer leicht verrutscht. Am Hals keine Auffälligkeiten, ebenso am Rumpf*«, an Händen und Armen.

Jedoch findet der Rechtsmediziner weitere Zeichen einer hygienisch mangelhaften Betreuung der alten Frau: »*Die Fingernägel verschmutzt, lang, ungepflegt […] An den Füßen leichte Verschmutzungen […]. Im Gesäßbereich deutliche Verschmutzungen. Eindeutige Durchliegegeschwüre nicht abgrenzbar. Bis auf den Gesäßbereich erscheint der Körper der Leiche relativ sauber.*«

Durchliegegeschwüre (der Fachterminus ist *Dekubitus*) gehören zu den gravierendsten körperlichen Schäden, die durch pflegerische Vernachlässigung bettlägeriger (meist älterer) Menschen entstehen können. Dabei handelt es sich um eine »*Nekrose [Absterben] von Haut, Unterhautfettgewebe und tiefer gelegenen Gewebestrukturen (Muskel, Bänder, Knochen) an exponierten Körperstellen besonders an der Körperrückseite über Hinterhaupt, Schulterblättern, Kreuzbein, Ellenbogen und Fersen. Ein Dekubitus entwickelt sich aus einer lokalen Durchblutungsstörung infolge statischer Druckbelastung des betroffenen Gewebes. Die Zeitdauer bis zum Entstehen eines Dekubitus ist abhängig von dem Zeitpunkt, ab dem die Kompensationsreserven des Gewebes erschöpft sind*«, schrieb ich 2015 hierzu in einem Lehrbuch der Rechtsmedizin.

Zum Abschluss der Leichenbesichtigung hält Dr. E. fest: »*Am Fundort sind keine Anhaltspunkte für fremde, äußere, mechanische Gewalteinwirkungen im Zusammenhang mit dem Todeseintritt festzustellen. Die Umstände des Falles sowie der Zustand der Leiche lassen an eine innere Erkrankung als mögliche Todesursache denken. Allein vom äußeren Erscheinungsbild der Leiche her kann kein Rückschluss darauf abgeleitet werden, dass Frau A. verdurstet oder verhungert ist. Zur Klärung des Falles wird eine Obduktion empfohlen.*«

Samstag, 20. August 2011, 19:50 Uhr, Berlin-Niederschönhausen, Pflegeeinrichtung Elisabeth-Diakoniewerk

Auf die Bitte von Hauptkommissar K. hin suchen die beiden Kommissare vom Dezernat für Verbrechensbekämpfung noch am selben Abend die Kurzzeitpflegeeinrichtung auf, in der Anna-Gerda A. nach ihrem Klinikaufenthalt betreut wurde. Sie befragen mehrere Mitarbeiter der Einrichtung, die übereinstimmend erklären, dass sich Frau A. während ihres Aufenthalts keinesfalls in einem Zustand befunden habe, »*der ihren baldigen Tod vorhersehbar erscheinen ließ*«. Sie habe sich zwar »*geweigert, das selbständige Laufen wiederzuerlernen, sich ansonsten aber in einem guten Allgemeinzustand befunden. Auch habe sie gut gegessen*«, vermerken die Ermittler in ihrem Bericht.

Die Aussage einer Pflegerin, »*die Frau A. gut kannte und in der Zeit ihres Aufenthaltes näheren Kontakt zu ihr pflegte*«, lässt bei den Ermittlern die Alarmglocken schrillen. Nicht nur bei dieser Pflegerin, »*sondern auch bei anderen Mitarbeitern der Station sei der Eindruck entstanden, dass Frau A. nicht besonders gerne wieder nach Hause gewollt hatte. Dies habe sie zwar nie direkt gesagt, jedoch Andeutungen gemacht, die diese Vermutung nahelegten. Auch hätten die Mitarbeiter der Station ein ›komisches Gefühl‹ bezüglich des Enkels von Frau A.*

gehabt. [...] Am 8.8.2011 sei Frau A.s Betreuungsverhältnis dann als beendet angesehen worden, weil ihr Enkel sie von einem Urlaub nicht zurückbrachte. Da die Einrichtung ein offenes Haus sei, habe man diesbezüglich nichts weiter unternommen.«

Aus handschriftlichen Aufzeichnungen der Stationsmitarbeiter geht hervor, dass Anna-Gerda A. »bei ihrer Aufnahme ein Körpergewicht von 47,8 kg aufwies«. Nach Auskunft der Betreuer habe sie *»in der Einrichtung sehr gut und regelmäßig gegessen«* und während ihres Aufenthalts *»sogar ein wenig zugenommen«*. Doch nur zwölf Tage nachdem der Enkel sie aus der Einrichtung herausgenommen hatte, war die alte Dame stark abgemagert.

Noch am selben Abend ruft Kommissar W. bei uns im Institut für Rechtsmedizin an, wohin der Leichnam von Anna-Gerda A. mittlerweile zur Obduktion überführt worden ist. Auf seine Frage hin teilt Dr. E. dem Kriminalbeamten das Körpergewicht der Toten mit. Sie wiegt 42 Kilogramm. Folglich muss sie innerhalb von nur zwölf Tagen etwa sechs Kilo verloren haben.

Die Frage ist nun, wodurch dieser drastische Gewichtsverlust verursacht worden ist: Hat Frank S. seiner Großmutter nicht genug zu essen gegeben? Oder hat die alte Dame krankheitsbedingt so dramatisch abgebaut – und wenn ja, woran war sie erkrankt? Laut den befragten Mitarbeitern der Pflegeeinrichtung war Anna-Gerda A. zwölf Tage zuvor, als sie von ihrem Enkel nach Hause geholt wurde, »in einem guten Allgemeinzustand« gewesen.

Um die Ursache des plötzlichen Ablebens der alten Dame festzustellen und insbesondere zu klären, inwiefern dem Enkel, Frank S., Vorwürfe bezüglich mangelnder Pflege beziehungsweise sogar hinsichtlich eines todesursächlichen Unterlassens gemacht werden können, ordnet der zuständige Ermittlungsrichter auf Antrag der Berliner Staatsanwaltschaft die Obduktion der Leiche an.

Die Obduktion von Anna-Gerda A. führe ich zusammen mit meinem Kollegen Dr. E. durch. Mittlerweile liegt uns auch die Patientenakte aus der Klinik vor, in der sich Anna-Gerda A. im Vormonat der OP am linken Unterschenkel unterzogen hat.

»Die gerichtliche Obduktion der 89 Jahre alt gewordenen An-na-Gerda A. war angeordnet worden, da seitens der Ermitt-lungsbehörden ein akuter Verdacht auf Verhungern und/oder Verdursten als Todesursache bei unzureichender Pflege der Be-troffenen bestand«, halte ich in meinem abschließenden Sekti-onsgutachten fest. *»Bei der gerichtlichen Leichenöffnung wa-ren deutliche Zeichen einer allgemeinen Blutarmut (Anämie) festzustellen. Aus den vorliegenden Krankenunterlagen ergibt sich, dass klinischerseits bei der nunmehr Verstorbenen etwa einen Monat vor dem Ableben im Krankenhaus eine Anämie bei Magenschleimhautentzündung diagnostiziert worden war. Darüber hinaus fand sich bei der heutigen Obduktion eine ausgeprägte chronische Überblähung beider Lungen, eine Ver-kalkung der Herzkranzgefäße und der größeren Körperschlag-adern. Fußend auf den Obduktionsbefunden und in Überein-stimmung mit den klinischen Daten, ist der Tod auf eine Lun-gen- und Herzschwäche bei chronischer Anämie nach Magenschleimhautentzündung zurückzuführen. Bei der Ob-duktion«,* hebe ich überdies hervor, *»war im Magen, im Zwölf-fingerdarm sowie im gesamten Dünn- und Dickdarm mäßig reichlich gewöhnlicher Inhalt festzustellen. Zudem stellte sich ein normaler Blutgehalt der inneren Organe und der großen Gefäße sowie reichlich Urin in der Harnblase dar. Somit konn-te der Verdacht auf Verhungern und Verdursten als Todesursa-che entkräftet werden. Es waren auch keine gravierenden Pfle-geschäden am Körper der Geschädigten festzustellen.«*

Die Ergebnisse der toxikologischen Untersuchungen von Blut

und Urin reichen wir wie üblich nach. »*Frau A. war bei Todeseintritt nicht alkoholisiert und stand auch nicht unter der Wirkung von zentral wirksamen Arzneistoffen*«, teilen wir der Staatsanwaltschaft einige Wochen später ergänzend mit. Aus rechtsmedizinischer Sicht besteht somit kein Anlass für weitere Ermittlungen oder gar für eine Anklageerhebung gegen den Enkel der Verstorbenen. Doch die Staatsanwaltschaft sieht das offenbar anders: Sie erhebt Anklage gegen Frank S., dem sie vorwirft, Anna-Gerda A. »*aus eigensüchtigen Beweggründen*« aus der Pflegeeinrichtung geholt und durch »*böswillige Vernachlässigung*« ihren Tod verschuldet zu haben.

Möglicherweise agiert die Staatsanwaltschaft dabei etwas übereifrig unter dem Eindruck der zahlreichen »Pflegeskandale«, die seit Jahren immer wieder die Öffentlichkeit erschüttern. Einflussreiche Medien greifen das Thema offensiv auf und setzen die zuständigen Behörden unter Druck, Missstände durch Strafverfahren, wirkungsvollere Gesetze und Kontrollen zu beheben. Solche Missstände sind unstreitig vorhanden, finden sich allerdings weit eher im institutionellen Bereich – in Krankenhäusern und Senioren-Pflegeheimen – als im Bereich häuslicher Pflege durch die eigenen Familienangehörigen.

So wurde zum Beispiel am 22. Februar 2006 in Bonn eine Pflegeassistentin wegen vierfachen Mordes, vierfachen Totschlags und einer Tötung auf Verlangen zu lebenslanger Haft verurteilt; sie hatte die Patienten während ihrer Dienstzeit in einem Pflegeheim getötet und jeweils behauptet, sie seien in ihrem Beisein eines natürlichen Todes gestorben. Am 29. Juni 2007 wurde die Krankenschwester Irene B. vom Landgericht Berlin zu einer lebenslangen Haftstrafe verurteilt, da sie nachweislich fünf Patienten auf einer Intensivstation der Berliner Charité mit einem blutdrucksenkenden Medikament getötet hatte. Ich erinnere mich noch gut an die Exhumierungen und die anschließenden Obduktionen tatsächlicher und weiterer vermeintlicher Opfer dieser Serienmörderin, die wir Anfang 2007 im Berliner Landesinstitut für gerichtliche und soziale Medizin untersuchten. Im Jahr 2001 sandte ein ähnlicher Fall Schockwellen durch den hohen Norden Deutschlands: Ein ehemaliger Altenpfleger tötete in Bremerhaven Seniorinnen in ihrer häuslichen Umgebung und raubte sie aus. Eines seiner Opfer überlebte und konnte den Täter identifizieren, der schließlich wegen fünffachen Mordes eine lebenslange Haftstrafe erhielt. Diese Liste ließe sich noch seitenweise fortsetzen.

Zeitgleich mit den Ermittlungen zur vermeintlichen Tötung von Anna-Gerda A. durch ihren Enkel in Berlin untersuchen Staatsanwaltschaft und Kriminalpolizei in Augsburg mit Hochdruck einen »Pflegeskandal« von unfassbaren Dimensionen, der monatelang bundesweit für Schlagzeilen sorgt. Der 54-jährige Altenpfleger Ali L. soll in einem Seniorenheim über mehr als zehn Jahre hinweg die Heimbewohner brutal misshandelt haben. Der tunesische »Horror-Pfleger«, wie ihn die Boulevardmedien nennen, gibt der weitverbreiteten Angst, im Alter selbst zum Opfer von Vernachlässigung und Misshandlung zu werden, ein Gesicht. Seine Taten übertreffen noch die schlimmsten Alpträume. Er prügelte die ihm anvertrauten Senioren, bewarf sie mit Gegenständen, schleifte sie hinter sich her. Seine eingeschüchterten Kollegen schwiegen jahrelang – bis sie sich 2010 endlich ein Herz fassten und den sadistischen Senioren-Quäler anzeigten.

Vor dem Hintergrund dieser schier endlosen Kette von »Pflegeskandalen« und reißerischen Medienberichten mag es verständlicher erscheinen, dass sich die Staatsanwaltschaft in Berlin zur Anklageerhebung hinreißen lässt, obwohl Frank S. für die Rolle eines »Horror-Pflegers« eine glatte Fehlbesetzung ist. Und obwohl beim Tod der Großmutter laut meinem rechtsmedizinischen Gutachten keinerlei Pflegeversagen geschweige denn überhaupt irgendeine Form von Fremdeinwirkung im Spiel war.

Mittwoch, 21. März 2012, Berlin-Tiergarten, Amtsgericht

Fast auf den Tag genau neun Monate nach dem Ableben von Anna-Gerda A. wird die Hauptverhandlung gegen Frank S. vor dem Amtsgericht Tiergarten in Berlin-Moabit eröffnet. Die Staatsanwaltschaft wirft dem Enkel vor, seine Großmutter gegen ihren Willen aus der Pflegeeinrichtung geholt zu haben, um von ihrer Rente zu leben. Die 89 Jahre alt gewordene, demente Frau habe »*unter menschenunwürdigen Bedingungen in der verdreckten und vermüllten Dachgeschosswohnung dahinvegetieren müssen und sei nach nur zwölf Tagen völlig entkräftet verstorben*«, heißt es in der Anklageschrift. Dabei habe der Enkel aus einer »*die Leiden der Großmutter missachtenden Gesinnung*« heraus gehandelt.

Das Medieninteresse an diesem Prozess ist gewaltig, der Andrang der Vertreter von Boulevardpresse und Regionalfernsehen im Gerichtssaal entsprechend. In der Lokalpresse ist Frank S. teilweise bereits vorverurteilt worden, und als er im Gerichtssaal erscheint, liegen seine Nerven offenkundig blank. Der Vorsitzende Richter will zu Prozessbeginn von dem Angeklagten vor allem eines wissen: Was genau ist zwischen dem 8. und dem 20. August 2011 passiert – in jenen zwölf Tagen also, in denen die alte Dame von knapp 48 auf 42 Kilogramm Körpergewicht abgemagert und schließlich zu Tode gekommen ist?

Der Enkel gibt wirre und weitschweifige Antworten. Von unstillbarem Rechtfertigungsbedürfnis erfüllt, will er erklären, dass und warum er nur zum Besten seiner Großmutter gehandelt habe – und rückt sich selbst ungewollt in ein eher ungünstiges Licht.

Er habe mit 16 Jahren beide Elternteile verloren, führt er ungefragt aus. Die Oma habe sich dann um ihn gekümmert. Vor elf Jahren sei er zu ihr gezogen und habe seitdem bei ihr in der Dachgeschosswohnung gewohnt. Als sie »nicht mehr so fit gewesen« sei, habe er ihr die Liebe zurückgeben wollen, mit der sie sich früher um ihn gekümmert habe. So weit, so rührend.

Er habe keinen Beruf erlernt und sei seit Jahren arbeitslos, räumt er dann jedoch auf entsprechende Fragen des Richters ein. Aus Online-Casinos im Internet beziehe er regelmäßige Einkünfte als Pokerspieler, schwadroniert er, in der Wohnung habe er »20 000 Euro gebunkert«, auch ein Auto nenne er sein Eigen. »Das habe ich aus einem Handy-Vertrag finanziert«, erklärt er dem Richter. »Anstatt das Handy zu nehmen, habe ich mir 2000 Euro auszahlen lassen.« Den Einwand des Richters, er kenne kein Handy dieser Preisklasse, übergeht Frank S. und tischt stattdessen weitere Episoden aus dem Leben von Enkel und Großmutter auf.

»Oma ist der freundlichste Mensch, den ich kenne«, beteuert er und schildert gefühlvoll, wie sich die alte Dame sechs Jahre zuvor die Beinverletzung zugezogen habe – »auf dem Friedhof, die Grabplatte von Opas Grab hat sich vom Sockel gelöst«. Davon habe sich seine Großmutter nie wieder richtig erholt. Sie sei dement geworden, habe einen Betreuer bekommen, aber hauptsächlich habe er, ihr Enkel, sich um sie gekümmert. »Wir sind jeden Tag vier bis fünf Stunden gelaufen«, behauptet er. »Die Bewegung hat ihr gutgetan. Und wir sind jeden Tag essen und ins Café gegangen.«

Auf die Frage, wer die Restaurant- und Cafébesuche bezahlt habe, muss Frank S. allerdings zugeben, das sei alles auf Kosten der Großmutter gegangen. »Dann war sie ein bisschen im Minus«, fügt er hinzu, »so ungefähr mit 2500 Euro.«

»Könnte man sagen, dass Sie auf Kosten Ihrer Großmutter gelebt haben?«, fragt der Richter den Angeklagten.

Der weist das weit von sich. »Ich wäre an ihre Rente gar nicht herangekommen, selbst wenn ich gewollt hätte. Sie hatte ja einen Betreuer, der war dafür zuständig.«

Der Vorsitzende Richter ist sichtlich genervt – nicht nur von dem offenbar recht infantilen Angeklagten, sondern auch von den Anklagevorwürfen der Staatsanwaltschaft, die sich zunehmend als haltlos erweisen. »Ich versuch's mal so«, appelliert er an den Angeklagten, nun endlich seine Eingangsfrage zu beantworten, »Ihre Großmutter hat noch zwölf Tage gelebt. Wie liefen die Tage denn ab?«

»Na, schlecht«, antwortet Frank S. »Sie hat ja im Rollstuhl gesessen. Und dann ging es ihr noch schlechter, zuletzt lag sie nur noch im Bett. Das war alles sehr schwer für mich. Aber irgendwie habe ich es geschafft, sie zu füttern und ihr die Windeln zu wechseln.«

»Sie haben mit Ihrer Großmutter in einer vollkommen verschmutzten und vermüllten Wohnung gelebt«, hält ihm der Richter vor. »Das Bad war so zugestellt, dass man sich darin unmöglich waschen oder gar baden konnte. Und in der Küche sind Sie ja an den Herd überhaupt nicht herangekommen. Wie wollen Sie denn unter diesen Umständen für eine angemessene Betreuung und Verpflegung Ihrer Großmutter gesorgt haben?«

Frank S. windet sich. Der schlechte Zustand der Wohnung sei »nur vorübergehend« gewesen. »Und die Oma wollte doch nicht ins Heim.«

Tatsächlich liegt mittlerweile die Aussage einer Mitarbeiterin aus der Pflegeeinrichtung vor, die bestätigt, dass Anna-Gerda A. nicht in dem Heim bleiben, sondern wieder nach Hause wollte.

Frank S. setzt zu weiteren Rechtfertigungsversuchen an, die der Vorsitzende Richter jedoch unterbindet. Und zwar mit einer Begründung, bei der der Staatsanwältin die Ohren geklungen haben dürften. »Niemand behauptet, dass Sie für den Tod Ihrer Großmutter verantwortlich sind«, beruhigt er den Angeklagten.

Dem steht die Verblüffung ins Gesicht geschrieben, und auch im Publikum macht sich Erstaunen breit: Hat die Staatsanwältin dem Angeklagten nicht zuvor bei der Verlesung der Anklage genau das vorgeworfen – die pflegebedürftige alte Dame »böswillig« vernachlässigt zu haben und so an ihrem Tod zumindest mitschuldig zu sein?

»Haben Sie denn mal versucht, Hilfe zu bekommen?«, fragt

Richter R. den Angeklagten, der aufgrund seiner kindlichen Wesensart schon mit seiner eigenen Lebensführung sichtlich überfordert ist. Nach seinem Eindruck, fügt der Richter hinzu, benötige Frank S. professionelle Hilfe, um sein Leben in den Griff zu bekommen. Damit beendet er die Anhörung des Angeklagten und ruft mich als rechtsmedizinischen Sachverständigen auf.

»Wodurch wurde denn der Tod von Frau A. nach Ihren Erkenntnissen verursacht?«, fragt mich der Vorsitzende Richter. Ich antworte kurz und bündig: »Frau A. ist weder verhungert noch verdurstet, und sie befand sich in einem guten Pflegezustand. Frau A. verstarb an einer Kombination ihrer schweren chronischen Erkrankungen von Herz und Lungen. Insbesondere ihr schwerkrankes Herz war jederzeit versagensbereit. Die Blutarmut als Folge der Magenschleimhautentzündung gab ihrem kranken Herz dann schließlich im wahrsten Sinne des Wortes den Todesstoß.« Dass mir in diesem Moment die Bemerkung »*Hätte die Staatsanwaltschaft mein Sektionsgutachten aufmerksamer gelesen, wäre es wohl nie zur Anklage gegen Frank S. gekommen*« auf der Zunge liegt, lasse ich mir allerdings nicht anmerken.

Der Vorsitzende Richter blättert in der Akte. »In der Pflegeeinrichtung war die alte Dame aber noch ganz rüstig«, hakt er nach. »Und dann hat sie in so kurzer Zeit enorm an Gewicht verloren.«

»Ja, exakt, das ist ein typischer Verlauf bei dieser Erkrankung. Irgendwann sind die Kompensationsmechanismen des Körpers völlig ausgereizt und erschöpft. Es kommt zu einem rapiden körperlichen Verfall, der auch mit einem beträchtlichen Gewichtsverlust einhergeht. Wie im Fall von Anna-Gerda A., kurz bevor sie starb. Auch eine sofortige Krankenhauseinweisung hätte diesen Verlauf nicht aufgehalten, höchstens um ein paar Tage verzögert. Ich kann mich nur wiederholen: Die Obduktion ergab keinerlei Anhaltspunkte für Pflegeschäden«, antworte ich.

Der Vorsitzende Richter erklärt die Beweisaufnahme für beendet. Weitere Zeugen brauchen nicht mehr angehört zu werden. Der Sachverhalt ist eindeutig: Frank S. hat den Tod seiner Großmutter nicht verursacht. Sämtliche Vorwürfe der Staatsanwaltschaft sind aus der Luft gegriffen.

»Sie plädieren auf Freispruch?«, fragt Richter R. die Staatsanwältin.

Ihr bleibt nichts anderes übrig, als das zu bejahen. Die Anklagevorwürfe gegenüber Frank S. standen von Anfang an in Widerspruch zu meinem Obduktionsgutachten. Außerdem hat der Enkel Anna-Gerda A. nicht gegen ihren Willen nach Hause geholt, sondern weil sie das so wollte. »Sie benötigen jemanden, der Sie unterstützt«, legt Richter R. dem Enkel nochmals ans Herz, nachdem er ihn in allen Punkten freigesprochen hat. Damit ist der Prozess nach wenigen Stunden beendet, und die Vorwürfe gegen Frank S. sind vom Tisch.

Frank S. war mit den Anforderungen, die das Leben in privater und beruflicher Hinsicht an ihn stellte, schlichtweg völlig überfordert – und damit auch mit der Versorgung seiner Großmutter, auch wenn das am Ende ihres Lebens nicht mehr ins Gewicht fiel, da sie ihren inneren Erkrankungen erlag.

Dieser Fall zeigt exemplarisch auf, was durch die demographische Entwicklung Deutschlands mit einer stetigen Zunahme des Anteils älterer Menschen an der Bevölkerung und der damit einhergehenden sozialen und gesellschaftlichen Herausforderungen im Bereich der häuslichen Pflege auf uns noch zukommen wird.

»Von drauß' vom Walde komm ich her ...«

Mythen von »wilden Leuten«, die abseits der Städte und Dörfer in unwegsamen Wäldern hausen, sind fast so alt wie die menschliche Zivilisation. Die Vorstellung, dass »irgendwo da draußen« nach wie vor Wesen existieren, die zwar der menschlichen Spezies angehören, aber wie prähistorische Jäger und Sammler leben, bescherte noch im 18. und 19. Jahrhundert gerade den kultivierten Stadtbewohnern in Europa wohlige Gruselschauer.

Aber auch im 21. Jahrhundert gibt es immer wieder Medienberichte über – vermeintliche oder tatsächliche – »Waldmenschen«, die urplötzlich in Städten oder Dörfern auftauchten. So fanden Polizeibeamte erst im April 2017 im indischen Uttar Pradesh ein Mädchen, das scheinbar jahrelang ohne Kontakt zu anderen Menschen mit einer Gruppe von Affen im Wald gelebt hatte. Das von den Medien »Mogli-Mädchen« getaufte, etwa acht bis zehn Jahre alte Kind konnte bei seiner Auffindung weder sprechen noch laufen. Sehr schnell stellte sich allerdings heraus, dass es geistig und körperlich behindert und erst kurz vor seiner Auffindung im Wald ausgesetzt worden war.

Um 1800 wurde in einem Wald in Südfrankreich ein vollkommen nackter Junge entdeckt, der sich wie ein Tier durchs Unterholz bewegte. Der zirka zehn bis zwölf Jahre alte Knabe wurde eingefangen und mit rabiaten Mitteln zwangszivilisiert, lernte jedoch nie richtig sprechen. Anscheinend war er als Kleinkind von seinen Eltern in der Wildnis ausgesetzt worden, nachdem sie versucht hatten, ihm die Kehle durchzuschneiden. Der Junge überlebte wie durch ein Wunder und wuchs in einem Wolfsrudel auf; Claude Chabrol hat die Geschichte dieses »Wolfsjungen« 1970 verfilmt.

Im Mai 1812 tauchte ein Junge im Teenageralter in Nürnberg auf und behauptete, solange er zurückdenken könne, sei er bei Wasser und Brot in einem dunklen Turm gefangen gehalten worden. Er nannte sich Kaspar Hauser. Das war die Geburtsstunde des berühmtesten dieser Mythen von den »Kindern der Wildnis« und »rätselhaften Findlingen«.

Der offenbar geistig zurückgebliebene Kaspar Hauser überlebte sein Eintreten in die zivilisierte Welt nur um wenige Jahre. Mehrfach wurde er Opfer von Stich- und Schnittverletzungen, was die Gerüchte befeuerte, er sei ein verstoßener Prinz aus dem badischen Fürstenhaus, der getötet werden sollte, damit er seinen legitimen Anspruch auf den Fürstenthron nicht geltend machen konnte. Schließlich erlitt er eine lebensgefährliche Stichwunde, an deren Folgen er am 17. Dezember 1832 verstarb. Spätere genetische und forensische Untersuchungen erwiesen, dass Kaspar Hauser weder von adligem Geblüt noch von einem Attentäter gemeuchelt worden war. Bei den Schnitt- und Stichwunden handelte es sich durchweg um Selbstverletzungen, die der junge Mann sich zugefügt hatte, um die erlahmende Aufmerksamkeit von Behörden und Öffentlichkeit immer wieder neu zu schüren.

Der kurze Blick in die Geschichte zeigt: Wo ein vermeintlicher »Kaspar Hauser« auftaucht, ist der ebenso legendäre Lügenbaron Münchhausen oftmals nicht fern. Nicht zufällig heißt die psychische Störung, bei der Betroffene sich selbst körperlichen Schaden zufügen, um dadurch Zuwendung zu generieren, »Münchhausen-Syndrom«.

Die Berliner Behörden hätten also gewarnt sein können, als im September 2011 ein männlicher Teenager auftaucht und eine Geschichte erzählt, die wie ein Mix aus den Schauergeschichten vom »Wolfsjungen« und von Kaspar Hauser klingt.

Montag, 5. September 2011, Rotes Rathaus, Berlin-Mitte

Der Junge ist etwa einen Meter achtzig groß und kräftig gebaut. Er hat blonde Haare, blaue Augen und ein offenes Lächeln. Mit seinem weichen, unfertig wirkenden Gesicht könnte er erst 16, aber auch schon 20 Jahre alt sein. Jeder Club-Türsteher und jede Verkäuferin von Alkohol und Tabakwaren sollte bei einem solchen Kunden reflexartig nach dem Personalausweis fragen. Jedenfalls, wenn sie keinen Ärger mit Ordnungsbehörden bekommen wollen.

Der Junge rückt den offenbar schweren Rucksack auf seinen Schultern zurecht. An den Rucksack sind ein Schlafsack und eine Tuchrolle geschnallt, aus der Zeltstangen hervorschauen. Seine Schritte sind etwas unsicher, und er schwankt sichtbar unter seiner Last, während er auf den Infoschalter zugeht.

Allerdings sieht seine Jeans leidlich sauber aus, und seine Haartracht à la Prinz Eisenherz wurde offenbar vor nicht allzu langer Zeit in Form geschnitten. Der hellhäutige Teenager scheint einfach einer der unzähligen Rucksacktouristen aus Nord- oder Mitteleuropa zu sein, die das ganze Jahr über die deutsche Hauptstadt heimsuchen. Nur befindet er sich nicht in einem Hostel, sondern im Roten Rathaus, dem Amtssitz des Regierenden Bürgermeisters von Berlin. Und die Geschichte, die er zu erzählen hat, unterscheidet sich radikal von den Storys, die sich die jugendlichen Globetrotter nebenan auf dem Alexanderplatz den Tag über so erzählen.

»Ich weiß nicht, wer ich bin«, sagt er auf Englisch zu den Beamten am Anmeldeschalter in der Rathaushalle. »Ich habe mein Gedächtnis verloren. Mein Vater ist gestorben. Bitte helfen Sie mir.«

Die Beamten sind so leicht durch nichts zu erschüttern. Junge Leute, die unter dem Einfluss von Betäubungsmitteln weit mehr als nur ihr Gedächtnis verloren haben, sind auf dem Alexanderplatz und in der angrenzenden Grünanlage kein seltener Anblick. Schon öfter hat sich einer von ihnen ins Rote Rathaus verirrt. Manche sind auf Randale aus, andere haben unter dem Einfluss illegaler Substanzen schlicht die Kontrolle über elementare motorische Funktionen eingebüßt. Im Vergleich zu ihnen wirkt der blonde Junge mit dem leicht verwirrten Lächeln geradezu kultiviert.

»Ich habe mit meinem Vater jahrelang im Wald gelebt«, sagt er jetzt allerdings. »Wir haben in Höhlen übernachtet, an Stränden, wie es gerade kam.«

Die Beamtin hinter dem Infotresen greift zum Telefon, um den Jugendnotdienst zu informieren. Der Junge steht einfach da und schaut sie mit diesem leicht verrutschten Grinsen an. »Ich brauche Hilfe«, bekräftigt er auf Englisch.

Wenig später trifft ein Sozialarbeiter vom Jugendnotdienst ein. Er fragt den Jungen nach seinem Namen.

»Ray«, sagt der.

»Ray und wie weiter?«

»Einfach Ray.« Der Junge sieht noch eine Spur verwirrter aus. »Reicht das nicht?«

»Schon mal was von Nachnamen gehört?«, flachst der Sozialarbeiter. »Ich zum Beispiel heiße Maik Brederlow. Nicht einfach nur Maik.«

»Nachnamen?« Der Teenager schaut ihn verständnislos an. »Ich weiß nicht, was das sein soll.«

Jetzt macht Maik Brederlow große Augen. »Na, dann komm erst mal mit«, sagt er. »Du siehst aus, als könntest du was zu essen vertragen. Wenn du satt bist, fällt dir auch das Denken leichter.«

Der Sozialarbeiter nimmt seinen neuen Schützling mit zu seiner Dienststelle in Charlottenburg. Dort hat der Jugendnotdienst für alle Fälle immer ein paar Betten frei. Notquartiere für Jugendliche, die beispielsweise nach elterlicher Gewaltanwendung Reißaus genommen und sich hilfesuchend an das Jugendamt gewendet haben. Mehr als ein paar Tage können sie in dem Notquartier nicht bleiben. Doch wenn sich herausstellt, dass sie nicht nach Hause zurückgehen können, besteht die

Möglichkeit, sie in einer betreuten Wohngemeinschaft unter-
zubringen.

Montag, 12. September 2011,
Jugendamt, Berlin-Schöneberg

Bei dem Teenager, der sich einfach nur Ray nennt, ist auch acht
Tage später nicht an eine Rückkehr in den Kreis seiner Familie
zu denken. Beharrlich wiederholt er, dass er sich an seinen
Nachnamen nicht erinnern könne. So wenig wie an seine Na-
tionalität oder seine Heimatstadt.
Doch immerhin ist ihm mittlerweile sein Geburtsdatum wieder eingefallen. Er sei am 20. Juni 1994 zur Welt gekommen,
gibt er zu Protokoll. An welchem Ort, in welchem Land, kann
oder will er nach wie vor nicht angeben.
Ray spricht ein passables Englisch, aber er ist offenkundig
kein Muttersprachler. Bereits seine Gesprächspartner vom Jugendnotdienst müssen das eigentlich bemerkt haben, doch seine Behauptung, *native speaker* zu sein, wird von niemandem
in Frage gestellt. Schließlich ist Ray nach eigenen Angaben
minderjährig, also in besonderer Weise schutzbedürftig und
entsprechend behutsam zu behandeln. Folgerichtig hat ihm
der Jugendnotdienst einen Platz in einer betreuten Jugend-
WG in Berlin-Tempelhof besorgt, wo sich Ray sichtlich wohl
fühlt.
Sehr viel weniger gefällt ihm, dass er nun, eine Woche nach
seinem Auftauchen im Roten Rathaus, von Polizeibeamten
vernommen wird. Seine im Fachjargon sogenannte »zeugen-
schaftliche Äußerung« wird zu Protokoll genommen.
Rays Erinnerung scheint zumindest bruchstückhaft zurück-
zukehren. Sein Vater heißt angeblich Ryan, die Mutter Doreen, weiß er nun zu berichten. Nicht nur sein Vater sei vor
kurzem verstorben, auch die Mutter weile nicht mehr unter
den Lebenden. Sie sei vor fünf Jahren bei einem Autounfall

ums Leben gekommen, danach sei er mit seinem Vater ununterbrochen »durch die Welt« gezogen. Oft hätten sie im Wald übernachtet, manchmal am Strand, gelegentlich auch in Städten, dort entweder im Hotel oder zu Hause bei »guten Leuten«, die sich ihrer angenommen hätten.

Meist aber seien sie ganz für sich allein im Wald unterwegs gewesen. Dort habe sich auch der tragische Sturz ereignet, bei dem sein Vater Ryan umgekommen sei. »Ich habe ihn in eine Grube gelegt und unter Steinen begraben«, erzählt der junge Mann. Anschließend sei er allein im Wald herumgeirrt und schließlich zu einer Straße gelangt. Er habe sich von Autos mitnehmen lassen und sei nach etlichen Tagen hier in Berlin angekommen. Genauso habe sein Vater es ihm für etwaige Notfälle eingeschärft: »Wenn ich dir – aus welchen Gründen auch immer – einmal nicht mehr beistehen kann, geh nach Berlin. Dort bekommst du die Hilfe, die du brauchst.« Hier sei er nun also und hoffe, dass er die Hilfe erhalte, von der sein Vater immer gesprochen habe.

Wo soll der Autounfall stattgefunden haben, bei dem die Mutter ums Leben kam? Wo genau soll der Vater, einige Wochen bevor Ray nach Berlin kam, gestorben und von dem Jungen im Wald bestattet worden sein? Auf diese Fragen – und viele andere – hat Ray nur die immer gleiche Antwort: »Ich weiß es nicht.« Angeblich hat er keinerlei Erinnerung an die Zeit vor dem tödlichen Autounfall der Mutter. Und während der jahrelangen Wanderschaft mit dem Vater habe er nicht darauf geachtet, wo sie gerade waren.

Die Story des »Waldjungen« – wie ihn die Berliner Boulevardmedien kurz darauf taufen werden – klingt auch deshalb so wenig glaubwürdig, weil Ray die behaupteten tragischen Ereignisse – Tod der Mutter, Tod des Vaters, einsames Umherirren in den Wäldern – so emotionslos referiert, als ob sie ihn selbst gar nicht beträfen. Auffällig ist von Anfang an, dass er sich für seine vermeintlich abhandengekommene Identität nicht groß zu interessieren scheint. »Auch wenn ich erfahre sollte, wer ich bin und wo ich herkomme«, erklärt er den Polizeibeamten, »hilft mir das nicht weiter. Ich bin ja doch allein.«

Glaubt er selbst an seine haarsträubende Story, oder flunkert er seinen Gesprächspartnern etwas vor? Falls Letzteres zutrifft, worin besteht sein Motiv? Oder leidet Ray doch an einer echten Teilamnesie oder gar an einer psychiatrischen Erkrankung? Das ist für seine Gesprächspartner nicht so ohne weiteres zu ergründen. Zumal Ray vehement gegen die Absicht der Ermittler protestiert, sich mit seinem Foto europaweit an die Öffentlichkeit zu wenden. Das will er auf keinen Fall, »aus Sorge«, erklärt er vieldeutig. Dadurch sind den Ermittlern die Hände gebunden, was die Einschaltung der Öffentlichkeit über die Medien in diesem Fall anbelangt, denn von Gesetzes wegen wäre seine Zustimmung zu einer solchen Aktion erforderlich.

Also fährt die Polizei ihre Ermittlungen weitgehend zurück, nachdem sich im Fall des »Waldjungen« keine Anhaltspunkte für Selbst- oder Fremdgefährdung ergeben haben. Mit Hilfe von Interpol ist zuvor in österreichischen und tschechischen Wäldern nach dem vermeintlichen Grab von Vater Ryan gesucht worden – ohne Ergebnis, was eigentlich niemanden überraschen kann, aber den Boulevardmedien neue, auflagenträchtige Spekulationen ermöglicht. Zu erforschen, was möglicherweise hinter der abenteuerlichen Story steckt, ist zunächst einmal nicht mehr Sache der Polizei.

Für das Jugendamt dagegen steht nicht die Entlarvung etwaiger Betrügereien, sondern der Schutz eines vermeintlich Minderjährigen im Vordergrund. Aufgrund des Geburtsdatums, an das sich Ray erinnert haben will, ist er im September 2011 siebzehn Jahre und drei Monate alt. Damit hat er Anspruch auf sämtliche Unterstützungsleistungen, die Minderjährigen bei entsprechender Bedürftigkeit von Rechts wegen hierzulande zustehen. Egal, ob es sich um In- oder Ausländer handelt und ob ihre Identität bekannt ist oder nicht.

Das ist im Prinzip auch gut so, schließlich kann und will der Sozialstaat keinen obdach- und mittellosen Jugendlichen im Stich lassen, nur weil der keine Papiere hat und seine Erinnerung lückenhaft zu sein scheint. Doch dieses auf großzügige Hilfeleistung ausgelegte System ist auch in hohem Maß anfällig für Missbrauch durch Personen, die Leistungen durch Vortäuschung falscher Tatsachen erschwindeln.

In den Augen der Jugendschützer wird Rays Hilfsbedürftigkeit durch seine augenscheinlichen Gedächtnisstörungen sogar noch erhöht. Partielle Amnesie geht schließlich oftmals auf traumatische Erfahrungen zurück – sei es eine körperliche Verletzung oder ein schockierendes Ereignis, das bei dem Betreffenden ein psychisches Trauma hinterlassen hat.

Jedenfalls nimmt sich das Jugendamt Tempelhof-Schöneberg des rätselhaften »Waldjungen« an. Er bekommt Kost und Logis in einer von Sozialarbeitern betreuten WG in der Borussiastraße in Tempelhof, außerdem wird er neu eingekleidet und mit einem Taschengeld von 240 Euro monatlich ausgestattet. Überdies erhält er einen amtlichen Vormund, der die Interessen des vermeintlichen Waisenjungen vertritt. Das summiert sich zu monatlichen Kosten für Unterbringung, Verpflegung und Betreuung von mehr als dreitausend Euro.

Montag, 12. Dezember 2011, Institut für gerichtliche und soziale Medizin, Berlin-Moabit

Die Mühlen der Bürokratie mahlen zwar nicht immer gründlich, aber dafür fast immer langsam. Mehr als zwei Monate nachdem Ray im Roten Rathaus vorstellig wurde, erscheint er mit einem Betreuer im Landesinstitut für gerichtliche und soziale Medizin in Berlin-Moabit. An dem von mir geleiteten Landesinstitut, einem der Berliner Senatsverwaltung für Gesundheit angegliederten rechtsmedizinischen Institut, verfügen wir über eine renommierte Abteilung für Forensische

Psychiatrie, deren Gutachter sich mit entsprechenden behördlichen Fragestellungen beschäftigen. Im Auftrag des Jugendamts soll der vermeintliche Waldjunge hier psychiatrisch untersucht werden. Der an mich adressierte Untersuchungsauftrag umfasst außerdem die rechtsmedizinische körperliche Untersuchung einschließlich Haar- und DNA-Analyse, die am folgenden Tag in dem ebenfalls von mir geleiteten Institut für Rechtsmedizin der Charité stattfinden soll.

Durch die psychiatrische Begutachtung im Landesinstitut soll geklärt werden, ob Ray an einer psychischen Störung leidet und, wenn ja, um welche Persönlichkeitsstörung es sich handelt. Hat er Wahnvorstellungen? Kann er Phantasie und Realität nicht auseinanderhalten? Falls sich zeigen sollte, dass er geistig gesund ist, bliebe letztlich nur eine Erklärung für die vermeintliche Gedächtnisstörung des jungen Mannes: Simulation.

Psychiater und Rechtspsychologen haben Kriterien erarbeitet, anhand derer sich überprüfen lässt, ob jemand lügt oder die Wahrheit sagt. Demnach erzählen Lügner ihre Geschichten chronologisch geordnet, detailarm und weniger plastisch als Personen, die von tatsächlich erlebten Geschehnissen berichten. Eine erfundene Story lässt sich schließlich leichter reproduzieren, wenn man sich an der Zeitleiste entlanghangelt. Außerdem muss sich der Lügner jedes Detail merken, mit dem er seine Geschichte ausgeschmückt hat. Da die wenigsten Simulanten über eine geschulte Einbildungskraft verfügen, können sie ihre Lügengebäude meist ohnehin nur mit blassen Allerweltsklischees dekorieren.

Wenn erfahrene Aussagepsychologen vermeintliche Erlebnisschilderungen nach diesen Kriterien analysieren, können sie mit hoher Genauigkeit feststellen, ob der Betreffende lügt. Dafür ist es jedoch erforderlich, dass die Person, deren Äußerungen analysiert werden sollen, frei berichtet und nicht auf vorgegebene Fragen antwortet. Entsprechend bittet mein Mitarbeiter, der forensische Psychiater Dr. S., den angeblichen

Waldjungen beim Erstgespräch, einfach alles zu erzählen, was ihm einfällt und relevant erscheint.

Ray ist durch dieses Ansinnen sichtlich irritiert. »Alles?«, fragt er nach – überraschenderweise auf Deutsch. »Alles«, bestätigt sein Gesprächspartner. In welcher Reihenfolge Ray von seinen Erlebnissen erzähle, spiele keine Rolle. Man werde seinen Bericht am Ende auswerten und gegebenenfalls durch Rückfragen Unklarheiten beseitigen.

Damit hat Ray offenbar nicht gerechnet. Bis dahin hat er entspannt auf Deutsch mit dem Psychiater geplaudert, doch nun reagiert er bockig. Plötzlich kann er Dr. S. wegen dessen bayerischer Sprachfärbung angeblich nicht mehr verstehen. Er will das Gespräch abbrechen, verlangt für künftige Treffen einen Gesprächspartner, der Englisch mit ihm spricht.

Dr. S. lässt sich auf keine Konfrontation ein. Ray brauche ihn nicht zu verstehen, antwortet er, da er ihm ja keine Fragen stellen wolle, Ray solle einfach erzählen, gerne auf Englisch, das ja nach seinen eigenen Angaben seine Muttersprache sei. Man werde das gesamte Gespräch aufnehmen, die Audiodatei werde anschließend abgeschrieben. »Fangen Sie einfach an, erzählen Sie, was Ihnen durch den Kopf geht«, ermuntert der Psychiater den jungen Mann.

Der wird immer patziger, sieht sich offenbar in die Enge getrieben. »Bist du blöd oder was?«, blafft er Dr. S. an. »Ich will jetzt gehen!«, wendet er sich an seinen Betreuer, den Sozialpädagogen K., der seinem Schützling nicht von der Seite weicht.

Der Betreuer ist voller Verständnis für diesen Wunsch. Aus der Sicht engagierter Jugendschützer sollte der Staat einem schutzbedürftigen Teenager wie Ray bedingungslos helfen, anstatt ihn durch dienstbare Organe ausforschen zu lassen – zuerst durch die Polizei, nun auch noch durch einen Psychiater! Aber der Betreuer weiß auch, dass sein Schützling die Kooperation zumindest nicht vollständig verweigern darf. Immerhin hat der Direktor des zuständigen Jugendamts die psychiatrische Untersuchung angeordnet. »Wenn du bei deiner Identitätsfindung nicht mitarbeitest, Ray«, gibt er daher zu bedenken, »wird das Jugendamt die Zahlungen einstellen.« »Also gut«, lenkt der junge Mann ein. »Ich will ja mitarbeiten.« Aber Dr. S. solle ihm Fragen stellen, wiederholt er, sonst wisse er nicht, wo er anfangen solle.

Nach weiterem Hin und Her erzählt er schließlich auf Englisch von dem angeblichen Autounfall seiner Mutter. Er sei zwölf Jahre alt gewesen, habe auf dem Beifahrersitz gesessen, als von links »ein Truck, ein Auto oder was auch immer« gekommen sei und sie gerammt habe. Dabei sei seine Mutter gestorben, er selbst sei verletzt worden. Im Krankenhaus sei er gesund gepflegt worden, aber sein Gedächtnis sei seitdem gestört. Schon in der Klinik habe er sich an so gut wie nichts mehr erinnern können, was er vor dem Unfall erlebt habe. Das sei bis heute so geblieben. Anfangs habe er nicht einmal seinen Vater erkannt, als der ihn im Krankenhaus besucht habe. Dann habe sein Vater ihn aus der Klinik abgeholt, und fortan seien sie unterwegs gewesen. Mal in Städten, mal in Wäldern, dann wieder in Hotels. Sein Vater habe ihn während ihrer jahrelangen Reise unterrichtet, in Mathematik, Erdkunde und Philosophie.

An dieser Stelle bricht seine Erzählung ab. Es ist im Prinzip dieselbe vage und bizarre Geschichte, die er schon mehrfach zum Besten gegeben hat. Als Dr. S. ihn auffordert, mehr zu berichten, streikt Ray erneut. »Wenn du mir keine Fragen stellst, kann ich auch nichts erzählen.«

Auf einmal spricht Ray wieder passables Deutsch und kann sein Gegenüber auch problemlos verstehen. Obwohl er ermahnt worden ist, das zu unterlassen, duzt er den Psychiater immer wieder. Dass es sich hierbei nicht nur um gewollte Provokationen handeln könnte, sondern auch um ein Merkmal von Rays tatsächlicher Muttersprache, scheint niemandem in den Sinn zu kommen. Dabei hätte ein Sprachwissenschaftler vermutlich nur wenige Minuten benötigt, um festzustellen, dass Ray im Englischen und mehr noch im Deutschen diverse »Hollandizismen« unterlaufen. Von seinem typisch niederländischen Akzent ganz zu schweigen. Aber im Reigen der Gutachter, denen Ray vorgeführt wird, ist kein Linguist vorgesehen. »Fragen verfälschen die Untersuchung«, erklärt der Psychiater ihm erneut. »Deshalb geht es nicht anders, der Proband muss frei berichten.« Wenn Ray das jetzt nicht wolle, könne man auch in ein, zwei Wochen weitermachen.

Da Ray keine weiteren Episoden aus seinen vermeintlichen Wanderjahren zum Besten gibt, vertagt man sich auf die folgende Woche.

Dienstag, 13. Dezember 2011, Institut für Rechtsmedizin der Charité, Berlin-Moabit

Am nächsten Tag erscheint Ray bei uns im Charité-Institut, wiederum begleitet von seinem Betreuer, Herrn K. Durch die rechtsmedizinische Untersuchung soll geklärt werden, ob er unveränderliche Kennzeichen aufweist, die Anhaltspunkte für seine Identität liefern können. Überdies könnten Hinweise auf frühere Operationen und Erkrankungen gegebenenfalls seine Behauptung untermauern, dass er fünf Jahre zuvor bei einem Autounfall schwer verletzt worden sei.

Nach dem Anamnese-Gespräch und eingehender körperlicher Untersuchung des angeblichen Waldjungen halten mein Kollege Dr. B. und ich in unserem Gutachten fest: Obwohl er bei seinem Auftauchen im Roten Rathaus vor zwei Monaten angeblich nur des Englischen mächtig war, ist eine Kommunikation mit ihm in deutscher Sprache problemlos möglich, die Hinzuziehung eines Dolmetschers war nicht erforderlich. Rays Lebensalter dürfte zwischen 16 und 20 Jahren liegen, genauer lässt es sich im Rahmen unseres Untersuchungsauftrags nicht bestimmen, denn ein Röntgen der Handwurzelknochen sowie eine radiologische Panoramaschichtaufnahme des Gebisses zur Überprüfung des Entwicklungsstatus der Weis-

heitszähne wird uns – wegen der möglicherweise gesundheitsgefährdenden Strahlenexposition des jungen Mannes – nicht
gestattet. In unserem Anamnesegespräch wirkt Ray verhaltens-
unauffällig, orientiert und bewusstseinsklar. Er ist freundlich
zugewandt, wirkt weder zerfahren noch aggressiv. Nur wenn
man auf seine Biographie zu sprechen kommt, wird sein Verhalten abwehrend. Soweit er überhaupt Angaben zu seiner
Vergangenheit macht, trägt er sie emotionslos vor. Das gilt
auch für den vermeintlichen Unfalltod seines Vaters, der nach
Rays Angaben erst wenige Monate zurückliegt.

Individualtypische Merkmale, die zu seiner Identifizierung
beitragen könnten, wie zum Beispiel Narben, Tätowierungen
oder angeborene Missbildungen, lassen sich bei der körperlichen Untersuchung nicht feststellen. Allerdings weist Ray
*»oberflächliche Hautvernarbungen im Bereich des Gesichtes
und der Stirn«* auf, so halten wir im Untersuchungsprotokoll
fest, *»welche vom Abheilungszustand her zwanglos mit dem
von Ray berichteten Autounfall vor 5 Jahren korrespondieren
können. Auch die Narben im Bereich des streckseitigen rechten
Unterarmes können von einer Krankenhausbehandlung im
berichteten Zeitraum stammen.«* Während der Untersuchung
hat Ray von *»Bewegungseinschränkungen im Bereich der
rechten Schulter und des rechten Kniegelenks«* berichtet, die
sich aber rechtsmedizinisch nicht nachvollziehen lassen. Außerdem hat er behauptet, nach dem Autounfall der Mutter
habe er zwei bis drei Monate im Krankenhaus verbracht und
sei in dieser Zeit durchgehend bewusstlos gewesen. Für Verletzungen, die eine derartig schwere Symptomatik hervorrufen könnten, wie zum Beispiel Zeichen eines früheren Schädel-
Hirn-Traumas, finden wir bei der körperlichen Untersuchung
jedoch keinerlei Anhaltspunkte.

*»Vorbehaltlich einer eingehenden fachärztlich-psychiatrischen
Exploration durch Dr. S.«,* vermerken wir abschließend, *»bleibt
die teils sehr blasse, teils auch abwehrend vorgetragene und
lückenhafte Schilderung seiner biographischen Angaben auf-*

fällig. Auch die Tatsache, dass Ray ein derart gutes Deutsch spricht, erscheint bemerkenswert, da er [...] vor wenigen Monaten der deutschen Sprache noch überhaupt nicht mächtig gewesen sein soll.«

Zwischen den Zeilen geben wir damit zu verstehen: Nach unserer Einschätzung ist der vermeintliche Waldjunge ein Simulant, dessen partielle Amnesie ebenso zweifelhaft scheint wie die Ereignisse, an die er sich angeblich erinnert.

Mit Rays Zustimmung wird bei diesem Termin auch ein Abstrich von seiner Mundschleimhaut genommen. In unserer Abteilung für Forensische Genetik soll die DNA des jungen Mannes analysiert werden, um Hinweise auf seine geographisch-ethnische Herkunft (»Populationszugehörigkeit«) zu erhalten. Außerdem wird ihm von uns eine Haarprobe abgenommen, deren toxikologische Analyse uns verraten soll, welche Medikamente und/oder Drogen er in den zurückliegenden Monaten gegebenenfalls konsumiert hat.

Zum Untersuchungszeitpunkt sind Rays Haare elf Zentimeter lang. Da menschliches Haar im Durchschnitt zirka einen Zentimeter pro Monat wächst, gibt die Haaranalyse in Rays Fall über die Einnahme entsprechender Substanzen in den zurückliegenden elf Monaten Aufschluss. Unsere toxikologische Untersuchung wird kurz darauf ergeben, dass Ray im fraglichen Zeitraum regelmäßig Cannabis (Haschisch oder Marihuana) konsumiert hat. Hinweise auf den Konsum sonstiger Arznei- oder Betäubungsmittel während der vergangenen elf Monate sind nicht feststellbar.

Die Ergebnisse des DNA-basierten Tests auf ethnisch-regionale Herkunft werden erst einige Tage später vorliegen. In der Zwischenzeit führt der forensische Psychiater Dr. S. weitere Gespräche mit Ray. Da dieser sich nach wie vor wenig kooperativ zeigt, wird sich die psychiatrische Befundung bis weit in das nächste Jahr hinziehen. Für jedes Treffen müssen diverse Fachkräfte bereitgestellt werden – Psychiater, Betreuer, Dolmetscher –, eine aufwendige Prozedur, die den Beteiligten einiges an Geduld abverlangt. Das gilt auch für den deutschen Steuerzahler, der sich fragen könnte, ob es für sein hart verdientes Geld keine sinnvolleren Verwendungszwecke gibt.

Mittwoch, 21. Dezember 2011, Landesinstitut für gerichtliche und soziale Medizin, Berlin-Moabit

Zu Beginn des zweiten Gesprächs zwischen Ray und Dr. S. betont der Psychiater noch einmal, worauf es ihm ankommt: auf freie und umfassende Schilderung der Vergangenheit. Ray schaltet erneut auf stur. Diesmal hat er eine Betreuerin dabei, Frau B. Sie verteidigt ihren Schützling: Niemand in Rays Alter finde es cool, zum Psychiater zu gehen. »Ganz genau«, nimmt Ray die Steilvorlage an, »wenn ich mit guten Freunden zusammen bin, kann ich auch einfach so erzählen. Aber du bist nicht mein Freund, okay?«, geht er wieder auf den Psychiater los. Doch Dr. S. hält den Ball in professioneller Manier flach. Wenn Ray nicht kooperieren wolle, dann eben nicht. »Sie sind freiwillig hier«, ruft er dem jungen Mann ins Gedächtnis. »Sie können jederzeit aufstehen und gehen.« Nur werde das Jugendamt dann die Zahlungen zu Rays Gunsten einstellen. Er sei ja bereit zu kooperieren, versichert Ray darauf. Aber nun ist es wieder die bayerische Sprachfärbung des Psychiaters, die ihn angeblich daran hindert, seine Geschichte zu erzählen. Auch wenn Dr. S. ihn nochmals darauf hinweist, dass er ohnehin keine Fragen stellen, sondern nur zuhören werde. Ray könne also einfach auf Englisch berichten, was ihm durch den Kopf gehe. Verständnisprobleme könnten logischerweise nicht auftreten, wenn sich derjenige, der angeblich schwer zu verstehen sei, auf die Rolle des stummen Zuhörers beschränke. Trotzdem beharrt Ray, er brauche einen Dolmetscher. Da auf die Schnelle natürlich kein Übersetzer verfügbar ist, vertagt man sich erneut. Ray und seine Betreuerin machen sich auf den Rückweg. Das dritte Treffen wird erst im neuen Jahr stattfinden, diesmal mit einem Dolmetscher, auf den dann eine Herausforderung besonderer Art wartet.

Donnerstag, 22. Dezember 2011, Abteilung für Forensische Genetik des Instituts für Rechtsmedizin der Charité, Virchow-Klinikum, Berlin-Wedding

Unterdessen bindet der Fall des vermeintlichen Waldjungen weitere hochkarätige Ressourcen. Neben dem Psychiater Dr. S., meinem rechtsmedizinischen Kollegen Dr. B. und mir selbst, diversen Mitarbeitern des Jugendamts und Betreuern befasst sich auch der Molekulargenetiker Prof. R. von der Abteilung für Forensische Genetik des Instituts für Rechtsmedizin der Charité mit dem »rätselhaften Findling«. Unmittelbar vor den Weihnachtsfeiertagen stellt er sein Gutachten zur Populationszugehörigkeit von Ray fertig. Anhand des Mundschleimhautabstrichs hat er den sogenannten Haplotyp des jungen Mannes analysiert. Dabei wird ein DNA-Profil anhand des Y-Chromosoms erstellt, also des männlichen Teils des humanen Erbguts, das in väterlicher Linie en bloc vererbt wird. Durch dieses Analyseverfahren kann man zwar kein einzelnes Individuum identifizieren, aber eine Gruppe männlicher Personen eingrenzen, die in einer Linie miteinander verwandt sind. Das DNA-Profil wird mit den Beständen standardisierter Populations-Datenbanken abgeglichen. Dadurch lässt sich feststellen, welcher ethnisch-regionalen Population der Betreffende angehört, ob er beispielsweise von afrikanischen, asiatischen oder nordeuropäischen Vorfahren abstammt. Je höher die Übereinstimmung, desto wahrscheinlicher ist es, dass die getestete Person der entsprechenden Population angehört.
In Rays Fall ergibt das Verfahren, so Prof. R. in seinem Gutachten, »*Übereinstimmungen nahezu ausschließlich unter Europäern, wobei eine höhere Trefferdichte in einem Korridor von Südeuropa über Mittel- nach Nordeuropa auffällt*«. Rays

Vorfahren stammten demnach »*wahrscheinlich aus Europa*«, urteilt der Genetiker abschließend. »*Sowohl eine südosteuropäische als auch eine west-/mitteleuropäische Herkunft der väterlichen Linie ist möglich. Eine osteuropäische Abstammung ist dagegen weniger wahrscheinlich.*«

Damit ist man allerdings auch nicht viel schlauer als zuvor. Da Ray blond ist, blaue Augen und einen kräftig-athletischen Körperbau hat, spricht dem äußeren Anschein nach sowieso wenig gegen eine west- oder mitteleuropäische Herkunft der angeblichen Vollwaise. Spontan würde dagegen wohl jeder unbefangene Betrachter auf Herkunftsregionen tippen, in denen dieser Typus weit verbreitet ist. Wie beispielsweise Skandinavien oder die Niederlande.

Freitag, 23. März 2012, Landesinstitut für gerichtliche und soziale Medizin, Berlin-Moabit

Als der vorgebliche Waldjunge nebst Betreuer zum dritten Gespräch mit Dr. S. erscheint, ist das Jahr 2012 bereits weit fortgeschritten. Im Gegensatz zu den behördlichen Bemühungen zu Rays Identitätsfindung – die treten nach wie vor auf der Stelle. Seit rund sieben Monaten erfreut sich der junge Mann nun bereits großzügiger Zuwendungen seitens der Berliner Behörden: Unterkunft, Verpflegung, Betreuung, Taschengeld. Auch einen Deutsch-Sprachkurs hat das Jugendamt ihm finanziert. Ray sprach zwar schon im September letzten Jahres fast fließend Deutsch, aber durch den Sprachkurs haben sich seine Deutschkenntnisse zumindest nicht verschlechtert. Mehr als 20 000 Euro hat das Jugendamt bis dahin bereits in seinen Schützling investiert.

Bei diesem dritten Treffen von Psychiater und Proband ist auch eine Dolmetscherin anwesend, wie von Ray so beharrlich gefordert. Ist er nun bereit, zu schildern, was ihm in seinem offenbar bewegten Leben widerfahren ist? »Ich will, dass du mir Fragen stellst«, fordert Ray erneut Dr. S. auf. Der bittet ihn daraufhin zum wiederholten Mal, vom Duzen seines Gegenübers Abstand zu nehmen, und erklärt ihm erneut, warum es erforderlich sei, dass er frei und durch keinerlei Fragen gelenkt erzähle.

»Dann erzähle ich lieber gar nichts«, sträubt sich Ray einmal mehr. Auch der Betreuer kennt seine Rolle in dem tristen Ritual. Er verweist auf den Jugendamtsdirektor, der nun einmal leider auf der für Ray so belastenden Untersuchung bestehe. »Du musst kooperieren«, wendet er sich an seinen Schützling, »du weißt doch, wegen der Zahlungen.«

Der Hinweis wirkt auch diesmal. Man einigt sich auf ein Prozedere, das ebenso gut einem absurden Bühnenstück entstammen könnte. Ray wird in englischer Sprache aus seinem Leben erzählen, obwohl sein Deutsch fast genauso passabel ist. Die Dolmetscherin wird seinen Bericht Satz für Satz übersetzen, auch wenn das aufgrund der guten Englischkenntnisse aller Anwesenden eigentlich nicht erforderlich ist. Da Ray zwischendurch immer wieder ins Deutsche wechselt, kommt es mehrfach zu grotesken Situationen: Die Dolmetscherin übersetzt deutsche Sätze von Ray ins Englische und wird von Ray beherzt korrigiert. Aber auch ihre Deutsch-Übersetzungen seiner englischen Sätze bemängelt er mehrfach und schlägt deutsche Wendungen vor, die er für angemessener hält.

Dieses Hin und Her ist nicht nur in hohem Maße absurd, sondern auch extrem zeitraubend, aber Ray hat offenbar seinen Spaß dabei. Auch die Dolmetscherin sieht keinen Grund, sich zu beklagen: »Auch wenn es vielleicht vergeblich ist, ist es ja nicht umsonst. Ich werde nach Stunden bezahlt«, sagt sie, »ich habe damit kein Problem.«

Unter diesen leicht chaotischen Begleitumständen gibt Ray nun also eine kurze Episode aus seiner vorgeblichen Vergangenheit zum Besten.

Als er im Alter von zwölf Jahren im Krankenhaus aufgewacht sei, seien um ihn herum »überall Apparate« gewesen und »Nadeln in meinen Armen«. Irgendwann sei sein Vater erschienen und habe ihm eröffnet, er – Ray – habe Krebs und nicht mehr lange zu leben.

Diese Geschichte passt allerdings nicht so recht zu den Ereignissen, die Ray bis dahin in groben Zügen skizziert hat. War er wegen des Autounfalls oder wegen einer Krebserkrankung im Krankenhaus? Wurde der Krebs zufällig entdeckt, als er nach dem Unfall verletzt in die Klinik kam? Wieso ist er fünf Jahre danach immer noch am Leben und augenscheinlich bei guter Gesundheit?

Dr. S. konfrontiert ihn nicht mit diesen Ungereimtheiten. Er bleibt seiner Linie treu und fordert Ray lediglich auf, weiter zu erzählen, was ihm gerade in den Sinn komme. Doch der junge Mann schaltet wieder einmal auf stur. Er könne nicht einfach so in seiner Vergangenheit herumspringen. Wenn Dr. S. ihm keine Fragen stellen wolle, müsse er selbst zunächst einmal chronologisch alles aufschreiben.

»Auf die richtige Reihenfolge kommt es nicht an«, sagt Dr. S. Die Dolmetscherin übersetzt seine Worte ins Englische.

»Für mich schon«, sagt Ray.

Die Dolmetscherin übersetzt seine Worte ins Deutsche.

Irgendwann beschließen die Teilnehmer, das Gespräch zwei Wochen später fortzusetzen.

Mittwoch, 4. April 2012, Landesinstitut für gerichtliche und soziale Medizin, Berlin-Moabit

Anfang April treffen Dr. S. und Ray zum vierten Mal zusammen. Wieder dabei sind auch Rays Betreuer und ein Dolmetscher.

Das Gespräch beginnt hoffnungsvoll. »Ich habe am PC einiges aufgeschrieben«, verkündet Ray.

»Also erzählen Sie«, fordert ihn der Psychiater auf. »Berichten Sie weiter aus Ihrem Leben.«

Ray schüttelt betrübt den Kopf. Leider sei sein Text auf dem PC irgendwie gelöscht worden. Er habe stundenlang versucht, die Datei zu retten, doch bisher sei ihm das nicht gelungen. Den langen Text, den er ursprünglich geschrieben habe, habe er nun zumindest auf zwei Seiten aus dem Gedächtnis zusammengefasst. Aber mehr könne er im Moment nicht vorweisen.

Man einigt sich darauf, dass Ray den auf Englisch verfassten Text vorlesen wird und der Dolmetscher Satz für Satz übersetzt.

Als er im Krankenhaus eines Tages zu sich gekommen sei, trägt der vermeintliche Waldjunge vor, habe er »eine Figur« gesehen, »die über mir steht« und die er schließlich als seinen Vater identifiziert habe. Sein ganzer Körper habe sich taub angefühlt, seine Sicht sei zunächst sehr eingeschränkt gewesen, er habe nur mit Mühe sprechen können. Aber sein Vater habe ihn beruhigt mit den Worten: »Alles ist in Ordnung, mein Sohn. Schließ deine Augen und ruh dich etwas aus. Vater ist hier und kümmert sich jetzt um dich.« Daraufhin habe er geantwortet: »Alles klar«, und sei wieder eingeschlafen.

Als er das nächste Mal erwacht sei, habe er in einem Bett gelegen. »Es ist sehr leise, sonnig«, schildert Ray die Szenerie. »Ich schaue aus dem Fenster. Ich sehe Gras, einen großen Baum und einen kleinen Fluss, der hier entlangfließt, wo auch immer ich mich befinde.« Anfangs habe sein Körper ihm kaum gehorcht. »Meine Beine taten nicht, was ich wollte. Dasselbe galt für meine Arme. Ich hatte spontane Muskelkontraktionen. Es war, als müsste ich von neuem lernen zu gehen. Das war nicht so schlimm. Schlimm war nur, dass mein Vater sich über meine Unfähigkeit zu laufen lustig machte.«

So geht es noch einige Zeit weiter: vage im Hinblick auf Ort und Zeit, mit stereotypen Ausschmückungen wie aus dem narrativen Fertigteilregal und gerade in den weniger klischeehaften Details ziemlich unglaubwürdig.

Dr. S. bedankt sich für das Vorlesen des Textes. »Bitte schön«, sagt Ray auf Deutsch. Und wird von seinem Gegenüber mit einer Frage kalt erwischt. »Wie alt sind Sie jetzt?«

Ray ist perplex. »Wie bitte?«

»Wie alt?«

»Siebzehn«, fällt Ray gerade noch rechtzeitig ein.

Dr. S. gibt seiner Fangfrage nachträglich einen harmlosen Anstrich: »Dann geht es also um einen Zeitraum von erst mal fünf Jahren seit Ihrem zwölften Lebensjahr.«

Nach diesem kurzen Scharmützel steht zumindest so viel fest: Auch wenn sich Ray an so gut wie nichts aus seinem Leben erinnern kann oder will, sein vorgebliches Geburtsdatum scheint in sein Gedächtnis eingemeißelt zu sein. Nach seinen Angaben wird er am 20. Juni 2012 die Volljährigkeit erreichen. Bis dahin kann er noch den Schutz und die Zuwendungen des Berliner Jugendamts genießen – sofern ihm nicht vorher nachgewiesen wird, dass er diese Zuwendungen durch falsche Angaben erschlichen hat.

Anstatt weiterzuerzählen, ergeht sich Ray nun wieder in komplizierten Erklärungen, dass es ihm Probleme bereite, seine Erinnerungen in die richtige Reihenfolge zu bringen. Zwischendurch lobt er den Dolmetscher, wenn der ein besonders vertracktes Satzgebilde zu Rays Zufriedenheit ins Deutsche übersetzt hat: »Sehr gut gemacht.«

Doch Dr. S. lässt nicht locker. »Wenn Sie einfach mal konkrete Erlebnisse erzählen«, ermuntert er Ray.

»Ich erinnere mich daran, sehr oft trainiert zu haben«, gibt der junge Mann nach einigem Sträuben preis.

Dr. S. wechselt nun die Taktik und stellt konkrete Fragen. »Was war das für ein Training?«

»*Mixed Martial Arts*«, antwortet Ray. Eine überraschend konkrete Antwort, von der er sofort wieder abzurücken versucht. Auf die Bitte, die Trainingsübungen genauer zu erklären, wiegelt er ab: »Das war einfach Kampfsport-Training. Soll ich Ihnen das jetzt vielleicht vormachen? Es ging einfach um körperliches Training.«

Das Gespräch wird nach wie vor zweisprachig geführt. Ray spricht Englisch, der Dolmetscher übersetzt ins Deutsche. Dr. S. fragt auf Deutsch, der Dolmetscher übersetzt ins Englische. Und wenn ihm eine Übersetzung nicht gefällt, bessert Ray hier wie dort nach.

»Was macht man da konkret?«, hakt der Psychiater nach.

»Man lernt, sich zu verteidigen«, weicht Ray aus.

»Wer war Ihr Lehrer?«

»Mein Vater«, sagt Ray auf Deutsch.

»Können Sie beschreiben, was Ihr Vater Ihnen an Kampfsportarten beigebracht hat?«

»Also, er hat mir Taekwondo, Shaolin und … Judo beigebracht«, antwortet Ray zögernd, nun wieder auf Englisch. »Also, ich meine nicht, dass er sie mir bis zum Schwarzen Gürtel beigebracht hat, aber er hat mir viele Tricks gezeigt.«

»Und wie hat er begründet, dass er Ihnen Kampfsportarten beigebracht hat?«

»Also, er sagte, mein Körper sei noch taub und schwach, und da wollte er meine körperliche Verfassung verbessern. Und er hat auch gesagt, dass ich früher, mit acht, neun Jahren, sportlich sehr aktiv gewesen wäre.«

»Und wo haben Sie trainiert?«

»Überall.«

»Was ist Ihre früheste Erinnerung an dieses Training? In welcher Umgebung war das?«

»Das war draußen, im Freien«, gibt Ray zum Besten. »Ich kann aber nicht sagen, wo genau das war. Wenn man sich an eine Wiese erinnert, sieht man ja nicht gleich ein Straßenschild dazu.«

So geht das noch geraume Zeit weiter. Den sprichwörtlichen Pudding an die Wand zu nageln wäre gewiss einfacher, als diesem Probanden nachprüfbare Aussagen zu entlocken. Immerhin legt er sich auf einen Zeitraum fest: Nachdem der Vater ihn aus dem Krankenhaus geholt habe, hätten sie zwei Monate lang Kampfsport trainiert. Auf die Frage, was danach passiert sei, blockt Ray erneut ab: Seine Erinnerungen zu den dann folgenden Ereignissen seien noch so durcheinander, dass er nichts dazu sagen könne.

»Dann erzählen Sie Ihre Erinnerungen einfach durcheinander«, schlägt Dr. S. vor.

»Wenn sie so durcheinander sind, dass ich selbst sie nicht verstehe«, wehrt Ray ab, »kann ich sie auch nicht erzählen.«

»Was verstehen Sie denn daran nicht?«

Ray wird zunehmend aggressiv. »Was ich nicht verstehe, ist, dass Sie nicht verstehen, dass die Erinnerungen einfach so durcheinander sind, dass ich sie hier nicht erzählen kann.«

Dr. S. stellt ihm eine Reihe weiterer Fragen zu den Geschehnissen der jüngeren Vergangenheit. Rays Erinnerungen an sämtliche Ereignisse seit seiner Ankunft in Berlin sind geordnet, klar und mit allen erforderlichen Details ausgestattet. Personennamen, Daten, Straßennamen, alles hat er parat. Doch sobald der Psychiater auf die Zeit unmittelbar vor Rays Auftauchen in Berlin zu sprechen kommt, klaffen im Gedächtnis des vermeintlichen Waldjungen wieder abgrundtiefe Löcher.

Dr. S. versucht nochmals einen Überraschungsangriff. »Was macht Ihr Vater jetzt?«

»Soll das ein Witz sein?«, empört sich Ray. Der Psychiater verneint.

»Sehr witzig«, gibt sich Ray beleidigt. »Bei diesem Spiel mache ich nicht mit. Sie wissen doch genau, dass mein Vater tot ist. Also, was soll das? Sie wissen ja gar nicht, wie sehr Sie mich damit kränken.«

Dr. S. geht nicht darauf ein, sondern fragt ruhig weiter. Obwohl Ray jahrelang mit seinem Vater durch die Lande gezogen sein will, kann er sich an die Namen keines Landes, keiner Stadt, keines Hotels und keines einzigen ihrer Gastgeber erinnern. Auch nicht an Erlebnisse oder Gespräche, die er mit seinem Vater geführt hat. Wenn man ihm glauben will, ist die Umgebung stets wie Nebelschwaden an ihm vorbeigezogen. Mit dem Vater scheint er nur kommuniziert zu haben, wenn sie zusammen trainierten oder Ray in Mathematik und Erdkunde unterrichtet wurde. Den Lehrstoff wiederum hat er noch vollständig im Gedächtnis, was Ray damit erklärt, dass er die Aufgaben so gewissenhaft repetiert habe.

Einen weiteren bizarren Tiefpunkt erreichen seine Vorspiegelungen, als er auf die Frage, wie sie sich Essen beschafft hätten, antwortet: »Mein Vater hat Tiere gejagt.« Außerdem habe sein Vater Geld besessen. Allerdings habe er, Ray, damals nicht gewusst, dass es sich um Geld handele, sondern gedacht, dass sein Vater bunt bedruckte Papiere verteile.

»Was?«, wundert sich Dr. S. »Das Geld haben Sie nicht als Geld erkannt?«

»Nein, anfangs nicht«, antwortet Ray. »Aber dann habe ich ihn gefragt, was diese Papiere sind, und da hat er gelacht und es mir erklärt.«

Vermutlich wird sogar ein so erfahrener Psychiater wie Dr. S. an dieser Stelle den Drang verspürt haben, zumindest den Kopf zu schütteln. Aber er lässt sich nichts anmerken, sondern fragt ruhig weiter. »Und wie hat Ihr Vater Tiere gejagt?«

»Na ja, womit wohl. Mit den erforderlichen Werkzeugen natürlich!«

»Erklären Sie es uns doch.«

»Ja, seid ihr blöd oder was?«, empört sich Ray. »Das sind doch ganz selbstverständliche Dinge. Er konnte mit seinen bloßen Händen töten, wenn er wollte. Das kann ich auch, wenn das Tier nicht zu groß ist.«

»Was für Tiere denn?«

»Eichhörnchen, Hasen, Hirsche. Was auch immer. Was gerade verfügbar war.«

»Und was für Jagdwerkzeuge hatte Ihr Vater?«

»Zumindest hatte er ein Messer. Das weiß ich. Ein sehr gutes Messer. Aber wie er gejagt hat – keine Ahnung. Er wollte nicht, dass ich dabei war. Vielleicht hat er auch Fallen benutzt.«

Das Gespräch dreht sich noch etliche weitere Male im Kreis. Schließlich klagt Ray über Kopfschmerzen, die immer schlimmer würden, wenn zu viele ungeordnete Erinnerungen in ihm hochkämen. Er müsse erst wieder aufschreiben, was ihm einfalle, dann könne man weitermachen.

Abschließend erklärt er nochmals, sein Vater hätte ihn angewiesen, nach Berlin zu gehen, wenn er sich nicht mehr um ihn kümmern könne. Nachdem sein Vater durch den Sturz umgekommen sei und er ihn begraben habe, sei er eine Weile im Wald herumgeirrt. Er sei dann auf eine Straße gestoßen und habe ein Auto angehalten. Eine Frau habe ihn mitgenommen, sie seien bis zum Abend ununterbrochen gefahren. Dann hätten sie in einem Hotel übernachtet, sie habe ihm erlaubt, in ihrem Zimmer zu schlafen. Am nächsten Tag sei die Reise weitergegangen, bis sie ihn an einer Straße abgesetzt habe, die nach ihrer Angabe direkt nach Berlin hineinführe. Er habe wieder den Daumen rausgehalten, zwei junge Männer hätten ihn in ihrem Auto mitgenommen und schließlich an einem U-Bahnhof am Rand Berlins abgesetzt. Wie lange er nach dem Tod seines Vaters allein unterwegs gewesen sei, könne er nicht sagen, aber es seien wohl eher Wochen als Tage gewesen. Doch schließlich sei er in Berlin angekommen und habe sich beim Rathaus gemeldet, weil sein Vater ihm das so aufgetragen habe.

Kurz darauf findet noch ein fünftes Treffen statt, doch Dr. S. bricht die Sitzung bald wieder ab, weil sich das Gespräch nach seinem Eindruck »nicht sehr ergiebig« gestaltet. Auch habe er nun genügend Material für sein Gutachten beisammen. »Wenn Sie noch was nachliefern wollen, können Sie das ja machen«, bietet er Ray an.

Doch der hat zuvor bereits zu verstehen gegeben, dass mit weiterer Gedächtnisprosa von seiner Seite nicht zu rechnen sei. »Die Sätze, die ich schreibe, sind nie richtig, nie genug. Und so lösche ich jedes Mal alles wieder.«

Ein Verlust, den Verfechter der Wahrheit wie auch Literaturliebhaber wohl verschmerzen können.

Aus dem psychiatrischen Gutachten über »Herrn Ray Unbekannt«

In seinem Gutachten bescheinigt Dr. S. dem Probanden Ray, dass er weder an einer Auffassungsstörung noch an einer Konzentrationsstörung leide. »*Er war durchgehend, zeitlich, örtlich und situativ voll orientiert.*« Sowohl sein Kurzzeitgedächtnis (für bis zu zehn Minuten zurückliegende Ereignisse) als auch sein Gedächtnis (für Ereignisse, die zehn bis 60 Minuten in der Vergangenheit liegen) seien »*voll erhalten*«. »*Auf Fragen nach dem Altgedächtnis war er nicht willens einzugehen. Der formale Gedankengang ist geprägt durch Vorbeireden, ansonsten unauffällig. Es fanden sich keine Anhaltspunkte für Wahn und Sinnestäuschungen. Ebenso liegen keine Ich-Störungen vor. [...] Keine Anhaltspunkte für akute Eigen- und/oder Fremdgefährdung.*
Psychopathologisch sahen wir einen gesunden, jungen Mann. Einzig und beziehungslos zum sonstigen psychischen Normalbefund stand eine Nichtangabe seines Namens und seiner Herkunft. [...] Es ergab sich kein Anhaltspunkt für Schizophrenie, wahnhafte Störung, schizoaffektive Störung, manisch-depressive Erkrankung, posttraumatische Belastungsstörung oder manisch-instabile Störung.« Auch eine »*dissoziative Störung*«, eine Abspaltung »*traumatisch besetzter Erinnerungsinhalte*«, schließt der Gutachter aus, da die definierten Kriterien für diese Störung in keinem Punkt erfüllt würden.
Dagegen sprächen gewichtige Punkte für die Annahme, dass Ray Gedächtnisstörung und Identitätsverlust simuliere:

- das unglaubwürdige Konstrukt, dass er mit seinem Vater jahrelang auf Wanderschaft gewesen sei,
- der fehlende Leidensdruck hinsichtlich seines vorgeblichen Identitätsverlusts,
- seine Selbstdarstellung als psychisch gesunde Person,
- seine Ablehnung des Ansinnens, frei zu berichten, das er mit diversen Taktiken zu unterlaufen versuchte,

- Widersprüche, fehlende Details und stereotype Ausschmückungen in den wenigen von ihm berichteten Episoden.

»Zusammenfassend sprechen die Untersuchungsergebnisse für das Vorliegen einer Simulation«, urteilt Dr. S. abschließend.

Mitte Juni 2012: Der Waldjunge fliegt auf

Seit seiner ersten Befragung hatte sich Ray immer wieder darüber beschwert, dass die Polizei Informationen über ihn an die Medien weitergeben würde. Noch bei einer seiner psychiatrischen Untersuchungen beklagte er gegenüber Dr. S., dass die Polizei ihm einen »Dolchstoß in den Rücken« zugefügt habe. Er wolle einfach in Ruhe leben, ohne auf der Straße angestarrt zu werden. Dass er dieses beschauliche Leben auf Kosten des deutschen Steuerzahlers führt, scheint ihn so wenig zu stören wie sein angeblicher Identitätsverlust. Das Ansinnen der Behörden, sein Foto europaweit in den Medien zu veröffentlichen, um so seiner Identität auf die Spur zu kommen, lehnt er nach wie vor kategorisch ab.

Doch im Juni 2012, neun Monate nach Rays Auftauchen im Roten Rathaus, hat auch das zuständige Jugendamt vom Versteckspiel des vorgeblichen Waldjungen genug. Jugendamtsdirektor M. beauftragt die Polizei, sich erneut an die Medien zu wenden, diesmal mit einem Foto von Ray. *»Wer kennt diesen jungen Mann?«*, werden Zeitungsleser und Fernsehzuschauer in ganz Europa gefragt.

Offiziell erklärt das Jugendamt seinen Strategiewechsel damit, dass Ray nach eigenen Angaben am 20. Juni volljährig werde. Erwachsene könnten aber »ohne Identität keine Leistungen erhalten« – demnach wäre es in Rays wohlverstandenem Eigeninteresse, nun endlich zu klären, woher er komme und wer er sei. Doch im Grunde glauben selbst die wohlwollendsten Jugendschützer schon lange nicht mehr, dass die Schauergeschichte der vermeintlichen Vollwaise auch nur ein Körnchen Wahrheit enthält. Entsprechend wird die Presse von Polizeisprechern gebrieft: Ray kooperiere bei eingehenden psychologischen Untersuchungen nur sehr eingeschränkt. Er verhalte sich »bockig bis aufmüpfig« gegenüber jedem Versuch, seine Identität zu ergründen.

Am 12. Juni 2012, einem Dienstag, erreicht der polizeiliche Aufruf mitsamt Fotos des leicht verwirrt grinsenden Ray die Öffentlichkeit. Schon tags darauf ist das Versteckspiel des vorgeblichen neuen »Kaspar Hauser« zu Ende. Eine Bekannte von ihm aus den Niederlanden meldet sich bei ihrer örtlichen Polizeidienststelle und gibt zu Protokoll: »Ray« heiße in Wirklichkeit Robin van H. und stamme aus dem niederländischen Hengelo.

In Zusammenarbeit mit den Berliner Behörden überprüft die niederländische Polizei diesen Hinweis auf die Identität des vorgeblich 17-Jährigen. Am 14. Juni klingeln Schutzpolizisten in Hengelo, einer beschaulichen Achtzigtausend-Einwohner-Stadt nahe der Grenze zu Deutschland, an der Haustür von Ellen van H. Die Stiefmutter des besagten Robin van H. identifiziert ihn anhand der Fotos, die die Uniformierten ihr zeigen. Und sie legt ihrerseits ein Foto vor, auf dem ihr Stiefsohn mit einer Halskette zu sehen ist, auf der deutlich lesbar sein Name steht: Robin van H. Damit sind die allerletzten Zweifel beseitigt.

Die restliche Aufklärungsarbeit ist polizeiliche Routine. Robin van H. ist nicht 17, sondern 20 Jahre alt. Seinen 20. Geburtstag hatte er in aller Stille am 22. April begangen – etwa zu der Zeit, als Dr. S. den vermeintlichen Teenager zum fünften und letzten psychiatrischen Explorationsgespräch empfing. Robin ist also kein minderjähriger Junge mehr, doch dafür hat er selbst einen kleinen Jungen. Sein unehelicher Sohn ist zwei Jahre alt.

Ellen van H. ringt noch Tage später um Fassung. »Ich trauere noch um meinen Mann«, erklärt sie gegenüber einer niederländischen Zeitung, »und plötzlich finde ich heraus, dass mein Sohn gefunden wurde. Ich habe zwei enorme Schocks erlitten, und es ist sehr schwer, damit umzugehen.«

Der Vater des jungen Mannes ist nämlich in der Tat verstorben – allerdings nicht im Spätsommer 2011, wie von »Ray« behauptet, und nicht bei einem Sturz im Wald infolge eines missglückten Versuchs, Eichhörnchen mit dem Messer zu jagen. Vielmehr ist Johann van H. im Februar 2012 allein in seiner Wohnung in Nordholland einem Krebsleiden erlegen. Als »Ray« im Herbst davor seine Münchhauseniade im Berliner Roten Rathaus startete, war sein Vater also noch am Leben, wenn auch bereits schwer krank.

Am Freitag, dem 15. Juni 2012, wird »Ray« mit der Aussage seiner Stiefmutter konfrontiert. Nach einer kurzen Aufwallung seiner bewährten Aufmüpfigkeit zeigt sich der junge Mann geständig. Er gibt zu, Robin van H. zu sein. Damit ist ein neun Monate währendes Narrenstück beendet, das den deutschen Steuerzahler einen hohen fünfstelligen Betrag gekostet hat. »An seiner Geschichte stimmte nichts«, teilt die Berliner Polizei der Öffentlichkeit mit.

»Das ist kein Spaß mehr«, erbost sich ein Polizeisprecher in Berlin. »Damit hat er uns vorsätzlich zum Narren gehalten. Eventuelle Kosten würden dann auf ihn zukommen.«

Möglicherweise hat Robin alias Ray diese Ankündigung in den Medien verfolgt. Jedenfalls taucht er kurz nach seiner Enttarnung unter.

Montag, 18. Juni 2012: Robin Under Ground

Tom Ripley zählt zu den berühmtesten und auf seinem Gebiet erfolgreichsten Hochstaplern und Identitätsfälschern der Geschichte – glücklicherweise nur der Literaturgeschichte. In den Ripley-Romanen der Krimi-Altmeisterin Patricia Highsmith führt der fintenreiche Verwandlungskünstler seine

Opfer und die Polizei nach Belieben an der Nase herum. In *Ripley Under Ground* betreibt er einen lukrativen Kunstfälscherring, tritt bei Bedarf mit der falschen Identität des längst verstorbenen Malers Derwatt auf und sichert sein waghalsiges Lügengebäude durch kaltblütige Morde ab. In *Ripley's Game* nimmt er es sogar mit der Mafia auf.

Ähnlich wie Robin van H. will Tom Ripley von der Öffentlichkeit unbehelligt ein bequemes Leben führen; jedoch verfügt er über ungleich mehr Kreativität und kriminelle Energie als der eher antriebsarme und phantasielose junge Mann aus Hengelo. Doch nach seiner Enttarnung geht auch Robin »under ground«. In der betreuten Jugend-WG kann er als Zwanzigjähriger sowieso nicht länger bleiben, auf weitere Unterredungen mit Behördenvertretern legt er nachvollziehbarerweise keinen Wert. Das Jugendamt hat Strafanzeige gegen ihn wegen Leistungsbetrugs gestellt. Die Stadt Berlin hat knapp 30 000 Euro für Unterkunft, Verpflegung, Betreuung, Taschengeld und Deutschunterricht für ihn aufgewendet. Nicht mitgerechnet die Kosten für seine Begutachtung durch Rechtsmediziner, forensische Genetiker, Psychologen und Psychiater. Also geht Robin erst einmal in Deckung. Vermutlich ist er immer noch empört, weil ihm die Polizei schon wieder »in den Rücken gefallen« ist.

Der Kontakt zu Robin van H. sei abgerissen, teilt ein Polizeisprecher mit. Er habe eine Anschrift für die Akten hinterlassen. »Wir hatten keine Handhabe, ihn festzuhalten.« Sein derzeitiger Aufenthaltsort sei nicht bekannt. Falls es zu einem Gerichtsverfahren gegen den Ex-Waldjungen komme, werde man seinen aktuellen Aufenthaltsort ermitteln.

Robin allein im Wald

Nachdem die ersten Fakten über die wahre Identität des angeblichen Waldjungen bekannt geworden sind, schwärmen deutsche, niederländische und sogar britische Reporter aus und befragen Angehörige, Freunde und ehemalige Schulkollegen des aufgeflogenen Schwindlers. Robins wahre Geschichte ist weit weniger spektakulär als sein erfundenes »Waldjungen«-Leben, aber bei aller Banalität nicht ohne Tragik.

Robin sei immer das »Sorgenkind der Familie« gewesen, diktiert seine Stiefmutter Ellen den Reportern in die Blöcke. Als er ein Kleinkind war, ließ sich seine leibliche Mutter scheiden. Noch während die Eltern vor Gericht um das Sorgerecht für Robin und seinen zwei Jahre älteren Bruder stritten, zog die Mutter mit beiden Söhnen fluchtartig nach Portugal. Vater Johann van H. aber gewann den Prozess und bekam das Sorgerecht für die Jungen zugesprochen. So wurde Robin erneut aus seiner Umgebung gerissen und in die neue Familie seines Vaters verpflanzt, der mit seiner zweiten Frau in Hengelo lebte. Mit seiner Stiefmutter Ellen verstand sich Robin gut, aber sein Verhältnis zum Vater war angespannt. Johann war ein konservativer Mann, und Robin rebellierte wieder und wieder gegen dessen strenges Regime. Mit 16 Jahren rang er seinem Vater die Erlaubnis ab, in der Nachbarstadt Almelo in eine betreute Wohngruppe zu ziehen. Seinen Vater sah Robin weiterhin regelmäßig, doch ihre Beziehung blieb belastet von Streit und Spannungen. Seine leibliche Mutter versuchte gleichfalls, zu ihm Kontakt zu halten. Sie schickte aus Portugal Geschenke zu seinem Geburtstag und anderen Anlässen. Aber Robin war von ihr »einfach nur genervt«, erklärt Mo R., ein guter Freund von ihm, den Reportern.

Die WG in Almelo blieb eine kurze Episode in Robins Leben. Er verliebte sich in eine Mitbewohnerin, sie wurde schwanger, und schon nach wenigen Monaten musste er die WG wieder verlassen.

Robin ging zurück nach Hengelo, wo er mit dem afghanisch-stämmigen Mo R. in einem geräumigen Apartment lebte. Beim örtlichen Berufsbildungszentrum belegte er Kurse in Marketing und Kommunikation und absolvierte ein Praktikum bei einer Telefonfirma. Aber seine Ausbildung interessierte ihn kaum, er ging lieber auf Partys.

»Wir hatten wirklich großartige Momente«, schwärmt Mo rückblickend von den Jahren 2008 und 2009. »Die Ausbildung nervte Robin, aber sonst lief damals alles gut. Er fand keinen Job, der ihn ausfüllte, das hat ihn wohl ein bisschen depressiv gemacht.«

Weitere Freunde und Schulkollegen bestätigen, dass Robin van H. psychische Probleme hatte. Er sei im Grunde schüchtern, habe gekifft und am liebsten zu Hause am PC gespielt. »Er kam mit dem Leben nicht zurecht.«

Dann verliebte er sich erneut in ein Mädchen. Von Verhütungsmitteln hielt er anscheinend immer noch nichts, jedenfalls wurde auch dieses Mädchen von ihm schwanger. 2010 brachte sie einen Jungen zur Welt, Damien. Damit hatte Robin ein Kind in die Welt gesetzt, obwohl er selbst mental noch ein halbes Kind war.

Man muss kein ausgebildeter Psychologe sein, um nachzuvollziehen, dass dieses Ereignis den gerade mal 18-jährigen jungen Vater noch weiter aus der Bahn geworfen hat. »Er hat Verantwortung übernommen«, nimmt Mo seinen Freund in Schutz. Zumindest habe Robin seinen Sohn ab und zu besucht. Vielleicht wurde ihm dabei bewusst, dass der kleine Damien unter ähnlichen Umständen aufwachsen musste, unter denen er selbst in seiner frühen Kindheit so gelitten hatte: ohne Vater, mit der alleinerziehenden Mutter, die damals mit ihm und seinem älteren Bruder Hals über Kopf nach Portugal gezogen war.

Für Robins Entwicklung hatte dieser frühe biographische Bruch offenbar gravierende Folgen: Er lag sowohl mit der Mutter als auch mit dem Vater über Kreuz. Und mit sich selbst und seinem Leben konnte er wenig anfangen.

»Robin ist traumatisiert durch die Erlebnisse seiner Kindheit«, meint auch Mo R., der es als Robins enger Freund und langjähriger Mitbewohner am ehesten wissen muss. Seine leibliche Mutter, die die Familie auseinandergerissen hatte, war für ihn im übertragenen Sinn gestorben – »er wollte nichts von ihr wissen«. Und seinem allzu strengen Vater, der ihm mit seinen rigorosen Moralvorstellungen seit jeher die Luft abschnürte, wünschte er wohl zuweilen den Tod.

Jedenfalls besuchte er den Vater, der mittlerweile von seiner zweiten Frau getrennt lebte, kein einziges Mal im Krankenhaus, wo Johann van H. aufgrund seiner Krebserkrankung mehrfach operiert wurde. Im Februar 2012 wird der Vater allein in seiner Wohnung in Nordholland sterben, ohne zuvor noch einmal mit seinem Sohn Robin gesprochen zu haben – eine makabre Erfüllung des unbewussten Todeswunsches, der sich möglicherweise in Robin van H.s Waisen-Phantasie ausdrückt.

Die beiden tragischen Ereignisse in seiner Schwindelstory – der Unfalltod zuerst der Mutter, fünf Jahre darauf des Vaters – scheinen insofern zumindest einige Körnchen subjektiv empfundener Wahrheit zu enthalten. Auch der forensische Psychiater Dr. S. gibt in seinem Gutachten zu bedenken, dass Simulation und Lüge in einem therapeutischen Kontext ihrerseits als Symptome einer psychischen Krisensituation zu interpretieren sein könnten. Das zu beurteilen war jedoch nicht seine Aufgabe, und psychiatrisch relevante Störungen wies Robin van H. ohnehin nicht auf. Psychotherapeutische Hilfe hätte der junge Mann aber wohl dringend benötigt, nicht erst bei seinem Auftauchen in Berlin, sondern schon Jahre davor.

Als Robin Anfang September 2011 aus Hengelo verschwand, ohne seinen Kumpel, seine Stiefmutter oder die Mutter seines kleinen Sohns zu informieren, floh er aber nicht nur vor einer Situation, die ihn psychisch überforderte. Zudem nahm er vor einem Schuldenberg Reißaus. 8000 Euro an Verbindlichkeiten hatte er zusammen mit einer »ehemaligen Mitbewohnerin«

angehäuft – viel Geld für einen berufslosen jungen Mann, der allen Anlass hatte, sich wie in einem tiefen Wald verirrt zu fühlen.

Ein pathologischer Lügner?

In den Augen seiner Schöpferin Patricia Highsmith ist Tom Ripley »ein Quell des Bösen«. Gemessen daran erscheint Robin van H. allenfalls als Rinnsal aus halbherzigen Lügen und verdrehten Halbwahrheiten. Der Psychiater Dr. K., Experte für Persönlichkeitsstörungen an der Berliner Charité, jedenfalls stuft den vermeintlichen Waldjungen in einem Zeitungsinterview als »pathologischen Lügner« ein. Lügner verfolgten oftmals die Absicht, durch Schwindeleien Aufmerksamkeit auf sich zu ziehen, da sie unter Kontaktmangel litten. Möglicherweise sei das auch für Robin van H. ein Antrieb gewesen, als er mit seiner bizarren Geschichte die Berliner Behörden zum Narren hielt. Zum Krankheitsbild des pathologischen Lügners passe auch, dass Robin eher zurückgezogen gelebt habe, bevor er in der Rolle des »Waldjungen« in die Öffentlichkeit getreten sei. »Solche Leute fühlen sich dann erst mal besser, wenn sie plötzlich durch so eine Lügengeschichte wahrgenommen werden. Das gibt ihnen für den Moment ein Glücksgefühl.«

Anders als ein krimineller Identitätsfälscher wie Tom Ripley geht der pathologische Lügner wenig planvoll und zielstrebig vor. Er nimmt nicht vollständig die neue, falsche Identität an, sondern schlüpft nur eben weit genug hinein, um Aufmerksamkeit und Zuneigung zu erwecken. Dazu passt sein ambivalentes Verhalten gegenüber den Menschen, die er ohne Nachricht verlassen hat. Als die Mutter seines Sohnes bei einem hochdramatischen Auftritt im holländischen Fernsehen an Robin appellierte, den kleinen Damien nicht im Stich zu lassen, ließ sich der Angesprochene zwar nicht aus der Deckung locken. Doch anscheinend hatte er mitbekommen, dass Damiens Mutter und auch seine Eltern nach ihm suchten. Jedenfalls schrieb er seiner Stiefmutter und dem Vater noch vor dessen Tod von Berlin aus einen Brief. Darin bat er sie um Verzeihung, weil er ihnen Kummer zugefügt und den Vater nie im Krankenhaus besucht habe. »Dich zu besuchen würde mich nur noch tiefer in das dunkle Loch hinabziehen«, teilte er seinem Vater mit.

Die Rechtsmedizin: Mittendrin statt nur dabei

Im Fall von Robin van H. musste den für sein Wohlergehen Verantwortlichen sehr bald klargeworden sein, dass hier ein Schwindler am Werk war. Trotzdem wurde die geballte rechtsmedizinische Untersuchungskompetenz aufgefahren, um Licht in das Dunkel seiner Herkunft zu bringen. Was aus meiner Sicht kein Manko ist, da nur durch eine objektive rechtsmedizinische Befunderhebung ungerechtfertigte Verdächtigungen gegen einen Unschuldigen verhindert werden können. Aber: Die Aussagekraft und damit der Wert rechtsmedizinischer Untersuchungen ist immer nur so groß, wie die Fragestellungen der Auftraggeber an uns sinnvoll und klar formuliert sind. Insofern hätten, zumindest aus meiner Sicht als Rechtsmediziner, die involvierten Behörden das ganze Untersuchungsverfahren deutlich verschlanken und damit abkürzen können.

Allerdings muss eingeräumt werden, dass im Fall des Waldjungen Ray beziehungsweise Robin van H. zumindest die Fragestellung an den forensischen Psychiater Dr. S. sehr klar formuliert war, nämlich ob bei »*Ray Unbekannt eine psychiatrische Erkrankung vorliegt*«.

Eine solche Frage ist für den Betroffenen existenziell – schließlich ändert die Diagnose einer psychiatrischen Erkrankung vieles im Leben eines Menschen. Diese Fragestellung lässt sich nur durch eine komplexe psychiatrische Exploration beantworten, und dabei handelt es sich eben nicht um ein Frage-und-Antwort-Spiel. Der zu Untersuchende soll den Gang des Gesprächs weitgehend selbst bestimmen. Es kommt dabei nicht auf Informationsgewinn an, sondern auf die kommunikative Beziehung, die sich zwischen Patient und Arzt entwickeln soll. Auch wenn in diesem Fall der »Patient« kaum kooperierte, war die Diagnose von Dr. S. eindeutig. Er entlarvte Robin van H. als Simulant.

Der Untersuchungsauftrag an uns Rechtsmediziner war dagegen sehr allgemein beziehungsweise oberflächlich gehalten und bezog sich nur auf eine rein körperliche Untersuchung des »Waldjungen«. Der Einsatz jeglicher apparativen medizinischen Diagnostik, wie sie sonst zur Altersschätzung – zum Beispiel unbegleiteter mutmaßlich minderjähriger Flüchtlinge oder anderer Asylbewerber in Deutschland – routinemäßig eingesetzt wird, war uns untersagt worden. Daher konnten wir Rays Lebensalter lediglich im Bereich zwischen 16 und 20 Jahren taxieren. Eine genauere Einschätzung seines Alters wäre durch ein Röntgenbild der Handwurzelknochen sowie Röntgenuntersuchungen des Gebisses ermöglicht worden. Beides wurde uns aber aufgrund der für Ray potenziell gesundheitsgefährdenden Wirkung der Röntgenstrahlen behördlich nicht gestattet.

Unsere Andeutung, was wir von dem ganzen Humbug um den angeblichen »Waldjungen« hielten, war eigentlich kaum misszuverstehen: »*Auch die Tatsache, dass Ray ein derart gutes Deutsch spricht, erscheint bemerkenswert, da er [...] vor wenigen Monaten der deutschen Sprache noch überhaupt nicht mächtig gewesen sein soll.*« Doch seitens des Jugendamts sollte oder wollte man offenbar nicht verstehen.

Jedenfalls wurden so munter wie unkritisch weitere rechtsmedizinische Untersuchungen in Auftrag gegeben, von denen man sich Aufschluss über Rays Herkunft und Vorgeschichte erhoffte. Dazu gehörte ein rechtsmedizinisches molekularbiologisches Gutachten zu seiner Populationszugehörigkeit, das am Ende nur ergab, was aufgrund der blauen Augen und blonden Haare auch jeder Laie hätte schlussfolgern können, nämlich, dass Ray west- oder mitteleuropäischer Herkunft war. Und dazu gehörte die chemisch-toxikologische Untersuchung einer Haarprobe des jungen Mannes, die erbrachte, dass er in den elf Monaten zuvor regelmäßig Cannabis konsumiert hatte. Das wiederum hätte die Auftraggeber zu der Frage veranlassen können, wie denn der einsam im Wald lebende Ray an Drogen kam – aber vielleicht nahmen sie ja an, er habe, ganz Selbstversorger, im Wald Marihuana angepflanzt?

März 2013: Ex-Waldjunge als Buletten-Brutzler

Die Polizei hatte seit Juni 2012 keine Ahnung, wo sich Robin alias Ray aufhielt. Doch das ließ die Berliner Boulevardpresse nicht rasten noch ruhen. Im März 2013 spürt ein rühriger *Bild*-Reporter den einstigen Waldjungen in einer Burger-King-Filiale in Berlin auf.

Er habe seinem alten Leben entfliehen wollen, deshalb habe er gelogen, vertraut Robin Ende März einem Reporter des niederländischen *Algemeen Dagblad* an. Nach seiner Enttarnung habe er »überlegt, zu fliehen. Aber dann habe ich beschlossen, in Berlin zu bleiben und meine Probleme mit den Behörden zu lösen.«

Das hört sich an wie ein nobler Entschluss, immerhin beharrt das Jugendamt Tempelhof-Schöneberg nach wie vor auf seinen Forderungen in fünfstelliger Höhe. »Wir freuen uns, dass er arbeitet, um die Schulden zu bezahlen«, erklärt ein Jugendamtssprecher auf Anfrage.

Aber Robin van H. ist wohl doch nicht so ganz weltfremd, wie er sich gerne gibt. In den Niederlanden ist er seit Januar 2012 rechtskräftig zur Rückzahlung seiner 8000 Euro Schulden verurteilt, dort kann er sich also nicht blicken lassen. Und seine

Vaterpflichten gegenüber dem kleinen Damien scheinen ihm nach wie vor eine allzu schwere Bürde zu sein. Dagegen hat er mittlerweile wohl herausgefunden, dass ihm von Seiten der Berliner Behörden wenig droht.

Dem Reporter gegenüber gibt sich Robin jedenfalls recht entspannt. Zunächst behauptet er zwar, er habe »gelernt, dass ich niemandem vertrauen kann« – eine kühne Verdrehung der Tatsachen, nachdem er ein Dreivierteljahr lang das Vertrauen der Berliner Jugendschützer gnadenlos missbraucht hat. Doch nachdem er diese Floskel losgeworden war, schüttet Robin dem Reporter freimütig sein Herz aus.

Er sei Ende August letzten Jahres mit einem Freund aus Holland abgehauen, weil er in Hengelo keine Bleibe mehr gehabt habe, dafür jedoch einen Buckel voller Schulden. Außerdem sei seine damalige Freundin schwanger gewesen, und familiäre Verpflichtungen habe er auf keinen Fall auf sich laden wollen. Also habe er sich gesagt: »Ich muss gehen.«

Nach Berlin seien sie im Grunde nur deshalb gefahren, weil die Tickets in die deutsche Hauptstadt so günstig zu haben waren. »Der Plan war, für eine Weile zu bleiben. Deshalb hatten wir auch ein Zelt dabei« – dasselbe Requisit, von dem er später beim Jugendnotdienst erzählen wird, er habe mit seinem Vater darin im Wald geschlafen. In Wirklichkeit ging es auf viel banalere Weise abenteuerlich zu: Die beiden jungen Männer machten tage- und nächtelang Party in Berlin. Dann war ihr Geld alle, Robins Kumpel fuhr zurück nach Hengelo, Robin aber blieb. Als Obdachloser auf der Straße hielt er gerade mal drei Tage durch, dann erschien er im Roten Rathaus und gab seine Waldjungen-Story zum Besten.

Seinen Job bei Burger King hat er mittlerweile gekündigt und eine andere Stelle angenommen. Er lebt in Neukölln in einer WG und fühlt sich offenbar gut. Das nahende Gerichtsverfahren scheint ihm keine schlaflosen Nächte zu bereiten. »In Berlin geht es mir besser. Ich habe ein Dach über dem Kopf und Geld.«

Geld, auf das offiziell nach wie vor die Berliner Sozialbehörden Anspruch erheben.

25. September 2013, Berliner Amtsgericht

Bereits im Juni 2013 wurde vor dem Berliner Amtsgericht gegen den mittlerweile 21-jährigen Robin van H. Anklage wegen Sozialleistungsbetrugs erhoben. »Wir haben ihn für neun Monate in einer Wohngruppe untergebracht, ihm Essen, Trinken und Kleidung gegeben und sogar einen Sprachkurs finanziert«, erklärt erneut der Jugendamtssprecher. Nach wie vor geht es um eine Forderung von rund 30 000 Euro – eine Summe, die sich mit einem Handlanger-Job nur über Jahre und Jahrzehnte abstottern ließe.

Am 25. September 2013 findet dann die Gerichtsverhandlung statt. Gleich zu Anfang stellt Richterin H. klar, was für sie bei diesem Prozess im Vordergrund steht: »der erzieherische Wert des Verfahrens«, der nicht »dem Unterhaltungswert geopfert werden dürfe«. Die rigorose Richterin schließt die Öffentlichkeit von der Verhandlung aus. Auch die Medienvertreter müssen somit den Gerichtssaal verlassen.

Allzu viel können sie allerdings nicht verpasst haben, denn bereits nach einer Stunde endet der Prozess – und zwar mit der vorläufigen Einstellung des Verfahrens. Robin alias Ray erhält lediglich die Auflage, 150 Stunden Sozialarbeit zu leisten und »an Beratungsgesprächen teilzunehmen«.

Wie begründet die Richterin ihre – zumindest für die Öffentlichkeit – doch recht überraschende Milde? Wieso wird Robin van H. die Rückzahlung der erschlichenen Sozialleistungen sang- und klanglos erlassen? Muss nach Ansicht des Gerichts auch der Anspruch des Staates, sich vor Leistungsbetrug zu schützen, hinter dem »erzieherischen Wert des Verfahrens« zurückstehen? Oder geht das Gericht davon aus, dass der überführte Übeltäter, dessen Berufserfahrung sich bis dahin auf das Braten von Buletten beschränkt, Sozialdienst im Wert von 200 Euro pro Stunde leisten wird? In diesem Fall hätte er nach 150 Stunden Abfallaufsammeln in öffentlichen Parks oder Essensverteilung in Alten- und Pflegeheimen die erschlichenen 30 000 Euro rein rechnerisch wieder abgearbeitet.

Doch die Rechnung der Richterin sieht gänzlich anders aus. Sie bescheinigt Robin van H. »eine positive Entwicklung«, mittlerweile lebe er wieder »in normalen Verhältnissen«. Ein Gerichtssprecher verkündet der erstaunten Öffentlichkeit, dem Steuerzahler sei durch Robin van H. »nur ein geringer Schaden« entstanden. Hätte sich der junge Mann schlicht als Obdachloser bei den städtischen Sozialbehörden gemeldet, »hätten ihm Leistungen in ähnlicher Höhe zugestanden«.

Der so getröstete Steuerzahler reibt sich die Augen. Die Aussage des Gerichtssprechers ist bereits in der Sache zweifelhaft. Da Minderjährige zu Recht als besonders schutzbedürftig gelten, sind Sozialleistungen für Kinder und Jugendliche deutlich aufwendiger und somit kostspieliger als die Hilfen zum Lebensunterhalt, auf die ein erwachsener, gesunder, arbeits- und wohnsitzloser EU-Ausländer hierzulande Anspruch hat.

Ein Zimmer in einer von Sozialpädagogen betreuten WG hätte Robin van H. gewiss nicht bekommen, wenn er sich nicht als gedächtnisgestörter Teenager ausgegeben hätte. Auch Sozialleistungen nach Hartz IV hätte er nicht beanspruchen können, wenn er eingeräumt hätte, dass er erst wenige Tage zuvor aus den Niederlanden eingereist war und noch nicht einmal versucht hatte, einen Job und eine Unterkunft zu finden. In diesem Fall wäre er zwar nicht »nach Hengelo zurückgeschickt« worden, wie er einem Reporter gegenüber mutmaßt, aber sehr viel mehr als einen Schlafplatz in einem Obdachlosenheim und ein paar Gutscheine für Sachleistungen hätte er durch wahrheitsgemäße Angaben wohl nicht herausschlagen können. Wieso auch? Aus welchem Grund sollte der deutsche Staat für einen körperlich wie geistig gesunden jungen Mann von 20 Jahren monatlich 3000 Euro aufwenden?

Das Amtsgericht Berlin hat dem »erzieherischen« Interesse den Vorzug vor Straf- und Entschädigungsansprüchen des Staates gegeben. Wenn Robin van H. aber ohnehin nur bekommen hat, was ihm angeblich zustand – bloß aus einem anderen Fonds –, wieso hat das Jugendamt Tempelhof-Schöneberg dann überhaupt Klage wegen »Leistungsbetrugs« erhoben, und wieso wurde diese Klage zugelassen? Hätte man unter diesen Umständen nicht auf die juristische Prozedur verzichten können? So wären zumindest die erheblichen zusätzlichen Kosten für das Gerichtsverfahren vermieden worden.

Falls mit der Anklageerhebung eine Drohkulisse aufgebaut werden sollte, um Nachahmungstäter abzuschrecken, ist der Schuss krachend nach hinten losgegangen. Stattdessen hat das Gericht mit der Einstellung des Verfahrens eine klare Botschaft ausgesandt: Leistungsbetrug, der den Staat in fünfstelliger Höhe schädigt, wird hierzulande als Bagatelldelikt angesehen. Der »erzieherische Wert« *dieser* Botschaft steht außer Zweifel.

Ich möchte nicht missverstanden werden. Im Prinzip ist es richtig und gutzuheißen, dass Teenager und junge Erwachsene von den Gerichten hierzulande mit »erzieherischer« Milde behandelt werden. Richtig ist aber auch, dass sich gerade die wohlhabenden europäischen Staaten besser als bisher gegen Leistungsbetrug sichern müssen. Sinn und Zweck des deutschen Sozialsystems, eines der aufwendigsten und kostspieligsten der Welt, ist es schließlich, Menschen in Not zu helfen und denjenigen finanziell und mit Sachmitteln unter die Arme zu greifen, die tatsächlich nicht imstande sind, aus eigener Kraft ihren Lebensunterhalt zu bestreiten. Robin van H. gehörte nicht zu ihnen – er fand es einfach nur bequemer, auf Kosten anderer zu leben.

K. o. durch Tiefschlag

Jürgen Brähmer hat sich durchgeboxt – von ziemlich weit unten bis ganz nach oben. Ich lernte ihn im September 2009 bei seinem Prozess vor dem Schweriner Amtsgericht kennen. Brähmer – damals 31 Jahre alt und amtierender WBO-Boxweltmeister im Halbschwergewicht – war wegen Körperverletzung und Beleidigung angeklagt. Sein vermeintlicher Gegner bei dem nächtlichen Handgemenge in einer Schweriner Diskothek gehörte ganz und gar nicht in Brähmers Gewichtsklasse: Angeblich hatte der Profiboxer einer gerade mal 1,50 Meter großen Frau mit einem Schlag ins Gesicht das Nasenbein gebrochen. Als rechtsmedizinischer Sachverständiger sollte ich die ihm zur Last gelegten Verletzungen vor Gericht interpretieren, und zwar im Kontext des Geschehens, das durch die Aussagen diverser Zeugen des Vorfalls und der behandelnden Ärzte der Geschädigten rekonstruiert werden sollte. Im Fall einer Verurteilung drohte dem zu diesem Zeitpunkt bereits mehrfach vorbestraften Boxer eine empfindliche Haftstrafe.

In den Ermittlungsakten lagen eindeutige Zeugenaussagen und ärztliche Atteste vor, und der Angeklagte hatte wegen schwerer Körperverletzung bereits eine mehrjährige Haftstrafe verbüßt, dennoch gab es aus rechtsmedizinischer Sicht erhebliche Ungereimtheiten, was das Verletzungsmuster seines Opfers anbelangte. Konnte es sein, dass jemand ein falsches Spiel mit dem Boxweltmeister spielte? War Brähmer vielleicht gar nicht der Täter, sondern das Opfer eines betrügerischen Tiefschlags? Das vermuteten zumindest seine Anwälte, die mich als Sachverständigen in dem Prozess vor dem Schweriner Amtsgericht ins Spiel und damit gegen die Anklagevorwürfe der Staatsanwaltschaft in Stellung brachten. Allerdings war zu diesem Zeitpunkt tatsächlich alles offen. Denn der Boxweltmeister war nicht nur bekannt für sein ungestümes Naturell, sondern zugleich dafür, dass er auch im Privatleben körperlichen Auseinandersetzungen nicht aus dem Weg ging. Hatte Jürgen Brähmer also seiner Boxerkarriere vielleicht selbst mit einem unbeherrschten Schlag den finalen Knockout versetzt? Das waren die entscheidenden Fragen, über die das Gericht in Schwerin zu entscheiden hatte. Und die Antworten hingen maßgeblich von meinem Gutachten ab.

Rückblende: Von Stralsund bis an die Weltspitze

Steckbrief Jürgen Brähmer: Geboren in einer kinderreichen Familie Ende der siebziger Jahre in Stralsund. Kindheit in der DDR, und nach dem Mauerfall wurde das Leben im strukturschwachen Mecklenburg-Vorpommern eher noch härter als zuvor – zumindest für einen Jungen wie Brähmer, der dort praktisch auf der Straße aufwuchs. Er sollte Schweißer werden, brachte die Lehre auch zu Ende, aber statt Nähte zu schweißen, schwitzte Brähmer lieber beim Boxtraining am Sandsack. Oder im Ring beim Faustkampf gegen Gegner, die er damals schon reihenweise auf die Bretter schickte.

Mit 13 Jahren hatte er zu boxen begonnen, mit 15 wurde er von Michael Timm entdeckt, damals Landestrainer des Boxverbandes Mecklenburg-Vorpommern. Drei Jahre später kämpfte Brähmer bereits bei der Junioren-WM in Havanna – und wurde Juniorenweltmeister im Weltergewicht. Ein »Jahrhunderttalent«, befand Klaus-Peter Kohl, der Boss des legendären Universum-Boxstalls, der Brähmer 1999 unter Vertrag nahm. Ohne Zweifel war der damals 21-Jährige eines der größten deutschen Boxtalente seit Max Schmeling. Seine Bilanz als Amateurboxer war überragend: Deutscher Jugendmeister, Deutscher Juniorenmeister, Deutscher Halbmittelgewichtsmeister. 100 Kämpfe, davon 95 Siege. Seit Havanna 1996 war für die Fachwelt klar, dass Brähmer auch international für Furore sorgen würde.

Aber der junge Mann mit dem knallharten Punch hatte eine dunkle Seite. Auch jenseits des Boxrings ließ er öfter mal seine Fäuste sprechen – und für diese Auseinandersetzungen bekam er keinen Applaus. Sondern jede Menge Ärger mit der Polizei. »Jürgen ist ein lieber Mensch, nur manchmal rastet er aus.« So umschrieb Michael Timm die Achillesferse seines Schützlings. Und Timm musste es wissen, schließlich hatte er Jürgen Brähmer nicht nur von Jugend an trainiert, sondern ihm auch als Bewährungshelfer zur Seite gestanden.

Brähmer war keineswegs ein pathologischer Gewalttäter wie etwa Ex-Schwergewichtsweltmeister Mike Tyson, der berüchtigte »Ohrbeißer« und verurteilte Vergewaltiger. Doch in entscheidenden Momenten versagten immer wieder mal seine Selbstbeherrschung und Impulskontrolle, und so wuchs nicht nur seine Sammlung von Siegestrophäen, sondern auch sein Vorstrafenregister.

Im Jahr 2002 verursachte er einen Verkehrsunfall. Das kann passieren, aber Brähmer war nicht nur ohne Führerschein unterwegs, sondern wegen einer vorherigen Verurteilung zudem auf Bewährung. Folglich versuchte er, die Angelegenheit unter der Hand und ohne Polizei zu regeln. Als sein Unfallgegner aber darauf bestand, die Polizei hinzuzuziehen, rastete Brähmer einmal mehr aus. Der Profiboxer prügelte auf seinen Widersacher ein, bis der bewusstlos am Boden lag. Dann raste Brähmer in Panik davon, was ihm einen weiteren Anklagepunkt eintrug: Fahren ohne Führerschein, Verursachen eines Verkehrsunfalls, schwere Körperverletzung, und das Ganze auch noch gekrönt von Unfallflucht.

Damit er im Oktober 2002 seinen Kampf um den WBC-International-Titel bestreiten konnte, erhielt er drei Tage »Urlaub« von der Untersuchungshaft. Doch den Richtern ging die Geduld mit ihrem schlagkräftigen Dauerkunden allmählich aus.

Ende 2002 wurde Brähmer wegen schwerer Körperverletzung zu drei Jahren Haft verurteilt.

Für seine Karriere war das ein schwerer Rückschlag. Aber Freunde und Beobachter waren sich einig: Jürgen Brähmer konnte noch immer einer der ganz Großen werden – wenn er nur seine Aggressivität abseits des Boxrings endlich in den Griff bekam.

Tatsächlich kämpfte er sich nach seiner Haftentlassung in die Weltspitze zurück. Im Februar 2006 gewann er erneut den WBC-International-Titel. Von seinen nunmehr 28 Lebensjahren hatte er bis dahin bereits dreieinhalb Jahre in Jugendhaft und rund zweieinhalb in Erwachsenen-Gefängnissen verbracht. Allmählich lief ihm die Zeit davon. Sollte er noch einmal hinter Gittern landen, würde sich auch bei ihm die alte Boxerweisheit bewahrheiten: »*They never come back.*«

Doch Brähmer hatte seine Lektion gelernt. Seit seiner erneuten Haftentlassung machte er hauptsächlich durch sportliche Siege von sich reden. Sein Boxstall Universum vermarktete Brähmers neues Saubermann-Image erfolgreich und lukrativ durch einen Vertrag mit dem ZDF, das die Kämpfe des Ausnahme-Boxers zur besten Sendezeit ausstrahlte. So schienen alle Weichen auf Erfolg gestellt – bis Brähmer Ende Mai 2008 an undurchsichtige Gegner geriet. Dabei begann alles ganz harmlos, mit einer nichtigen Plänkelei.

31. Mai 2008, Booze Bar, Schwerin

Die *Booze Bar* war damals ein angesagter Treffpunkt am Rande der Schweriner Altstadt, bekannt für ihre Cocktails und ihre originelle Einrichtung. Gegen Mitternacht ging es hoch her in der schummrigen Bar. Der Betreiber Amre Z. konnte zunächst zufrieden sein mit dem Verlauf des Abends, zumal Promi Jürgen Brähmer bei ihm zu Gast war, zusammen mit einer trinkfreudigen Entourage. Starke Männer und schöne

Frauen, Welt und Halbwelt, die im Boxermilieu übliche Mischung eben.

Unstrittig ist, dass es in der Bar zu späterer Stunde im Gedränge zu einer Auseinandersetzung zwischen Brähmer und dem Gastwirt kam. Der Boxer habe ihn beleidigt, mit den Fäusten attackiert und einen gläsernen Aschenbecher nach ihm geworfen, sagte Amre Z. später bei der Polizei aus. Der Wirt erstattete Strafanzeige, Brähmer wies alle Vorwürfe von sich. Nachdem der Barbetreiber aus Brähmers »geschäftlichem Umfeld« eine Entschädigung von 1500 Euro erhalten hatte, zog er seine Anzeige zurück. Er habe »keine ernsthaften Verletzungen« erlitten, erklärte er nun. Doch für Amre Z. war die Sache damit noch keineswegs erledigt, wie sich wenig später zeigen sollte.

13. September 2008, 2:00 Uhr, Club Madison, Schwerin

Das *Madison* befand sich in demselben Gebäude wie die *Booze Bar*: Arsenalstraße/Ecke Alexandrinenstraße, unweit vom Schweriner Pfaffenteich. Die beliebte Keller-Disco wurde überwiegend von Teenagern und Youngstern Anfang zwanzig frequentiert. Aber auch der mittlerweile dreißigjährige Brähmer und sein Freundeskreis tanzten in dem urigen Keller-Club gerne zu House-Rhythmen ab.

Der 13. September 2008 war ein Samstag. Zwei Tage später sollte Brähmers Bewährung wegen einer Vorstrafe ablaufen; dann würde endlich nicht mehr die Drohung über ihm schweben, bei dem kleinsten Verstoß gegen die Bewährungsauflagen doch noch ins Gefängnis zu müssen. Was gleichbedeutend mit dem Verlust seines WBO-Weltmeistertitels wäre, den er im Dezember gegen den Waliser Nathan Cleverly in Schwerin verteidigen musste. Brähmer hatte also allen Grund, auf der Hut zu sein.

In der Nacht von Freitag auf Samstag, gegen zwei Uhr früh, kam es im *Madison* zu einer Auseinandersetzung zwischen dem Boxer und der damals 34-jährigen Doreen A. Die zierliche, nur einen Meter fünfzig große Frau behauptete später, er habe sie als »Fotze« beschimpft und ihr mit dem Handrücken ins Gesicht geschlagen. Die Auszubildende Anna J., die gleichfalls im *Madison* anwesend war, bestätigte diese Aussage. Brähmer jedoch beteuerte seine Unschuld. Die Frau sei auf ihn losgegangen, habe ihn beschimpft und ihm einen Drink über das T-Shirt geschüttet. Sie sei handgreiflich geworden, und er habe sie bei einer »Abwehrbewegung« mit der Hand im Gesicht gestreift.

Der Zwischenfall war noch nichtiger als die Auseinandersetzung zwischen Amre Z. und Brähmer Ende Mai in der *Booze Bar*. Keiner der Anwesenden kam auf die Idee, die Polizei zu rufen oder Strafanzeige zu erstatten – auch Doreen A. nicht. Nachdem sie sich wieder aufgerappelt hatte und von einer Bekannten in den Waschraum begleitet worden war, ging sie irgendwann im Lauf der Nacht nach Hause und schlief ihren Rausch aus.

13. September 2008, 20:00 Uhr, Wohnung Doreen A., Schwerin

Nach den Ereignissen der zurückliegenden Nacht hatte Doreen A. Kopfschmerzen. Vermutlich eher vom reichlichen Cocktail-Konsum als von dem leichten Touchieren mit dem Handrücken, den sie bei dem Geplänkel mit Brähmer abbekommen hatte. Jedenfalls brummte ihr der Kopf, als sie zur Wohnungstür ging. Jemand klingelte Sturm. Sie öffnete die Tür, zwei uniformierte Polizisten standen davor.

Die Streifenbeamten erklärten ihr, dass Strafanzeige gegen Jürgen Brähmer erstattet worden sei. Wegen des Vorfalls im *Madison* letzte Nacht.

Wer ihn denn angezeigt habe? Doreen A. war überrascht. Oder täuschte sie ihre Verwunderung nur vor?

Die Polizisten antworteten ausweichend, und die junge Frau

fragte nicht weiter nach. Möglicherweise wusste sie ohnehin schon, wer der Urheber der Strafanzeige war: Amre Z., der Betreiber der *Booze Bar*. Vor Gericht würde er später erklären, er habe durch eine Frau, die zur fraglichen Zeit im *Madison* war, von dem Zusammenstoß erfahren. »Die Frauen hatten Angst«, und aufgrund seiner eigenen Erfahrung mit dem Boxer halte er ihn für gefährlich. Deshalb habe er sich zu dem ungewöhnlichen Schritt entschlossen: Anzeige wegen eines Vorfalls zu erstatten, bei dem er selbst nicht anwesend war und durch den er persönlich keinen Schaden genommen hatte. Auch seine Anzeige wegen des Vorfalls Ende Mai, die er zwischenzeitlich zurückgezogen hatte, erneuerte Amre Z. bei dieser Gelegenheit.

Nach deutschem Recht hat die Staatsanwaltschaft einen breiten Ermessensspielraum, wenn es um geringfügige Gesetzesverstöße geht. Anzeigen wegen Beleidigung, Bedrohung oder Handgreiflichkeiten, bei denen es nicht zu ernsthaften Schädigungen kommt, werden oftmals nicht weiterverfolgt. Doch wenn die Staatsanwaltschaft ein »öffentliches Interesse« erkennt, kann sie Ermittlungen anordnen, auch wenn der Anzeigeerstatter selbst die vermeintliche Straftat nur vom Hörensagen kennt. Und es sich bei den angeblichen Delikten um offenkundige Nichtigkeiten handelt.

Jürgen Brähmer war seit seiner Teenagerzeit immer wieder wegen Körperverletzungsdelikten mit dem Gesetz in Konflikt geraten. Zu diesem Zeitpunkt hatte er bereits zehn Vorstrafen auf der Uhr und zwei mehrjährige Haftstrafen verbüßt. Vor diesem Hintergrund ist es durchaus nachvollziehbar, dass die Ordnungshüter die Vorwürfe ernst nahmen.

Die Streifenpolizisten nahmen die Zeugenaussage von Doreen A. auf. Sie klagte über Kopfschmerzen, forderte die Beamten auf, den vermeintlichen »Schiefstand« ihrer Nase zu dokumentieren, und lieferte eine dramatische Version des nächtlichen Zwischenfalls. Brähmer sei auf sie losgegangen und habe sie so heftig geschlagen, dass sie zu Boden gegangen und ihre Nase höchstwahrscheinlich gebrochen sei. Ihre Begleiterinnen im *Madison,* die damals 18-jährige Auszubildende Anna J. und eine weitere Freundin, hätten den Vorfall beobachtet und könnten bezeugen, dass sie nach dem Schlag aus der Nase geblutet habe.

Die Polizisten konnten keinen »Nasenschiefstand« erkennen. Sie hatten schon jede Menge gebrochener Nasen gesehen, und die waren allesamt unförmig geschwollen gewesen.

13. September 2008, 22:00 Uhr, Helios Kliniken, Schwerin

Aufgrund des prominenten Tatverdächtigen und der Schwere des Tatvorwurfs brachten die beiden Polizeibeamten Doreen A. zur Begutachtung und Dokumentation ihrer Verletzungen noch am selben Abend in die Helios Kliniken Schwerin. Der diensthabende Arzt Dr. D. untersuchte die Patientin und ließ eine Röntgenuntersuchung ihres Schädels durchführen. Im Befundbericht der Helios Kliniken Schwerin von diesem Abend vermerkte er: *»Patientin um 2 Uhr nachts ins Gesicht geschlagen worden. Jetzt um 22 Uhr Vorstellung zur Diagnostik [...]. Leichte Kopfschmerzen, keine Übelkeit, kein Erbrechen, keine neurologischen Defizite, keine Knochenstufe tastbar, keine Schwellung, kein Anhalt für eine knöcherne Gesichtsschädelverletzung, kein Anhalt für ein Schädel-Hirn-Trauma, kein Hinweis auf eine Nasenbeinfraktur.«*

Mit anderen Worten: Wie Sie sehen, sehen Sie nichts. Dr. D. konnte keinerlei Verletzungen feststellen. Zu der gleichen Einschätzung kam sein Kollege, der Radiologe Dr. G., der auf seinem Befundbericht zum Schädelröntgen vermerkt: *»Kein Frakturnachweis«.*

15. September 2008, Praxis Dr. K., Schwerin

Gegen einen subjektiv empfundenen Nasenschiefstand helfen keine Röntgenbilder, das weiß jeder ästhetische Chirurg. Dass Doreen A. mit dem Design ihres Riechorgans unglücklich war, soll daher keineswegs angezweifelt werden. Die Frage ist nur: Seit wann stand die Nase ihrem Empfinden nach schief – seit der Nacht auf Samstag, den 13. September 2008, oder vielleicht schon seit Jahr und Tag? Und sah sie möglicherweise jetzt eine kostengünstige Gelegenheit, diesen ästhetischen Makel operativ beseitigen zu lassen?

Unbeeindruckt von den Erkenntnissen der Klinikärzte fand sich Doreen A. jedenfalls am Montag darauf in der Praxis des Chirurgen Dr. K. ein. Nach eigenem Bekunden erwähnte sie ihm gegenüber nicht, dass sie in der Klinik zwei Tage zuvor bereits geröntgt und eine Nasenfraktur von seinen dortigen Kollegen verneint worden war.

»Patientin gab an, in der Nacht vom 12.9. zum 13.9.08 einen Faustschlag/flache Hand in das Gesicht/gegen die Nase bekommen zu haben«, notierte Dr. K. auf der Karteikarte seiner Patientin. *»Kurze Benommenheit, jetzt verstärkt Kopfschmerz, Schwellung der Nase mit lokalem Nasen-/Gesichtsschmerz, Nasenbluten.«* Er zog den HNO-Arzt Dr. B. hinzu, mit dem er unter einer gemeinsamen Praxisanschrift firmierte, obwohl sie unterschiedlichen Facharztrichtungen angehörten.

Nach Untersuchung der jungen Frau und erneutem Röntgen gelangten die beiden Ärzte gemeinsam zu einer verblüffenden neuen Diagnose: Doreen A. habe eine *»Nasenbeinfraktur«*, genauer, eine *»Impressionsfraktur der Nase links«*. Darüber hinaus wollte der HNO-Arzt einen *»Knochen-Haarriss«* (Frakturspalt) am Os maxillaris (Oberkiefer) sowohl auf dem Röntgenbild entdeckt als auch beim Tasten am Kopf der Patientin gefühlt haben. Überdies dokumentierte Dr. K. ein *»Hämatom am linken Augenwinkel bis über den linken Jochbogen mit massiver Schwellung«*. Die von Doreen A. erlittene Verletzung sei zudem potenziell »*lebensgefährlich*«, da sie eine »*Funktionsstörung der Nasenatmung*« nach sich ziehen könne, befand der HNO-Arzt. Eine umgehende Operation sei daher erforderlich.

Handelt es sich bei der Nase von Doreen A. demnach um ein medizinisches Wunder? Eine gebrochene Nase schwillt unmittelbar und unübersehbar sofort nach Eintritt der Verletzung an. Zwanzig Stunden nach dem Vorfall in der Disco *Madison* hatten die Ärzte der Schweriner Helios Kliniken jedoch hinsichtlich ihrer Patientin festgestellt: »*keine Knochenstufe tastbar, keine Schwellung, [...] kein Hinweis auf eine Nasenbeinfraktur*«. Zwei Tage später kamen die niedergelassenen Kollegen Dr. K. und Dr. B. zu völlig gegensätzlichen medizinischen Befunden. Denn nachdem nun mittlerweile 70 Stunden seit Brähmers angeblicher Attacke auf Doreen A. vergangen waren, hatte sich die frakturtypische Symptomatik seltsamerweise eingestellt.

Für das vermeintliche medizinische Wunder gibt es zwei mögliche Erklärungen: Entweder hatten der Chirurg Dr. K. und der HNO-Arzt Dr. B. ihre Diagnosen frei erfunden – oder Doreen A. hatte sich die angebliche Nasenbeinfraktur erst nach dem Vorfall in der Nacht auf Samstag, den 13. September, zugezogen.

Unstrittig ist, dass die Nase von Doreen A. schon am nächsten Tag, dem 16. September 2008, von dem HNO-Arzt Dr. B. operativ gerichtet wurde. Eigentlich erstaunlich, denn vor einer solchen ästhetischen Korrektur im Gesicht würde jeder andere Operateur den Rückgang der Schwellung abwarten.

Der entsprechende Arztbericht des Operateurs Dr. B. ist mit »*Ärztliche Feststellung einer Körperverletzung*« betitelt – für sich genommen schon ein bemerkenswerter Vorgang, denn die Feststellung des Vorliegens eines Straftatbestandes wird ja gemeinhin in Deutschland von Juristen und nicht von Medizinern vorgenommen. Darin vermerkt er jedenfalls: »*Es wurde eine Operation (Wiedereinrichtung eines Gesichtsknochens) mit Septumreposition in Vollnarkose erforderlich. Die ambulante OP erfolgte am 16.09.2008. Die Nachsorge erstreckte sich bis zum 23.09.2008.«*

September 2009 bis Januar 2010, Strafprozess gegen Jürgen Brähmer vor dem Amtsgericht Schwerin

Der Prozess gegen Jürgen Brähmer wegen Körperverletzung und Beleidigung begann ein Jahr nach dem Vorfall im *Madison*. Die Verhandlung war von Anfang an durch Ungereimtheiten geprägt, doch der Richter wehrte Einsprüche seitens der Verteidigung reihenweise ab. Rasch entstand bei Prozessbeobachtern der Eindruck, dass Brähmer vor der Beweisaufnahme bereits als Schuldiger feststand.

Als Zeugen trugen die beiden Ärzte der Schweriner Helios Kliniken, die Doreen A. am Tag des Zusammenstoßes untersucht beziehungsweise deren Röntgenbilder begutachtet hatten, ihre Befunde vor: »Keine Schwellung, keine Anzeichen von Nasenbluten, keine Nasenfraktur.« Chirurg Dr. K. und HNO-Arzt Dr. B. dagegen behaupteten, bei der seinerzeitigen Untersuchung fünfzig Stunden später Nasenfraktur und Schwellung bei Doreen A. festgestellt zu haben.

Als Beweisstücke wurden merkwürdigerweise nicht die bei oder unmittelbar nach der Untersuchung angefertigten ärztlichen Aufzeichnungen zu den Akten genommen, sondern Schriftstücke, die offenbar weit später entstanden waren. Der Bericht, den Dr. K. für den Hausarzt von Doreen A. verfasste, war auf den 2. Oktober 2008 datiert. Die vom HNO-Arzt Dr. B. angefertigte *»Ärztliche Feststellung einer Körperverletzung«* wies überhaupt kein Datum auf. Er selbst bezeichnete diesen Arztbericht übrigens ausweislich seiner eigenen Unterlagen (die mir als Sachverständigem vorlagen) als »Prügelattest«. Eine nette Umschreibung, die mir bis dato unbekannt war. Offensichtlich hatte Doreen A. sein ihr dafür in Rechnung gestelltes Honorar nicht bezahlt, denn in seinen Unterlagen fanden sich die handschriftlichen Vermerke von Dr. B.: »20.10.2008 Erinnerung/Zahlungsaufforderung Prügelattest« und »21.04.2009 Erinnerung Bezahlung Prügelattest«.

Der offenkundige Widerspruch zwischen den Befunden der Klinikärzte und seinen eigenen Untersuchungsergebnissen bereitete dem Chirurgen Dr. K. kein Kopfzerbrechen: Die von ihm festgestellten Hämatome und Schwellungen bei Doreen A. hätten sich eben erst entwickelt, nachdem sich die Patientin bei den Ärzten in der Klinik vorgestellt habe.

Als rechtsmedizinischer Sachverständiger trug ich im Dezember 2009 mein Gutachten vor dem Amtsgericht Schwerin vor. Schwellungen und Hämatome (»Blutergüsse«, »blaue Flecken«) entstehen bereits innerhalb weniger Minuten nach einer entsprechenden äußeren Gewalteinwirkung, spätestens jedoch binnen weniger Stunden, erklärte ich. Hämatome sind nichts anderes als Zerreißungen von Blutgefäßen in der Haut und im Unterhautfettgewebe. Auch wenn Hämatome einige Zeit benötigen, um sich zu entwickeln, hätten sie im Fall von Doreen A. zwanzig Stunden nach der Tat, als sich die vermeintlich Geschädigte den Klinikärzten vorstellte, unübersehbar vorhanden sein müssen. Dass der damals in den Helios Kliniken diensthabende Arzt Dr. D. keine Hämatome, geschweige denn Frakturen festgestellt hatte – was er in der Hauptverhandlung als Zeuge bekräftigte –, konnte nur eines bedeuten: Doreen A. hatte von dem Zwischenfall mit Jürgen Brähmer im Madison, was immer sich dort auch zugetragen hatte, keinerlei Blessuren davongetragen. Ich erklärte für ausgeschlossen, dass sich erst zwanzig Stunden oder später nach dem Geschehen noch ein Hämatom oder eine Schwellung entwickelt haben konnte.

Auf die entsprechende Frage des Gerichts verneinte ich, dass die von Dr. K. und Dr. B. behaupteten Brüche beziehungsweise Bruchspalte auf den Röntgenaufnahmen zu finden seien. Dieser Einschätzung schlossen sich ein Professor für Hals-Nasen-Ohren-Heilkunde und ein Professor für Radiologie an, die Brähmers Verteidiger als weitere medizinische Sachverständige hinzugezogen hatten. Beide führten aus, dass die »Nasenbeinfraktur« in Form einer »Impressionsfraktur der Nase links« und der »Knochen-Haarriss« am Oberkieferknochen, die Dr. K. und Dr. B. auf den Röntgenaufnahmen entdeckt haben wollten, auf keiner der vorliegenden Aufnahmen zu erkennen seien – weder auf den am 13. September in den Helios Kliniken angefertigten Röntgenbildern von Doreen A. noch auf den Aufnahmen des Chirurgen und des HNO-Arztes, der sogar mögliche »lebensgefährliche Folgen« der Phantomfraktur bescheinigt hatte.

Abschließend kam ich in meinem mündlich vorgetragenen Gutachten zu dem Schluss, dass es keine medizinischen Befunde gebe, die den angeblichen Tathergang bestätigen könnten. Ich ging sogar noch weiter: Auch wenn man rein hypothetisch annehmen würde, dass die angeblichen Frakturen tatsächlich vorhanden gewesen wären, hätten sie in dieser Form niemals durch den von Doreen A. geschilderten Schlag hervorgerufen werden können: Um dieses Schadensbild zu erzielen, müsste man »mit einem Meißel durch spitze Gewalt auf das Nasenbein einwirken«, stellte ich fest. Stattdessen hatte Brähmer sie jedoch – laut Doreen A. – nur mit dem Handrücken von unten unter die Nase getroffen, also lediglich »stumpfe Gewalt« ausgeübt.

Anklage und Verteidigung ließen diverse Zeugen aufmarschieren, doch deren Aussagen trugen zur Aufklärung wenig bei, eher im Gegenteil. Einige Disco-Besucher wollten gesehen haben, dass Doreen A. nach dem Vorfall aus der Nase geblutet habe, andere hatten sie ohne Nasenblutung in Richtung Waschraum verschwinden gesehen. Was den Zwischenfall ausgelöst hatte, wer wen zuerst beleidigt und körperlich attackiert hatte, ob Doreen A. dem Boxer ein Getränk über sein T-Shirt gegossen hatte, ja sogar, ob er überhaupt »beschüttet« worden war – keine dieser Fragen war nach der Beweisaufnahme wirklich geklärt. Was allerdings kaum verwundern kann: Was sich zwischen alkoholisierten Besuchern nächtlicher Clubpartys abgespielt hat, lässt sich ein Jahr nach dem gegenständlichen Vorfall anhand von Zeugenaussagen nur in Ausnahmefällen einigermaßen exakt rekonstruieren.

Nicht einmal Doreen A., die vermeintlich Geschädigte, machte als Zeugin der Anklage eine gute Figur. Nach eigener Aussage hatte sie eigentlich nicht vorgehabt, Anzeige gegen Brähmer zu erstatten. Nur weil Amre Z. sich eingemischt hätte, sei die Polizei überhaupt hinzugezogen worden.

Prozessbeobachtern drängte sich nach diesem sonderbaren Statement eine Vermutung auf: Vielleicht hatte Doreen A. ursprünglich einen ganz anderen Plan. Womöglich hatte sie den Vorfall im *Madison* inszeniert, um Brähmer eine »Entschädigung« abzuluchsen und mit diesem Betrag ihren subjektiv empfundenen »Nasenschiefstand« beheben zu lassen. Schließlich konnte der Boxer keinen weiteren Ärger mit Polizei und Justiz gebrauchen, das war gerade in Schwerin allgemein bekannt. Und Amre Z. war erst wenige Monate zuvor gleichfalls großzügig »entschädigt« worden, obwohl ihm kein nennenswerter Schaden entstanden war. Doch möglicherweise war es dann ausgerechnet der Barbetreiber, der Doreen A. einen Strich durch die Rechnung machte, indem er – aus welchen Motiven auch immer – den Zwischenfall im *Madison* zur Anzeige brachte.

Auch der Angeklagte selbst machte sich begreiflicherweise Gedanken. Mitte November 2009, vor Beginn des achten Verhandlungstages, äußerte er sich gegenüber dem *Hamburger Abendblatt* erstmals öffentlich zu dem gegen ihn laufenden Verfahren: »Mein Anwalt sagt mir, dass die Anklageerhebung und die Art und Weise der Prozessführung unfair sind«, erklärt er. »Ich kann das nicht beurteilen, habe aber auch den Eindruck, dass ein anderer als ich in dieser Weise nicht verfolgt werden würde.«

Er behalte sich rechtliche Schritte gegen die Staatsanwaltschaft vor, fügte er hinzu. »Wenn es nach Recht und Gesetz zugeht, darf ich nicht im Knast landen.« Das Motiv sei möglicherweise, ihn in seiner Konzentration auf die WBO-Titelverteidigung am 19. Dezember in Schwerin zu stören, orakelte er.

Aber diese Verschwörungstheorie zeugte wohl eher von Brähmers Ratlosigkeit, was die Motive seiner Widersacher anging. Dass der Staatsanwalt, der Anzeigeerstatter und die Hauptbelastungszeugin sich insgeheim zusammengetan hatten, um ihn vom Boxerthron zu stoßen, klingt wenig plausibel. Nur: Worin sonst bestanden die Motive insbesondere von Amre Z. und Doreen A.?

Allerdings spielten mögliche Beweggründe der Beteiligten im Prozess keine Rolle. Brähmers Verteidiger E. geriet während der Verhandlung mehrfach mit dem offenbar voreingenommenen Richter aneinander. Die Vorwürfe seien »erstunken und erlogen«, wetterte er. Immer wieder forderte der Verteidiger die Einstellung des Verfahrens, das für seinen Mandanten eine unzumutbare Belastung darstelle. Aber der Richter schmetterte alle Einsprüche der Verteidigung ab.

Am 19. Dezember, als Jürgen Brähmer seinen Titel als WBO-Weltmeister verteidigen musste, war der Prozess gegen ihn noch längst nicht beendet. Dank eiserner Nervenstärke gewann er dennoch den Kampf im Ring. Doch ob er auch seine Gegner vor Gericht besiegen könnte, war nach wie vor ungewiss.

Nach einer für den Angeklagten quälend langen Weihnachtspause ging der Prozess Mitte Januar 2010 in die Zielgerade. Am Ende konnte sich die Staatsanwaltschaft einzig auf die Aussagen der Hauptbelastungszeugen Doreen A. und Anna J. sowie einer weiteren Freundin von Doreen A. stützen, die gleichfalls in jener Nacht im *Madison* gewesen war. Nach Abschluss der Beweisaufnahme sprach jedenfalls so gut wie nichts für den Vorwurf der Anklage. Im Gegenteil, der in der Anklageschrift dargestellte Tatablauf fiel wie ein Kartenhaus in sich zusammen. Die behaupteten Verletzungen passten weder zu den Röntgenbildern noch zu dem Zeitfenster, in dem sich der angebliche Tatablauf ereignet haben sollte. Eigentlich konnte der Prozess nur mit einem Freispruch enden.

Doch entgegen aller Erwartungen von Brähmers Anwälten sowie Prozessbeobachtern forderte Staatsanwalt K. in seinem Plädoyer am Ende der Beweisaufnahme eine Haftstrafe von 18 Monaten für Brähmer. Er sah es als erwiesen an, dass der Boxer Doreen A. das Nasenbein gebrochen habe. Auch bei dem zweiten Vorfall, dem Zusammenstoß in der *Booze Bar* knapp vier Monate zuvor, hielt er Brähmer für überführt – obwohl es auch dort keine Beweise geschweige denn irgendwelche belastbaren Indizien gab.

Zu Beginn seines Plädoyers griff Brähmers Verteidiger E. zu ungewöhnlichen Mitteln. Er spielte im Gerichtssaal einen Song von Bob Dylan vor: *Hurricane,* eine Ballade über den US-Boxer Rubin Carter, der 1967 für einen Raubmord verurteilt worden war, den er nicht begangen hatte. Die Parallelen sind in der Tat verblüffend: »Hurricane« Rubin Carter hatte seinerzeit gute Chancen, Mittelgewichts-Weltmeister zu werden, landete jedoch stattdessen hinter Gittern und wurde erst 1985 freigesprochen. Brähmer drohten zwar keine 18 Jahre, aber immerhin ebenso viele Monate Gefängnis. Die Chance, seinen Weltmeistertitel zu verteidigen oder zurückzuerlangen, wäre mit dieser erneuten Haftstrafe gleichfalls vorbei.

Nachdem die letzten Akkorde verhallt waren, plädierte E. auf Freispruch in allen Anklagepunkten. Das Urteil traf Brähmer dann wie ein Faustschlag auf die Nase. Trotz der mehr als dürftigen Beweislage wurde er wegen Körperverletzung in zwei Fällen und Beleidigung zu 16 Monaten Haft ohne Bewährung verurteilt. »Für mich steht der Schlag gegen Doreen A. fest«, begründet der Richter sein Urteil. »Sie haben erneut Ihre Fäuste eingesetzt«, wandte er sich direkt an den Angeklagten. »Sie sind zu bestrafen.«

Damit schien Brähmers Karriere im Augenblick des größten Triumphs – der gerade erst geglückten Titelverteidigung – abrupt beendet.

Brähmers Anwälte legten umgehend Berufung gegen das nicht nur aus ihrer Sicht absurde Fehlurteil ein. Auch der Staatsanwalt rief das Berufungsgericht an, denn er bestand auf den von ihm geforderten 18 Monaten Haft für Brähmer. Und das, obwohl der Richter mit seinem Urteilsspruch nur zwei Monate unter dem von der Anklage geforderten Strafmaß geblieben war. Zu allem Überfluss war dem Richter nämlich ein gravierender Formfehler unterlaufen: Er hatte das Strafmaß für beide verhandelten Fälle schlicht addiert, anstatt sie in angemessener Gewichtung in eine Gesamtstrafe einfließen zu lassen.

Bis zum Beginn des Berufungsprozesses sollte nochmals mehr als ein Jahr vergehen. Diese Zeit nutzte Brähmer, um das Blatt doch noch zu seinen Gunsten zu wenden. Schließlich war er es gewohnt, sich gegen alle Widerstände durchzuboxen, und aufgrund seiner sportlichen Erfolge verfügte er zudem über die nötigen Geldmittel. Also heuerte er einen kostspieligen Detektiv an, der unvoreingenommene Zeugen des Zwischenfalls im *Madison* auftreiben und Informationen über Doreen A. beschaffen sollte.

Tatsächlich machte der Privatermittler einen Zeugen ausfindig, der den Zusammenstoß im Kellerclub in einem gänzlich anderen Licht erscheinen ließ. Dieser Zeuge gab zu Protokoll, Doreen A. sei »hysterisch« und »ziemlich unter Alkohol« auf Brähmer zugelaufen. Sie habe ein Getränk auf ihn geschüttet und versucht, etwas nach ihm zu werfen. Ein Ex-Polizist habe sich wie ein Bodyguard vor Brähmer gestellt, um ihn vor der Frau zu schützen. Doreen A. sei dann »irgendwie auf ihrem Gesäß gelandet«.

Noch weitaus entlarvender war, was der Detektiv über Doreen A. ans Tageslicht brachte. Wenige Monate vor dem Zwischenfall in der Diskothek hatte sie eine Anwältin aufgesucht, um herauszufinden, wie hoch das zu erwartende Schmerzensgeld nach einer Körperverletzung mit Nasenfraktur sei beziehungsweise bei welcher Art von Verletzungen sie eine Nasen-Operation zur Korrektur ihres Nasenschiefstandes finanziert bekommen würde. Um ihre Absichten geheim zu halten, hatte sie gezielt eine Kanzlei in einer Kleinstadt in der Nachbarschaft ihres Wohnortes Schwerin ausgewählt. Es stellte sich also erst durch die Ermittlungen eines Privatdetektivs und nicht etwa durch die der staatlichen Ermittlungsorgane heraus, welch perfides Spiel die angeblich Geschädigte mit Jürgen Brähmer spielte. Aber bei aller Schläue war sie doch so töricht – oder geizig – gewesen, die Honorarrechnung der Anwältin trotz mehrfacher Mahnung nicht zu bezahlen. Daraufhin hatte die Juristin Anzeige erstattet, wodurch Brähmers Privatermittler von dem Vorgang Kenntnis erhielt. Und Doreen A. hatte ihrerseits ein Strafverfahren am Hals.

»Die Frau ist eine Betrügerin«, fasste Brähmer die neuen Erkenntnisse kurz und trocken zusammen. »Für mich ist das ein klarer Fall von Rechtsbeugung.«

Der Berufungsprozess begann am 9. März 2011, rund zehn Monate bevor Brähmer erneut seinen Weltmeistertitel verteidigen sollte – und fast drei Jahre nachdem Amre Z. ihn zum ersten Mal angezeigt hatte. Die nur einen Tag dauernde Berufungsverhandlung, diesmal vor dem Landgericht Schwerin und von einer gelassenen und umsichtigen Richterin geleitet, verlief in gänzlich anderer Atmosphäre als der erste Prozess am Amtsgericht.

Doreen A. selbst relativierte ihre frühere Geschehensschilderung in entscheidenden Punkten – und bestätigte damit die Aussage des Zeugen, den der Detektiv aufgetrieben hatte. Sie habe Brähmer damals im *Madison* beschimpft, erklärte sie nun, weil sie Kenntnis davon erlangt habe, dass er seine damalige Freundin angeblich betrogen habe. Darüber sei er wütend geworden und habe sie weggestoßen, wobei sie auf ihr Hinterteil gefallen sei. Sie sei dann aber allein aufgestanden und von Bekannten in den Toilettenbereich der Diskothek geführt worden. »Es war kein heftiger Schlag. Ich glaube nicht, dass er meine Nase treffen wollte.« Am nächsten Tag habe die Polizei vor ihrer Tür gestanden und sie in die Klinik zur Untersuchung gebracht. Ihre Nase habe weh getan und »schief gestanden«. Vier Tage danach, einen Tag nach ihrer ambulanten Vorstellung bei Dr. K. und Dr. B., sei sie deshalb von Dr. B. operiert worden.

Anna J., die zweite Hauptbelastungszeugin im ersten Prozess gegen Brähmer, rückte noch viel deutlicher von ihrer früheren Aussage ab. Doreen A. habe sie zur Falschaussage angestiftet, erklärt sie nun. »Frau A. hat mich gebeten, für sie auszusagen. Ich sollte sagen, dass ihre Nase geblutet hat.« Was aber nicht den Tatsachen entsprochen habe. Sogar die Toilettenfrau des *Madison* wurde in den Zeugenstand gerufen. Sie habe in der fraglichen Nacht »keine blutigen Papiertücher« im Abfalleimer der Frauentoilette gesehen, sagte sie aus.

Auch Amre Z., der die ganze unselige Angelegenheit ins Rollen gebracht hatte, passte seine Geschehensversion notgedrungen dem neuen Erkenntnisstand an. Plötzlich war er sich nicht mehr sicher, ob wirklich Brähmer damals in der *Booze Bar* den Aschenbecher nach ihm geworfen habe.

Für alle Prozessbeteiligten war damit klar, dass die Hauptbelastungszeugin der Anklage und angebliche Geschädigte, Doreen A., vor Polizei, Staatsanwaltschaft und Amtsgericht ein riesiges Lügengebäude aufgebaut hatte, das jetzt in sich zusammengestürzt war. Die Anklagevorwürfe gegen Jürgen Brähmer waren zwar nur noch ein Trümmerhaufen, doch die Rolle der beiden niedergelassenen Ärzte, Dr. K. und Dr. B., blieb nebulös. Möglich schien auch eine Beteiligung weiterer Hintermänner, die bei dem falschen Spiel mit Jürgen Brähmer im Verborgenen agiert hatten und nicht aus ihrer Deckung gekommen waren, doch auch diese Frage blieb ungeklärt.

Mit der salomonischen Begründung, dass die dem Boxer zur Last gelegten Taten »voraussichtlich nicht zu beweisen« seien, wurde das Verfahren eingestellt. Brähmer erhielt die Auflage, 5000 Euro an eine Jugendhilfeeinrichtung zu zahlen. Obwohl er sich nach wie vor keiner Schuld bewusst war, stimmte er zu. Der längste und vermutlich auch schwerste Kampf in Brähmers Leben war endlich vorbei. Er hatte sich erfolgreich gegen einen Staatsanwalt verteidigt, der trotz gegenteiliger medizinischer Sachverständigengutachten an den völlig absurden Schilderungen von Dr. K. und Dr. B. festhielt, und er hatte im Nachhinein auch gegen einen Amtsrichter gesiegt, der nicht objektiv gegenüber dem Angeklagten agiert hatte – so war es jedenfalls nicht nur mehrfach von Prozessbeobachtern gemutmaßt worden, sondern diesen Eindruck gewann jeder, der das Strafverfahren gegen Brähmer aufmerksam verfolgte.

Mai 2011, Verlust des Weltmeistertitels

Seinen WBO-Weltmeistertitel sollte Jürgen Brähmer gegen den Waliser Nathan Cleverly in der Wembley-Arena in London verteidigen. Nach mehrfacher Terminverschiebung wurde der Kampf endgültig auf den 21. Mai 2011 angesetzt. Die Verzögerungen kamen Brähmer entgegen, an dessen Kondition und Nerven der dreijährige Prozessmarathon gezerrt hatte. Doch die gewonnene Zeit reichte nicht aus, um seinen Trainingsrückstand wettzumachen. Drei Tage vor dem Pflichttermin sagte er den Kampf wegen einer im Training erlittenen Platzwunde ab. Daraufhin wurde ihm der Weltmeistertitel vom Boxverband WBO aberkannt.

So war Brähmer scheinbar doch noch von seinem unfairsten Gegner geschlagen worden – was auch immer das Motiv von Amre Z. oder den möglichen Drahtziehern im Hintergrund für den Tiefschlag gewesen sein mochte. Vor Gericht war der Boxer unbesiegt geblieben, aber seinen Weltmeistergürtel hatte er letztlich aufgrund der falschen Anschuldigungen und skrupellosen Machenschaften des Barbetreibers verloren.

2013 bis 2016, Brähmers Comeback

Aber Jürgen Brähmer hatte von Jugend an gelernt, niemals aufzugeben. Still und beharrlich arbeitete er an seinem Comeback – das ihm nach seinem Wechsel zum Sauerland-Boxstall eindrucksvoll gelang. Im Februar 2013 wurde er neuer Europameister im Halbschwergewicht, im Dezember desselben Jahres erkämpfte er sich den WBA-Weltmeistertitel, den er in den folgenden Jahren mehrfach erfolgreich verteidigte.

Im Oktober 2016 kam es sogar noch zu dem lang erwarteten Duell gegen Nathan Cleverly, das drei Jahre zuvor dem Gerichtsverfahren zum Opfer gefallen war. Brähmer war mittlerweile 38, für einen Profiboxer der Spitzenklasse ein fast schon ehrwürdiges Alter. Aufgrund einer Armverletzung musste er den Kampf abbrechen, und so wurde sein Gegner zum Sieger durch technischen K. o. erklärt. Brähmer war sich wohl bewusst, dass er die im Gefängnis und vor Gericht verlorenen Jahre nicht mehr aufholen und den Kampf gegen den härtesten aller Gegner – das eigene Altern – nicht gewinnen konnte. So beendete er seine aktive Karriere – und übernahm das Training des Nachwuchstalents Tyron Zeuge, der unter Brähmers Fittichen im November 2016 erstmals WBA-Weltmeister im Supermittelgewicht wurde und im Juni 2017 seinen Titel erfolgreich verteidigte.

Mord beim Sport

Laut Kriminalstatistik ist das Risiko äußerst gering, beim Joggen oder Spaziergang von Wildfremden im Wald überfallen und getötet zu werden. Der weitaus größte Teil aller Mord- und Totschlagsdelikte sind Beziehungstaten. Doch brutale Angriffe auf Jogger oder Spaziergänger an abgelegenen Orten schrecken die Öffentlichkeit immer wieder auf. Die Opfer sind oftmals Frauen, die abseits belebter Straßen allein unterwegs sind.

Einige Beispiele von vielen: In Berlin-Kreuzberg wurde im Juli 2002 eine Frau auf einem Friedhof durch Messerstiche von einem Unbekannten getötet. Die Tat wurde zwei Jahre später aufgeklärt, der Täter konnte aufgrund von Zeugenaussagen gefasst werden. Sein Motiv: Er wollte die Frau ausrauben. Im Sommer 2004 traf es eine 48-jährige Joggerin in München: Der Täter bedrohte sie mit dem Messer und vergewaltigte sie. Aufgrund von Zeugenaussagen konnte er wenig später gefasst werden. Drei Jahre danach wurde in Körchow, einem Ortsteil von Wittenburg in Mecklenburg-Vorpommern, eine 36-jährige Frau im Wald erschlagen; der Mörder wurde nie gefasst. Im Dezember 2016 sorgte der Fall einer 27-jährigen Joggerin, die in einem Waldstück bei Freiburg erst sexuell missbraucht und dann von ihrem Peiniger getötet wurde, bundesweit für Schlagzeilen. Anfang Juni 2017 wurde schließlich ein 40-jähriger rumänischer Fernfahrer festgenommen, der den Ermittlungsbehörden zufolge im dringenden Verdacht steht, die Joggerin vergewaltigt und getötet zu haben. Darüber hinaus wird ihm ein weiterer Mord angelastet: Im Januar 2014 soll er bei Kufstein in Österreich auf einem Weg am Ufer des Inn eine französische Studentin sexuell missbraucht und umgebracht haben. Der Fernfahrer konnte aufgrund einer Speichelprobe überführt werden, die zu den DNA-Spuren an beiden Opfern passt.

Viele Jogger – nicht nur Frauen – haben ein Pfefferspray dabei, wenn sie allein ihre Runden drehen. Oder wenigstens ihr Handy, um notfalls Hilfe herbeirufen zu können. Doch gegen einen Angreifer, der sein Opfer aus dem Hinterhalt mit einer Waffe attackiert, hilft auch kein Pfefferspray. Und zum Telefonieren bleibt den Überfallenen erst recht keine Zeit mehr.

Das – gefühlte und tatsächliche – Risiko lässt sich minimieren, indem man zu mehreren joggen geht. Das Opfer in dem nachfolgend geschilderten Fall wäre von dem mysteriösen Mann in Weiß bestimmt nicht angegriffen worden, wenn es an jenem Junimorgen in Begleitung – egal, ob männlicher oder weiblicher – durch den Wald gejoggt wäre.

Samstag, 19. Juni 2004, 8:50 Uhr, Hamburg-Steilshoop, Stadtwald am Bramfelder See

Zusammen mit ihrem Mann Holger fährt die 34-jährige Architektin Julia P. morgens in den Stadtwald am Bramfelder See. Beide wollen joggen, er wählt jedoch wie üblich eine größere Runde als seine Frau, da er ein ambitioniertes Laufprogramm absolviert. Dagegen bevorzugt Julia P. »aerobes Joggen« in gemäßigtem Tempo und bleibt zwischendurch immer wieder für gymnastische Übungen stehen.

Der Stadtwald am Bramfelder See ist ein beliebtes Ausflugsgebiet. Die zahlreichen Waldwege werden von Wanderern, Walkern und Joggern gerade am Wochenende stark frequentiert.

Um 8:50 Uhr hören Spaziergänger Schreie. Zwei Zeugen, Torsten R. und Heide W., finden kurz darauf Julia P., die stark blutend auf dem Waldboden liegt. Heide W. sieht, wie ein Radfahrer fluchtartig wegfährt, ein junger Mann, ganz in Weiß gekleidet.

Die Zeugen rufen einen Notarzt. Julia P. ist noch bei Bewusstsein und wirkt erstaunlich gefasst. Sie bittet darum, ihren Mann herbeizuholen, und erklärt, in welche Richtung er gelaufen ist. Torsten R. macht sich eilends auf den Weg. Unterdessen beschreibt das Opfer gegenüber Heide W. mit letzter Kraft den Täter: »Junger Mann, mittelgroß, blond. Kein Bart, keine Brille, gepflegtes Äußeres, attraktiv. Weiße Hose und weißes Oberteil. War mit einem orangefarbenen Fahrrad unterwegs.«

Kurz darauf verliert Julia P. das Bewusstsein. »Sagen Sie meinem Mann, dass ich ihn liebe«, sind ihre letzten Worte.

Minuten später trifft ihr Ehemann am Tatort ein. Nassgeschwitzt und kreidebleich kauert sich Holger P. neben seiner komatösen Frau auf den Waldboden. Er hält ihre Hand, streichelt ihr zärtlich über den Kopf. »Alles wird gut, Julia«, hört die Zeugin ihn immer wieder beschwörend flüstern. Aber für das Ehepaar P. wird nichts mehr gut.

Kurz darauf wird Julia P. per Notarztwagen ins Krankenhaus gebracht. Sie hat mehrere stark blutende Wunden in Brust und Bauch.

Samstag, 19. Juni 2004, 10:15 Uhr,
Unfallchirurgie der Universitätsklinik Hamburg-Eppendorf

Eine Stunde lang kämpfen der Chirurg Dr. Olaf K. und sein Team im Operationssaal um das Leben von Julia P. Die 34-Jährige hat insgesamt sieben, bis zu zehn Zentimeter lange Wunden im *Abdomen* (Bauch) und im *Thorax* (Brustkorb), die tief in den Körper hineinreichen und die *Aorta abdominalis* (Bauchaorta), das *Pankreas* (Bauchspeicheldrüse) und die Leber verletzt haben. Zwei weitere Verletzungen, die allerdings keine lebenswichtigen Organe oder größeren Gefäße in Mitleidenschaft gezogen haben, hat sie am linken Ellenbogengelenk und an der linken Hüfte.

Der Operateur und seine Assistenten können zwar die Blutung in der Bauchaorta stoppen, aber der vorherige Blutverlust war schon zu groß. »Bei nun stehender Hauptblutung«, vermerkt der OP-Bericht, »Entfernung der Aortenklemme [...]. Die Patientin wird jedoch trotz Massentransfusion via Level-One-Transfusionssystem und hochdosierter Katecholamin-Gabe [= Dopamin, Noradrenalin, Adrenalin und andere herz-/kreislaufstabilisierende Wirkstoffe] erneut reanimationspflichtig. Trotz nun im Wesentlichen stehender Blutung und palpatorisch effektiver Herzdruckmassage kommt es zu keiner Kreislauferholung bzw. spontan ausreichenden Herzaktionen. Die Reanimationsmaßnahmen werden [...] um 11:15 Uhr eingestellt.«

Julia P. ist den schweren Verletzungen, die ihr der Angreifer im Stadtwald zugefügt hat, erlegen.

Samstag, 19. Juni 2004, 11:30 Uhr, Hamburg-Steilshoop, Stadtwald am Bramfelder See

Nach dem tödlichen Angriff auf Julia P. ordnet Hauptkommissar Ralf T., Leiter der 3. Mordkommission des Landeskriminalamts Hamburg, umgehend eine großangelegte Suchaktion an. Das Waldstück, in dem die Architektin attackiert wurde, wird durch eine Einheit des Mobilen Einsatzkommandos abgeriegelt. Auf dem Waldboden, in Weihern und Tümpeln wird intensiv nach der Tatwaffe gesucht. Spürhunde werden eingesetzt, um die Fährte des Täters aufzunehmen – alles ohne Erfolg. Hunderte möglicher Beweisstücke – Papierfetzen, Zigarettenkippen, Trinkbecher, Fast-Food-Verpackungen – werden in einem Bereich von mehreren hundert Metern um den Tatort herum aufgesammelt und in Beweismittelbeuteln asserviert.

Die Ermittler klappern auch sämtliche Wohnhäuser und sonstige Anwesen in der spärlich besiedelten näheren Umgebung des Waldstücks ab und befragen Dutzende Personen. In dem nahe gelegenen Kogge-Hilfswerk treffen sie einen Sicherheitsbediensteten an, der ihnen erklärt, dass das Haupttor zu dem weitläufigen Gelände nicht verschlossen, aber Tag und Nacht durch eine Kamera überwacht werde.

Bei der Überwachungskamera handelt es sich allerdings um ein älteres Modell. Auf dem Video ist ein hell gekleideter junger Mann zu sehen, der laut Zeitstempel um 8:57 Uhr mit einem Mountainbike durch das Eingangstor des Kogge-Hilfswerks auf das Gelände fährt. Dort verliert sich seine Spur. Eine weitere Überwachungskamera, die ihn theoretisch gleichfalls hätte filmen können, ist defekt.

Das Gesicht des Radfahrers ist auf dem grobkörnigen Schwarzweißvideo nicht zu erkennen; die schlanke, jugendliche Statur, die helle Kleidung und das Mountainbike aber passen zu den Beschreibungen seitens des Opfers und der Zeugen vor Ort. Und noch etwas können die Ermittler aus dem dürftigen Videomaterial ableiten. Der Radler ist zügig und ohne sich umzusehen auf die Einfahrt des Kogge-Hilfswerks zugefahren. Ganz offensichtlich verfügt er hier über Ortskenntnisse.

Damit rückt das Kogge-Hilfswerk in den Fokus der Ermittlungen. Das Areal umfasst unter anderem ein Altenheim und eine Einrichtung zur psychosozialen Betreuung von Jugendlichen. Der Verdacht liegt nahe, dass der junge Mann in irgendeiner Beziehung zu der Einrichtung steht.

Samstag, 19. Juni 2004, 15:30 Uhr, Institut für Rechtsmedizin an der Universitätsklinik Hamburg-Eppendorf

Wie bei Tötungsdelikten üblich, wird eine Sofort-Obduktion angeordnet. Noch am selben Tag führe ich zusammen mit meiner Kollegin Dr. Kerstin D. die Obduktion von Julia P. durch. Als Todesursache stellen wir ein »*Verbluten durch Hiebverletzungen in Brust und Bauch*« fest. Die Wunden weisen allesamt die Charakteristika von halbscharfer Gewalteinwirkung auf: relativ scharf begrenzte Wundränder, die fast überwiegend einen jeweils wenige Millimeter breiten Schürfungssaum aufweisen. Aus diesem Verletzungsbild und aus der Tatsache, dass der Wundgrund bei jeder dieser Verletzungen kräftig unterblutet ist und sich dort Wundbrücken (nicht durchtrennte Nerven- und Bindegewebsstränge) nachweisen lassen, leite ich ab, dass die Architektin mit einem Beil oder axtähnlichen Hiebwerkzeug getötet wurde.

Dienstag, 22. Juni 2004, Hamburg-Alsterdorf, LKA-Gebäude Bruno-Georges-Platz

Nachdem sich die Ermittler mit einem Aufruf an die Öffentlichkeit gewandt haben, geht eine Flut von Hinweisen auf den mutmaßlichen Täter und sein auffälliges orangefarbenes Mountainbike bei der LKA-Hotline ein. Mehrere Dutzend Hinweise sind es schon am ersten Tag, 125 nach drei Tagen. Kein Wunder, die Staatsanwaltschaft hat 5000 Euro Belohnung für zielführende Informationen ausgesetzt.

Neben vielversprechenden Hinweisen, die umgehend von den Fahndern überprüft werden, müssen die Beamten an den Telefonen auch unzählige Anrufe von rachsüchtigen Zeitgenossen entgegennehmen, die den Aufruf als willkommene Gelegenheit ansehen, um ihnen missliebige Mitbürger zu denunzieren. Wie üblich bei solchen Aufrufen mangelt es nicht an Spinnern und selbst ernannten Witzbolden, die alles und jeden für die Tat verantwortlich machen.

Jedoch melden sich auch mehrere Zeugen, die kurz vor beziehungsweise nach der Tat am Geschehensort waren und angeben, den weiß gekleideten Mountainbiker in der Nähe beobachtet zu haben. Eine Zeugin, Mareike S., berichtet, dass ein weiß gekleideter junger Mann mit einem orangefarbenen Mountainbike eine Zeitlang hinter ihr hergefahren sei, während sie im Stadtwald gejoggt sei – nicht weit von der Stelle, wo Julia P. niedergestochen wurde, und nur wenige Minuten davor. Sie sei zunächst auf einem der Waldwege an ihm vorbeigejoggt, als er neben seinem Fahrrad an einem Baum gelehnt habe. Danach sei er minutenlang langsam hinter ihr hergefahren, ohne sie zu überholen oder den Abstand zu ihr zu verkürzen. Sie habe ein mulmiges Gefühl bekommen und sei, einem plötzlichen Impuls folgend, nach links direkt in das dichte Unterholz abgebogen, wohin er ihr mit seinem Fahrrad nicht folgen konnte. Während sie sich abseits des Weges von ihrer üblichen Joggingroute entfernt habe, sei der unheimliche Verfolger rasch aus ihrem Blickfeld verschwunden. Eine oder zwei Minuten nachdem sie sich ins Unterholz geschlagen habe, habe sie einen Schrei gehört, aber sie habe geglaubt, dass spielende Kinder oder Jugendliche geschrien hätten.

Ihre Schilderung des Tatverdächtigen ist zu ungenau für ein Phantombild. Mareike S. beschreibt den Radfahrer als zirka 15 bis 20 Jahre alt, etwa 1,70 bis 1,75 Meter groß und schlank. Er habe hellblondes bis braunes Haar und eine weiße Jacke beziehungsweise ein weißes Oberteil und eine weiße Hose getragen. Bei seinem Rad handele es sich um ein ganz oder teilweise orangefarbenes Mountainbike.

Ob der junge Mann bewusst versucht hat, eine der beiden Joggerinnen abzupassen, oder ob er nur zufällig in der Nähe war, ist auch drei Tage nach dem Mord an Julia P. noch völlig unklar. So unklar wie das mögliche Motiv des Angreifers. Julia P. wurde weder sexuell missbraucht noch ausgeraubt, und es gibt keinen Hinweis darauf, dass sich Täter und Opfer gekannt haben. *Vielleicht ist der Mörder psychisch gestört,* überlegt Hauptkommissar Ralf T.

Auch das private und berufliche Umfeld des Opfers – Verwandte und Bekannte, Freunde und Kollegen – wird in den ersten Tagen nach der Tat akribisch durchleuchtet. Gibt es in der Familie oder im Freundeskreis ein Motiv für die Tötung von Julia P.? Hat irgendjemand sich auffällig verhalten? Gab es einen Streit unter Kollegen? In jeder Hinsicht Fehlanzeige. Julia P., Angestellte in einem Architekturbüro, war bei Kunden, Kollegen und Vorgesetzten gleichermaßen beliebt.

Da es sich bei den weitaus meisten Tötungsdelikten um Beziehungstaten handelt, wird der Ehemann des Opfers routinemäßig besonders akribisch überprüft. Warum sind Julia und Holger P. auf getrennten Wegen durch den Wald gejoggt? Hat der Ehemann möglicherweise mit dem Mord an seiner Frau zu tun?

Doch Angehörige und Freunde beschreiben die Ehe von Julia und Holger P. als rundum glücklich. Die beiden kannten sich seit 20 Jahren und waren seit 1993 verheiratet. Anhaltspunkte für eine mögliche Beziehungstat finden die Ermittler nicht.

Zeitgleich mit der Durchleuchtung des persönlichen Umfelds von Julia P. wird auf dem Areal des Kogge-Hilfswerks intensiv nach dem Tatverdächtigen gesucht.

Diese Spur sieht zunächst recht vielversprechend aus. Warum ist der junge Radler nach der Tat ausgerechnet auf das Gelände des Kogge-Hilfswerks gefahren? Das Areal ist von hohen Mauern umsäumt und könnte für einen flüchtenden, ortsunkundigen Täter schnell zur Falle werden. Arbeitet er dort vielleicht als Pfleger? Das könnte auch seine weiße Kleidung erklären. Oder kannte er sich auf dem Gelände aus, weil er in dem dort angesiedelten Altenheim öfter seine Großmutter oder seinen Großvater besucht hat? Da es sich bei dem jungen Mann möglicherweise um einen Teenager handelt, könnte er auch im Jugendhilfe-Bereich des Kogge-Hilfswerks psychologisch behandelt worden sein. Damit ergeben sich für die Ermittler viele mögliche Ansatzpunkte, dem unbekannten Täter auf die Spur zu kommen.

Während Hauptkommissar T. über dem rätselhaften Fall brütet, kommt ihm ein Gedanke, der selbst einem erfahrenen Kriminalbeamten Schauer über den Rücken jagen kann. Die Hauptfigur in Stanley Kubricks weltberühmtem Film *A Clockwork Orange* (nach dem gleichnamigen Roman von Anthony

Burgess, deutsch *Uhrwerk Orange*) ist ein Psychopath namens Alex, der mit seiner Gang wahllos Opfer überfällt, sadistisch misshandelt und tötet. Genauso wie »Alex« ist Julia P.s Mörder ein junger Mann. Und genauso wie Kubricks Killer war auch der Mörder in Steilshoop bei seiner Bluttat ganz in Weiß gekleidet.

Um Kubricks Welterfolg aus den 1970er Jahren zu kennen, mag der Radfahrer zu jung sein, geht es dem Hauptkommissar durch den Kopf. Aber vielleicht hat ihn der Protagonist in einem neueren Film oder in einem Ego-Shooter-Game dazu inspiriert, in derart auffälliger Kleidung einen Mord zu begehen.

**Freitag, 9. Juli 2004, Hamburg-Alsterdorf,
LKA-Gebäude Bruno-Georges-Platz**

Knapp drei Wochen nach dem Mord an Julia P. ziehen Hauptkommissar T. und sein Team eine ernüchternde Zwischenbilanz.

Sie haben die mehr als 70 Mitarbeiter des Kogge-Hilfswerks, sämtliche Bewohner, Patienten und sogar deren Besucher überprüft. Besonders intensiv wurden alle jungen Männer zwischen 15 und 20 Jahren durchleuchtet, die zum Tatzeitpunkt oder kurz davor im Umkreis des Stadtwalds am Bramfelder See gemeldet waren. Doch alle Spuren, denen sie nachgegangen sind, haben sich als Sackgassen erwiesen. Der junge Mann auf dem Mountainbike ist nach wie vor ein Phantom. Ohne Namen, ohne Gesicht, ohne erkennbares Motiv.

Aber die Ermittler geben nicht auf. Noch Wochen nach dem Mord an Julia P. liegen Kriminalbeamte um den Tatort herum auf der Lauer – für den Fall, dass sich die alte Kriminalistenweisheit bewahrheiten sollte, der zufolge Täter immer an den Tatort zurückkehren. Schutzpolizisten gehen und fahren weiterhin Streife im Stadtwald und der näheren Umgebung, heften Hinweiszettel an Bäume, sprechen Spaziergänger und Jogger an.

Zudem prüfen die Kriminalbeamten einen möglichen Zusammenhang mit einer ähnlichen Bluttat, die sich im November 2003 in Hamburg-Bahrenfeld ereignet hat. Damals wurde ein Geschäftsmann gleichfalls frühmorgens beim Joggen getötet – allerdings durch 19 Messerstiche in den Kopf. Der Täter wurde nie gefasst, Motiv und Tatumstände sind so rätselhaft wie im Mordfall Julia P. Aber auch aus diesem Ansatz ergibt sich keine vielversprechende neue Spur.

Mit jedem Tag wird es weniger wahrscheinlich, dass die Ermittler noch einen Hinweis bekommen werden, der zum Durchbruch führen kann. Also wendet sich Hauptkommissar T. abermals an die Öffentlichkeit. »Jeder Hinweis kann wertvoll sein«, appelliert er über die Medien an mögliche Zeugen, die sich bis dahin noch nicht gemeldet haben, weil sie vielleicht glauben, keine ermittlungsrelevanten Beobachtungen gemacht zu haben.

»Im Moment ist so gut wie alles vorstellbar«, erklärt ein Polizeisprecher. »Sicher ist nur, dass das Opfer den Täter nicht persönlich kannte, sonst hätte sie das noch gesagt. Aber er könnte *sie* gekannt haben – ein Stalker etwa. Oder es war eine reine Zufallstat, ohne Zusammenhang zwischen Täter und Opfer. Aber das ist alles nur Spekulation.«

Dienstag, 20. Juli 2004, 11:00 Uhr, Hamburg-Alsterdorf, LKA-Gebäude Bruno-Georges-Platz

Zwei Monate sind seit dem Mord an Julia P. vergangen, als in der LKA-Zentrale eine weitere Besprechung zu diesem noch immer rätselhaften Verbrechen stattfindet. Meine Kollegin Dr. Kerstin D. und ich sollen den Spezialisten für Operative Fallanalyse (OFA) Rede und Antwort stehen. Kriminalhauptkommissar Christian Z. und sein Team haben uns vorab einen

Katalog mit Fragen zugesandt, von deren detaillierter Beantwortung sie sich Aufschluss über die Persönlichkeit und den *Modus operandi* des Täters erhoffen.

Die Aufklärungsquote bei Mordfällen ist in Deutschland allgemein hoch – in Berlin beispielsweise liegt sie regelmäßig deutlich über 90 Prozent. Trotzdem haben sich allein in der deutschen Hauptstadt von 1955 bis 2015 rund 200 ungeklärte Tötungsdelikte angesammelt – mehr als genug Arbeit für die Sonderermittler der OFA-Einheiten, die in allen Bundesländern in den jeweiligen Landeskriminalämtern insbesondere auf die Analyse ungeklärter Tötungsdelikte und schwerer Sexualstraftaten spezialisiert sind.

Mord verjährt nie, daher werden die Akten von ungelösten Fällen nie gänzlich geschlossen. Der technische Fortschritt bringt es mit sich, dass manche Fälle nach vielen Jahren oder sogar nach Jahrzehnten doch noch gelöst werden können, obwohl keine neuen Beweise aufgetaucht sind. Manchmal lässt sich aus minimalen DNA-Spuren, die vor langer Zeit asserviert wurden, durch neuartige Verfahren doch noch die Identität des Täters entschlüsseln, was dann unter Umständen zehn oder 20 Jahre nach der Tat zu seiner Verhaftung führt. In anderen Fällen haben die Täter zwar ihren genetischen Fingerabdruck am Tatort und/oder an ihrem Opfer zurückgelassen, doch da sie bis dahin noch nicht polizeiauffällig geworden sind, ist ihr DNA-Profil in den einschlägigen Datenbanken nicht enthalten. Die Ermittler müssen also darauf bauen, den Täter nach einem weiteren Tötungsdelikt oder einer anderen schweren Straftat schließlich doch noch fassen zu können. Aufgrund seines genetischen Fingerabdrucks kann ihm dann auch der weiter zurückliegende Mord zugeordnet werden.

Im aktuellen Fall sind erst gut acht Wochen seit der Tat vergangen, aber die von Hauptkommissar Ralf T. geleiteten Mordermittlungen kommen nicht voran.

Aus diesem Grund wurden die Spezialermittler von der Operativen Fallanalyse hinzugezogen, die ihrerseits meine Kollegin Dr. D. und mich als rechtsmedizinische Experten um Mithilfe gebeten haben.

Im Jahr 2000 hat eine Bund-Länder-Projektgruppe, bestehend aus hochrangigen, auf die Operative Fallanalyse spezialisierten Kriminalbeamten des Bundeskriminalamts und der Landeskriminalämter von Baden-Württemberg, Bayern, Berlin, Nordrhein-Westfalen und Schleswig-Holstein verbindliche *»Qualitätsstandards der Fallanalyse«* definiert. Darin ist unter anderem festgelegt, dass zum Zweck *»der Informationserhebung Kontaktaufnahme mit den zuständigen Rechtsmedizinern und ggf. sonstigen Gutachtern«* anzustreben sei.

Zu der Frage, inwieweit sich *»anhand der objektiven Verletzungsbefunde Rückschlüsse auf das Motiv und die Täterpersönlichkeit ziehen«* lassen, heißt es in dem Standardwerk *Täterprofile bei Gewaltverbrechen: »Erst unter Beachtung aller bekannten Fakten werden Verletzungen interpretierbar.«* Der Verfasser des rechtsmedizinischen Kapitels ist Prof. Klaus Püschel, Direktor des Instituts für Rechtsmedizin am Universitätsklinikum Hamburg-Eppendorf und somit mein Lehrer während meiner Hamburger Rechtsmediziner-Jahre. Zu unterscheiden sei zunächst zwischen *»unbeabsichtigter Gewalt«* und *»beabsichtigter Gewalt«*, führt er weiter aus. Bei Verletzungen durch absichtliche Gewaltanwendung seitens des Täters – im Fall Julia P. also bei den Hiebverletzungen – gelte es überdies zu bewerten, ob sie *»zur Erreichung des Tatziels in funktionaler Hinsicht erforderlich (Modus operandi)«* oder als *»Täterverhalten«* zu deuten seien, *»das über das absolut Notwendige der Tatbegehung hinausgeht«; als »Handschrift«* des Täters also, die Rückschlüsse auf seine Persönlichkeit und Motivation bei der Tatausführung erlaubt.

Bei der Besprechung mit dem Hamburger OFA-Team will Hauptkommissar Z. von meiner Kollegin und mir unter anderem wissen, ob die *»Reihenfolge der Beibringung der Hiebverletzungen«* anhand der Obduktionsbefunde rekonstruiert werden kann. Eine konkrete Abfolge der Wunden können wir jedoch nicht sicher benennen, da sie alle separat gesetzt wurden, das Opfer bei allen Beilhieben noch am Leben war und schließlich auch durch die medizinischen Maßnahmen (Notarzt, Reanimation, OP) das Verletzungsbild verändert worden ist.

»Die Rekonstruktion der Hiebverletzungen am Körper des Opfers spricht bei einem Angriff von vorn eher für ein rechtshändiges Zuschlagen mit dem Hiebwerkzeug respektive Beil«, fassen die Fallanalytiker in einem internen Vermerk unsere diesbezüglichen Erläuterungen zusammen. Üblicherweise wäre bei einem Rechtshänder *»eine Verletzungsabfolge im Brust-/Bauchbereich von oben links nach unten rechts«* zu erwarten.

»Kann es sein, dass das Opfer schon am Boden gelegen hat, als ihm einige der Beilhiebe beigebracht worden sind?«, will Kriminalhauptkommissarin Maria C. vom OFA-Team von mir wissen.

»Diese Frage lässt sich aus rechtsmedizinischer Sicht weder bejahen noch verneinen«, erkläre ich ihr. »Anhaltspunkte dafür, dass der Täter auf dem liegenden Opfer gesessen oder gekniet hätte, als er ihr die Verletzungen zufügte, haben wir bei der Obduktion jedenfalls nicht gefunden. Die räumliche Nähe der Verletzungen in Thorax und Abdomen spricht für eine schnelle zeitliche Abfolge dieser Hiebe. Die Hiebverletzungen in Ellenbogen und Flanke sind weniger tief, was darauf hindeuten könnte, dass sie dem Opfer als letzte beigebracht worden sind, während es sich bereits abwandte. Das Blutspurenmuster an Kleidung und Körper von Julia P. wurde durch Reanimationsmaßnahmen, den Transport ins Krankenhaus und die dortige Notoperation nachträglich verändert. Daher kann ich aus den Blutabrinnspuren an Körper und Kleidung des Opfers keine Rückschlüsse mehr darauf ziehen, in welcher Position genau sich Frau P. zum Zeitpunkt des Zufügens der jeweiligen Hiebverletzungen befunden hat.«

»Gibt es Anzeichen dafür, dass der Täter die Waffe möglicherweise von einer Hand in die andere gewechselt hat oder sie beim Zuschlagen gedreht oder gewendet hat?«, lautet eine weitere Frage der Fallanalytiker.

Das verneine ich. »Das Verletzungsmuster lässt klar erkennen, dass er die Waffe bei jedem Hieb mit der Waffe auf die gleiche Art und Weise gehalten hat.«

Das besondere Interesse der Kriminalbeamten gilt der Beschaffenheit des Hiebwerkzeugs, mit dem Julia P. getötet wurde. Es muss sich dabei um ein Beil oder eine Axt gehandelt haben – das belegt das von mir bei der Obduktion festgestellte Verletzungsmuster, das als halbscharfe Gewalt klassifiziert werden kann. Aber lässt sich aus dem Aussehen der Hiebverletzungen noch genauer auf die verwendete Tatwaffe schließen, beziehungsweise lassen sich daraus Charakteristika der Waffe ableiten?

In unserem Obduktionsgutachten ist von »klaffenden Wunden mit relativ scharf begrenzten Wundrändern, die fast überwiegend einen jeweils wenige Millimeter breiten Schürfungssaum aufweisen« die Rede. »Aber was genau bedeutet das für die Art der Tatwaffe?«, fragt mich Hauptkommissar Z. »Aus dem Verletzungsbild lässt sich rückschließen, dass die Schneide des in unserem Fall verwendeten Hiebwerkzeugs bis zu zehn Zentimeter breit und im vorderen Teil einige Millimeter dick ist – sehr wahrscheinlich handelt es sich nicht um ein herkömmliches Beil, sondern um ein Handbeil, wie es im Outdoorbereich verwendet wird, oder eine kleine Axt. Aber auch eine Art Tomahawk kommt in Frage«, antworte ich.

»Müsste der Täter nicht auch mit dem Blut des Opfers in Berührung gekommen sein?«, will Hauptkommissar Z. noch wissen.

»Nicht zwangsläufig«, sage ich, »die Hiebe in Abdomen und Thorax haben hauptsächlich zu inneren Blutungen geführt, oberflächlich gelegene Schlagadern sind nicht verletzt worden, so dass nach außen nur vergleichsweise wenig Blut ausgetreten ist. Wenn überhaupt, dann könnte der Täter durch Übertragung von der Tatwaffe mit Blut von Frau P. in Berührung gekommen sein.«

Der Hauptkommissar stimmt mir zu. »Gerade bei seiner weißen Kleidung hätte er sonst zwangsläufig Aufsehen erregt, wenn er sich mit dem Blut des Opfers beschmiert hätte.«

Damit ist unser Beitrag vorerst beendet. Hauptkommissar Z. und seine Kollegin machen sich daran, die neu hinzugekommenen Erkenntnisse in das komplexe Puzzle ihrer Fallanalyse zum Mordfall Julia P. einzubauen, durch die sie dem Täter doch noch auf die Spur zu kommen hoffen.

Freitag, 30. Juli 2004, 14:00 Uhr, Hamburg-Alsterdorf, LKA-Gebäude Bruno-Georges-Platz

Zehn Tage darauf präsentiert Hauptkommissar Christian Z. seine Fallanalyse bei einem Meeting in der LKA-Zentrale. Anwesend sind das OFA-Team, Hauptkommissar Ralf T. und seine Kollegen von der zuständigen Mordkommission, der forensische Psychiater Prof. K. sowie, seitens der Rechtsmedizin, Dr. D. und ich.

Die Methodik der Operativen Fallanalyse, erläutert Hauptkommissar Z. zunächst, zielt auf größtmögliche Objektivität bei der Datenanalyse. Diese soll unter anderem durch das Teamprinzip (wechselseitige Korrektur) und einen interdisziplinären Ansatz sowie dadurch gewährleistet werden, dass die Teammitglieder nicht unter akutem Ermittlungsstress stehen. Zum Zweck der Rekonstruktion wird die Tat in einzelne Sequenzen zergliedert; bei jedem dieser Schritte wird herausgearbeitet, über welche Entscheidungsoptionen der Täter jeweils verfügt hat. Sodann werden Hypothesen zum wahrscheinlichen Ablauf der einzelnen Sequenzen gebildet, die schließlich zu einer Gesamthypothese zusammengefügt werden. Das Resultat ist idealerweise ein ganzheitliches Tatmodell, das alle Befunde widerspruchsfrei integriert und die Ableitung in sich schlüssiger Annahmen zum Tathergang, zur Motivlage und zur Täterpersönlichkeit erlaubt.

Diese aufwendige Methode hat offenkundige Vorteile: Sie ermöglicht ein tieferes und fundiertes Fallverständnis und die Formulierung konkreter und begründeter Ermittlungsempfehlungen. »So weit die Theorie«, schließt Hauptkommissar Z. seine einleitenden Ausführungen ab, um sich nunmehr dem konkreten Fall zuzuwenden.

Hier benennt der OFA-Leiter als Erstes die grundlegenden Herausforderungen, die er zugleich mittels PowerPoint-Präsentation auf die Leinwand projiziert: »Erstens: Handelt es sich bei der Person auf dem Video der Überwachungskamera wirklich um den Täter? Zweitens: Worin besteht das handlungsleitende Motiv des Täters? Drittens: Warum ist nicht die andere Joggerin, die der Täter zuerst verfolgt hat, Opfer geworden – sondern Julia P.? Viertens: Durch die schlechte Spurenlage ist die Identifizierung des Täters bisher nicht möglich gewesen.«

Sodann präsentiert der Hauptkommissar eine Liste mit allen bekannten Ereignisdaten in chronologischer Reihenfolge: von der Ankunft des Ehepaars P. im Stadtwald am Bramfelder See bis hin zum Versterben von Frau P. in der Klinik.

Als Nächstes skizziert er ein Bild des Opfers anhand der ermittelten biographischen Daten und Gewohnheiten. Demnach führte das kinderlose Ehepaar P. eine harmonische Ehe. In ihrem beruflichen und privaten Umfeld konnten keine signifikanten Stressfaktoren ausgemacht werden. Häufig, aber in unregelmäßigen Abständen, fuhren sie zu dem betreffenden Waldstück. Laut Ehemann Holger P. entschlossen sie sich am Tattag spontan, nach dem Frühstück dorthin zum Joggen zu fahren.

Der nächste Punkt in der Präsentation des OFA-Leiters: der Tatort. Er liegt auf dem Gebiet von Steilshoop, einem Hamburger Stadtteil mit insgesamt 250 Hektar Fläche, knapp 20 000 Einwohnern, viel Wald und Grün sowie – entgegen dem schlechten Image von Steilshoop – unauffälligen Kriminalitätsraten. Gewaltdelikte kommen hier nicht häufiger vor als in gutbürgerlichen Stadtteilen wie Hamburg-Rotherbaum oder Hamburg-Othmarschen.

»Der Tatort im engeren Sinn«, fährt Hauptkommissar Z. fort, »ist ein Waldweg im Stadtwald am Bramfelder See. Es handelt sich um ein bei Spaziergängern, Walkern und Joggern beliebtes Naherholungsgebiet.«

Er projiziert Landkarten des betreffenden Waldstücks auf die Leinwand, darin markiert die Laufstrecken des Opfers und des Ehemanns sowie das von Birken gesäumte Wegstück, an dem Julia P. niedergestochen wurde. Auf einem weiteren Kartenausschnitt in größerem Maßstab ist zusätzlich die Wegstrecke eingezeichnet, auf der der Radfahrer die Zeugin Mareike S. verfolgte, bevor sie querfeldein in den Wald flüchtete, woraufhin er nur Minuten später Julia P. attackierte.

Diverse Fotos füllen nun nacheinander die Leinwand, mit unterschiedlichen Ausschnitten des Tatorts und der unmittelbaren Umgebung. Schritt für Schritt wird die Wegstrecke von Heide W. rekonstruiert, der zweiten Augenzeugin, die unmittelbar nach der Tat am Tatort eintraf, dort die schwerverletzte Julia P. am Boden liegend fand und den weiß gekleideten Radfahrer fluchtartig davonfahren sah.

»Die Spurenlage ist schwierig, wie schon eingangs gesagt«, fährt Hauptkommissar Z. fort. »Wir haben zwar ein Paar weiße Handschuhe auf einem Waldweg in unmittelbarer Nähe des Tatorts gefunden« – auf der Leinwand sind die auf dem Waldboden liegenden Fingerlinge in verschiedenen Perspektiven zu sehen –, »aber wir wissen nicht, ob es der Täter war, der diese Handschuhe getragen hat. Vielleicht haben sie mit dem Geschehen vom 19. Juni auch nicht das Geringste zu tun. Auffällig ist, dass an den Handschuhen keinerlei DNA festgestellt werden konnte, genauso wie an den Fingernagelabschnitten des Opfers, die bei der Obduktion asserviert und dann in der Rechtsmedizin untersucht worden sind.«

Er wirft mir einen Blick zu. »›Keine DNA‹ wäre zu viel gesagt«, schränke ich ein. »Wir haben geringfügige DNA-Spuren an den Fingernägeln des Opfers gefunden und im Labor untersucht. Dabei konnten wir ein schwaches männliches Merkmal feststellen, aber wir haben zu wenig Material für einen Datenbank-Abgleich.«

Hauptkommissar Z. nickt. »Die Untersuchungen an der Bekleidung des Opfers dauern noch an, wie ich Ihrem Begleitschreiben zum Obduktionsgutachten entnommen habe«, sagt er zu mir. »Aber bislang wurden auch an der Joggingbekleidung von Frau P. keine brauchbaren Spuren gefunden.«

»Das ist leider richtig«, sage ich.

»Damit sind wir schon beim nächsten Punkt«, fährt der Hauptkommissar fort, »den rechtsmedizinischen Obduktionsbefunden. Julia P. hatte insgesamt sieben Verletzungen als Folge halbscharfer Gewalteinwirkung, die Reihenfolge dieser Hiebverletzungen ist nicht objektiv belegbar. Es gibt keine Anzeichen für stumpfe Gewaltanwendung und ebenso keine Anhaltspunkte für einen Angriff gegen den Hals des Opfers. Das heißt, der Täter muss sie überrumpelt und sofort auf sie eingestochen haben.«

Es folgen Präsentationsfolien mit Detailfotos jeder einzelnen Verletzung des unbekleidet auf dem Obduktionstisch liegenden Opfers. Daneben hat der OFA-Leiter jeweils aufgelistet, wo die Tatwaffe in den Körper eindrang, ob die Wunde an der Körperoberfläche waagrecht oder senkrecht angeordnet ist und welche Organe beziehungsweise Strukturen im Verlauf der Wunden in der Tiefe des Körpers verletzt wurden.

Zu »Hieb Nr. 2« beispielsweise ist aufgeführt: »unterhalb der rechten Brust; verletzt 7. Rippe; endet im rechten Leberlappen«. Oder zu »Hieb Nr. 4«: »Hiebverletzung linker Ellenbogen; glatte Durchtrennung des Knochens (Elle); hierfür muss ein Widerlager vorhanden sein; These: Bei Zufügung dieser Hiebverletzung lag das Opfer.«

»Aus rechtsmedizinischer Sicht«, fasst der OFA-Leiter unsere

Befunde zusammen, »spricht die Lokalisation und Anordnung der Hiebverletzungen also eher für einen Angriff von vorn beziehungsweise von der Seite, und zwar durch einen Rechtshänder. Die Beilhiebe in den Oberkörper liegen nahe beieinander und wurden in derselben Richtung ausgeführt, was für eine schnelle Abfolge bei der Ausführung spricht. Außer den Hiebverletzungen finden sich keine Anzeichen für eine äußere Gewalteinwirkung. Und: Der Täter muss bei den Verletzungen, die er dem Opfer beigebracht hat, nicht unbedingt mit Blut in Berührung gekommen sein. Ist das so korrekt?«, wendet er sich direkt an mich. Ich nicke.

Hauptkommissar Ralf T., der Ermittlungsleiter im Fall Julia P., meldet sich zu Wort. »Als ich am Tattag vormittags am Tatort eingetroffen bin, war Frau P. gerade erst mit dem Notarztwagen ins Krankenhaus gebracht worden«, sagt er. »Auf dem Waldboden, in dem mit Flatterband abgesperrten Bereich, war relativ wenig Blut zu sehen.«

Schließlich kommt Hauptkommissar Z. zur Rekonstruktion des Tathergangs. »Die Zeugin Mareike S., die zunächst von dem Täter verfolgt wurde, beschreibt diesen als zirka 18-jährigen Deutschen, etwa 1,75 Meter groß, kurze, dunkelblonde Haare, weiß gekleidet, schlank, attraktiv und gepflegt. Sie hat den Mann zuerst überholt, als er neben seinem Fahrrad, das an einem Baum lehnte, ›Ausschau haltend‹ am Wegrand stand; kurz darauf bemerkt sie, dass er ihr mit dem Fahrrad folgt. Er fährt zwei bis drei Minuten lang hinter ihr her, ohne sie zu überholen oder den Abstand zu ihr zu verkürzen. Sie hört das Geräusch der Fahrradreifen auf dem Waldweg hinter sich, ist zunehmend beunruhigt. Da nimmt sie eine ihr entgegenkommende Joggerin wahr: das Opfer Julia P. Die Zeugin läuft an Frau P. vorbei, die sich sehr langsam – fast im Schritttempo – bewegt. Kurz darauf biegt die Zeugin von ihrer ursprünglichen Joggingroute ab und hetzt durch das Unterholz, um möglichst viel Abstand zwischen sich und den Mann auf dem Mountainbike zu bringen. Zu diesem Zeitpunkt sind ihrer Erinnerung nach keine Fahrradgeräusche mehr zu hören. Als sie sich kurz darauf umsieht, ist der Radfahrer verschwunden. Mareike S. joggt eine oder zwei Minuten lang weiter, dann hört sie ›aufgeregte Laute‹. So weit diese Zeugenaussage.« Hauptkommissar Z. projiziert eine weitere Folie mit Bullet Points auf die Leinwand. »Daraus abgeleitet nun unsere These zum Tathergang«, fährt er fort. »Der Radfahrer sieht Julia P. im gleichen Moment, in dem auch die Zeugin das Opfer wahrnimmt. Mareike S. entfernt sich kurz darauf von seiner Route, indem sie abseits des Weges weiterläuft. Was ihr höchstwahrscheinlich das Leben rettet, denn in das dichte Unterholz kann er ihr auf seinem Fahrrad nicht ohne weiteres folgen. Jetzt gerät Julia P. in seinen Fokus. Er hält an und steigt von seinem Fahrrad oder fährt so langsam, bis die Zeugin im Unterholz außer Sichtweite ist, als er Frau P. erreicht. Vermutlich nähert er sich dem Opfer von dessen rechter Seite und hält dabei seine Waffe versteckt, so dass Frau P. keinen Verdacht schöpft. Hieb Nr. 1 auf unserer Liste, der sie in die rechte Brust trifft, war vermutlich auch die zeitlich erste Verletzung, da der Schlag mit dem Handbeil oder was es letztlich war, nahezu senkrecht ausgeführt wurde. Wir gehen nicht von einem Frontalangriff aus, denn in diesem Fall wären die Hiebverletzungen eher in der linken Körperhälfte des Opfers zu erwarten. Und wir schließen aus, dass er sich dem Opfer mit sichtbarer Tatwaffe genähert hat. In diesem Fall hätte sich das Opfer höchstwahrscheinlich umgedreht, um zu fliehen, und dann hätten wir Verletzungen an der Körperrückseite. Dem Verletzungsbild zufolge blieb sie aber arglos stehen; dazu passt auch das Fehlen von typischen aktiven oder passiven Abwehrverletzungen.« Der OFA-Leiter unterbricht sich und trinkt einen Schluck aus dem bereitstehenden Wasserglas. »Wir haben zwei Zeugen, Herrn Torsten R. und Frau Heide W., die Frau P. unmittelbar nach der Tat auf dem Waldboden liegend vorgefunden haben«, fährt er fort. »Frau W. hat den weiß gekleideten Radfahrer auf dem orangefarbenen Mountainbike noch fluchtartig in Richtung Waldausgang wegfahren sehen. Und sie hat gehört, wie das Opfer den Täter beschrieben hat. Herr P. hat um 8:57 Uhr die 112 angerufen; nach seiner Angabe war das etwa drei Minuten nachdem er die Hilferufe des Opfers gehört hat. Demnach könnte die Tat um 8:54 Uhr geschehen sein. Um 8:59 Uhr nahm die Kamera am Haupttor des Kogge-Hilfswerks den weiß gekleideten Radfahrer auf, der durch das offene Tor auf das Gelände des Hilfswerks fährt. Eine Rekonstruktion durch Ermittler der 3. Mordkommission« – er nickt in Richtung von KHK T. – »hat ergeben, dass man mit dem Rad für die Strecke vom Tatort bis zum Haupttor des Kogge-Hilfswerks rund viereinhalb Minuten benötigt.«

Hauptkommissar Z. unterbricht sich erneut und bedenkt seine aufmerksam lauschenden Zuhörer mit bedeutungsvollen Blicken. »Kommen wir nun also zu den Resultaten«, fährt er fort und projiziert eine weitere Folie auf die Leinwand. »Erstens: Handelt es sich bei der Person auf dem Video der Überwachungskamera um den Täter? Die Angaben der Zeugen in Bezug auf Zeit und Ort sind stimmig und widerspruchsfrei. Das gilt auch für ihre Schilderungen der Person des Radfahrers, die sogar in ungewöhnlichen Details übereinstimmen. Alle drei Zeugen beschreiben ihn als jungen, gepflegt wirkenden Mann, weiß gekleidet und attraktiv. Somit ist die Wahrscheinlichkeit sehr hoch«, betont der OFA-Leiter, »dass es sich bei der Person auf dem Video um unseren Täter handelt.«

Er klickt auf seinen Laptop und ruft die nächste Folie auf. »*Mögliches Motiv*«, lautet hier die Überschrift. »Wir haben – erstens – keine Anzeichen für ein *sexuelles Motiv*«, führt er aus, »und wir haben zweitens auch keine Anzeichen für ein *Raubmotiv*. Waldsportler sind für Raubüberfälle generell ungeeignete Opfer, da sie meist keine Wertgegenstände mit sich führen; zudem lassen die Kleidung und die Leiche von Julia P. keine Rückschlüsse auf ein Raubmotiv zu. Drittens haben wir keine Anzeichen für ein *eskaliertes Tötungsdelikt*, wie es sich etwa aus einer Streitsituation heraus entwickelt haben könnte.

Das klare Verletzungsbild und das Fehlen sonstiger Verletzungen außer den Hiebverletzungen, insgesamt also die fehlende Dynamik in dem Tatgeschehen, sind mit der Annahme eines eskalierten Tötungsdelikts nicht vereinbar. Viertens passt das Verletzungsbild auch nicht zu einem *hassgesteuerten Täter,* der durch die Tat seine aufgestaute Wut entlädt. Bei Tötungsdelikten aus Hass oder Frustration sind erfahrungsgemäß mehr Verletzungen zu erwarten, die dem Opfer in aller Regel nicht nur am Oberkörper beigebracht werden. Fünftens spricht das Vortatverhalten des Täters aber auch nicht für ein *zielgerichtetes Tötungsdelikt:* Der Täter verfolgte ja zunächst ein anderes potenzielles Opfer, die Zeugin Mareike S., und gab sich ihr aktiv zu erkennen, indem er sich von ihr überholen ließ und dann minutenlang hinter ihr herfuhr. Anschließend ließ er von ihr ab und wählte anscheinend spontan Frau P. als Opfer.«

Hauptkommissar Z. ruft die nächste Präsentationsfolie mit Stichpunkten auf.»Handelt es sich – sechstens – möglicherweise um eine *Verwechslung?*«, fährt er fort.»Hatte es der Täter also eigentlich auf ein anderes Opfer abgesehen? Dagegen spricht, dass sich Frau P. durch ihr ›aerobes‹, auffällig langsames Joggen, unterbrochen von Gymnastikübungen, auf charakteristische Weise durch den Wald bewegte. Am wahrscheinlichsten ist daher, dass der Täter die Tat aus einem sogenannten *irrationalen Motiv* begangen hat. Oder anders gesagt: Nur der Täter selbst weiß und kann erklären, warum er genau diese Tat begangen hat.«

Unter den Ermittlern von der Mordkommission macht sich leichte Unruhe breit.»Verstehen Sie mich nicht falsch«, fährt Hauptkommissar Z. in ihre Richtung gewandt fort.»Das soll keineswegs bedeuten, dass der Täter irrational im Sinne von blindwütig gehandelt hätte. Ganz im Gegenteil. Wie Sie wissen, haben wir frühzeitig einen forensischen Psychiater in unsere Fallanalyse eingebunden.« Er nickt in Richtung von Prof. K.»Aufgrund seines Gutachtens und der mit ihm geführten Gespräche haben wir ein Psychogramm des Täters

entwickelt, das ich nun noch kurz skizzieren werde. Also, welche Rückschlüsse können wir hinsichtlich Täter, Tatvorbereitung und Tatausführung ziehen?«
Er klickt auf seinen Laptop, die nächste Folie mit aufgelisteten Stichpunkten erscheint auf der Leinwand. »Die Tatausführung und auch das sonstige Verhalten des Täters sprechen für ein rationales und kontrolliertes Handeln«, fährt Hauptkommissar Z. fort. »Sein *Motiv* ist höchstwahrscheinlich irrational, bei der Tatvorbereitung und -ausführung dagegen ist er methodisch und überlegt vorgegangen. So sind Tatzeit und Tatort objektiv günstig. Noch relativ früh an einem Samstagmorgen ist die Chance groß, in dem Waldstück auf vereinzelte Opfer zu treffen, und das Risiko ist aus Tätersicht gering, durch ein größeres Aufkommen anderer Personen bei der Tatausführung gestört zu werden. Daher ist die Wahrscheinlichkeit hoch, dass er Tatort und Tatzeit geplant hat. Wir gehen davon aus, dass er sich vor der Tat längere Zeit mit seinem Vorhaben auseinandergesetzt, Risiken gegeneinander abgewogen und auf die günstigste Gelegenheit gewartet hat. Für ihn handelt es sich um ein ›Großprojekt‹, das er in seinen Gedanken und seiner Phantasie vielleicht schon seit Monaten vorbereitet und ausgesponnen hat, bevor er sich schließlich an die praktische Umsetzung, die Verwirklichung seiner Phantasien, wagt. Ihm geht es nicht darum, ein Opfer einfach durch Beilhiebe zu töten, er hat vielmehr eine bestimmte Choreographie im Kopf. Zunächst trifft der Täter auf die Zeugin Mareike S.«, spricht der Hauptkommissar nach einer kurzen Pause weiter. »Er erwägt, sein ›Großprojekt‹ mit ihr als Opfer auszuführen, aber sie entspricht wahrscheinlich nicht hinreichend seinen Vorstellungen. Sie bewegt sich zu schnell und hat hinsichtlich Mimik und Körpersprache ›auf Alarm geschaltet‹, seit sie ihn bemerkt hat. Ein anderes Opfer ist aber vorerst nicht in Sicht. Deshalb verhält er sich gegenüber Frau S. zögerlich, folgt ihr und wägt seine Risiken ab. In der Phantasie hat er die Tat wahrscheinlich schon oftmals ausgeführt, aber der Schritt zur

Verwirklichung ist groß. Und riskant. Für den Täter ist unklar, ob er die Tat an diesem Tag, mit diesem potenziellen Opfer, das er da vor sich hat, ausführen oder die Verwirklichung weiter aufschieben soll.

Dann kommt plötzlich Julia P. in sein Blickfeld, und zeitgleich schlägt sich Mareike S. sozusagen ins Gebüsch, wird für ihn als Opfer damit unerreichbar. Sofort erkennt er aber, dass stattdessen Julia P. als Opfer sehr gut für ihn geeignet ist. Sie bewegt sich langsam, sie ist arglos, auf sich selbst konzentriert und allein. Und sie läuft ihm direkt in die Arme. Von dem Moment an, als er sie auf sich zukommen sieht, bis zur Tat hat er rund zwei Minuten Zeit für die Risikoabwägung. ›Mache ich's jetzt? Ja? Nein? Was spricht dagegen? Was dafür?‹ Höchstwahrscheinlich ist er in der Vergangenheit schon mehrfach mit dem Fahrrad durch den Wald gecruist, hat mögliche Opfer beobachtet und in seiner Phantasie die Tat durchgespielt. Möglicherweise bewegt er sich dabei in einer Scheinwelt, die von einem virtuellen Rollenspiel inspiriert ist und in der ihm als dem ›Helden‹ die Aufgabe zukommt, genau diese Tat zu begehen. Deshalb begibt er sich in den Wald, und deshalb ist er mit dem Fahrrad unterwegs, einem Fahrzeug, das für unauffällige Sondierung und rasche Flucht bestens geeignet ist.

Auch die Wahl der Tatwaffe spricht für eine rationale Planung«, führt der OFA-Leiter weiter aus. »Ein Handbeil oder ein Tomahawk mit kurzem Stiel ist eine zum Töten sehr gut geeignete Waffe, die man problemlos in jedem Baumarkt oder im Internet erwerben und unter der Kleidung unauffällig mit sich führen kann. Dass die Tatwaffe trotz intensiver Suche bisher nicht gefunden wurde, könnte bedeuten, dass der Täter sie trotz des damit verbundenen hohen Risikos mitgenommen hat und in einem Versteck aufbewahrt, bei sich zu Hause oder an einem anderen Ort. Vielleicht weil die Waffe ihm etwas bedeutet oder er damit eine besondere Symbolik oder Erinnerung verbindet. Die weiße Kleidung könnte etwas Festliches für ihn darstellen. Vielleicht liegt hierin eine nur für den Täter nachvollziehbare Symbolik. Seine Kleidung und die Waffe nach Art eines Tomahawks zusammengenommen könnten für ihn eine rituelle Kampfmontur darstellen, so etwas wie eine ›festliche Kriegerausrüstung‹. Das könnte erklären, warum er seine Tat allem Anschein nach gründlich geplant und erst nach zögerlicher Risikoabwägung ausgeführt hat, andererseits aber sein Risiko, gefasst zu werden, durch die auffällige Kleidung und die ungewöhnliche Tatwaffe deutlich erhöht hat. Gleichwohl spricht die rationale und kontrollierte Tatausführung dafür, dass wir es nicht mit einem Psychopathen der klassischen Art zu tun haben.«

Hauptkommissar Z. unterbricht sich erneut und klickt auf seinem Laptop herum. Eine weitere PowerPoint-Folie mit Stichwort-Informationen wird auf der Leinwand sichtbar.

»Welche Aussagen können wir sonst noch hinsichtlich des Täters ableiten?«, fährt er fort. »Höchstwahrscheinlich kennt er sich im Stadtwald und der näheren Umgebung von Steilshoop aus. Er weiß genau, wie er schnell wieder aus dem Wald hinausgelangt, und er fährt geradewegs auf das Gelände des Kogge-Hilfswerks. Das Areal weist eine Reihe von Seitenausgängen auf, die mit dem Fahrrad mühelos passiert werden können. Ein ortsunkundiger Täter hätte befürchtet, in eine Falle zu geraten, da das Areal von außen durch seine hohen Mauern wie in sich abgeschlossen wirkt. Unser Mann will nach der Tat aber so schnell wie möglich in seinen geschützten Bereich zurück. Daraus lässt sich schließen, dass sich der Ankerpunkt des Täters innerhalb des Kogge-Hilfswerks oder in dessen unmittelbaren Umgebung befindet.

Des Weiteren ist davon auszugehen, dass es sich bei dem Mord an Julia P. um eine *Ersttat* handelt – dafür sprechen das Alter des Täters und die Art der Tatbegehung. Denkbar ist, dass er in geordneten Verhältnissen noch bei seinen Eltern lebt, jedoch unter emotionaler Unterversorgung leidet und sich daher in eine Scheinwelt geflüchtet hat. In einer glücklichen Beziehung lebt er vermutlich nicht. Aber man sollte ihn sich auch nicht als Außenseiter am Rand der Gesellschaft vorstellen, sondern als einen Einzelgänger, der vieles mit sich selbst ausmacht. Das bedeutet keineswegs, dass er von seinem Umfeld als psychisch auffällig wahrgenommen werden muss. Auch in der Gruppe der polizeibekannten Räuber, Gewalt- und Intensivtäter wird er eher nicht zu suchen sein. Aufgrund seines rationalen und kontrollierten Planungs- und Tatausführungsverhaltens ist nicht zu erwarten, dass er sich durch besonders emotionale Reaktionen verrät, wenn er ins Visier der Ermittler gerät. Er ist der nette Junge oder junge Mann von nebenan, der spontan als sympathisch und attraktiv wahrgenommen wird und gleichzeitig ein so durchschnittliches Aussehen hat, dass er unbemerkt in der Menge verschwinden kann.«

In einem Rasterprofil fasst Hauptkommissar Z. die wesentlichen Informationen nochmals zusammen:

- *»Der Täter ist männlich, schlank, mittelblond, von west- bzw. osteuropäischem Typus.*
- *Er ist weder Bart- noch Brillenträger, 14–28 Jahre alt und 1,68–1,88 Meter groß – also möglichweise deutlich älter und höher gewachsen als von Julia P. und den Zeugen am Tatort beschrieben. Damit tragen wir dem Umstand Rechnung, dass die menschliche Wahrnehmung gerade in Extremsituationen stark verzerrt sein kann.*
- *Der geographisch lokalisierbare Ankerpunkt des Täters befindet sich höchstwahrscheinlich im Bereich des Kogge-Hilfswerks oder in einem Umkreis von zirka zwei Kilometern.*
- *Durch Raub, gefährliche Körperverletzung oder als Intensivtäter ist der Gesuchte bislang eher nicht polizeiauffällig geworden.*
- *In DNA-Dateien ist sein Profil höchstwahrscheinlich nicht hinterlegt.*
- *Er wohnt bei seinen Eltern bzw. einem Elternteil oder allein; eher nicht in einer Beziehung mit einer gleichaltrigen Frau.*
- *Ein auf ihn zugelassenes Auto besitzt er eher nicht.*

- *Über seinen Bildungsstand sind keine Aussagen möglich.*
- *Ob er Schüler, Auszubildender, berufstätig oder arbeitslos ist, lässt sich gleichfalls nicht ableiten.«*

Der wahrscheinliche Tatablauf, Persönlichkeit und Motiv des Täters sind damit klar strukturiert und formuliert – aber nach wie vor hat der Täter kein Gesicht und keine Identität.

Freitag, 13. August 2004, 14:00 Uhr, Hamburg-Alsterdorf, LKA-Gebäude Bruno-Georges-Platz

Aus den Resultaten der Fallanalyse haben Hauptkommissar Z. und sein Team eine Reihe von Ermittlungsempfehlungen für die Mordkommission abgeleitet:

- Wahrscheinlich lebt der Täter in dem Wohngebiet, das durch einen Radius von zwei Kilometern um das Kogge-Hilfswerk definiert ist. Aus der Gesamtheit der dort wohnhaften oder häufig anwesenden Männer der entsprechenden Altersgruppe sollten also diejenigen herausgefiltert werden, die möglichst viele der im Rasterprofil aufgelisteten Merkmale aufweisen. Diese Personen sollten (ggf. nochmals) intensiv durchleuchtet, Alibis und persönlicher Hintergrund überprüft werden.
- Wahrscheinlich hat der Täter die Tatwaffe, da sie für ihn eine besondere Bedeutung haben könnte, an einem geheimen Ort versteckt. Die Ermittler sollten – durch persönliche Befragung vor Ort, durch Aufrufe in den Medien, Flyer-Verteilung usw. – gezielt fragen, wer ein Handbeil, eine Axt mit kurzem Stiel oder einen Tomahawk schon einmal gesehen hat.
- Der Täter ist höchstwahrscheinlich ein sozial und psychisch unauffälliger Einzelgänger von ›sympathischem‹ Auftreten, dem Angehörige und Freunde, Schul- oder Berufskollegen eine solche Tat nicht zutrauen würden. Die Ermittler soll-

ten die Bevölkerung im betreffenden Wohngebiet bitten, darüber nachzudenken, auf welchen jungen Mann mit dem entsprechenden Aussehen in ihrer Umgebung diese Beschreibung zutreffen könnte – und der Polizei jede scheinbar noch so geringfügige Auffälligkeit im Hinblick auf diese Personen zu melden.

In den Wochen zuvor haben die Mordermittler mehrere Dutzend junger Männer zwischen 15 und 20 Jahren überprüft, die im Kogge-Hilfswerk oder der näheren Umgebung wohnhaft oder häufiger anwesend sind. Demnach könnte der Täter unter den Personen sein, deren Alibis und persönliche Hintergründe von den Ermittlern schon durchleuchtet wurden. Vielleicht wurde er in einem Vernehmungsraum von den Ermittlern bereits befragt, verhielt sich unverdächtig und kontrolliert – und verließ das LKA-Gebäude als freier Mann.

Möglicherweise wollte er sich durch die Tat lediglich beweisen, dass er zu einem perfekten Mord fähig ist, überlegt Hauptkommissar T. *Und anschließend ist er in sein Leben als netter, unauffälliger junger Mann von nebenan zurückgekehrt.*

Nicht nur für die Hinterbliebenen des Opfers, sondern auch für die mit dem Fall betrauten Kriminalbeamten ist das eine schwer erträgliche Vorstellung. Und ein neuer Ansporn, auf der Grundlage der fallanalytischen Resultate und Empfehlungen die Ermittlungen nochmals zu intensivieren.

Doch vom Täter selbst fehlt nach wie vor jede Spur.

Donnerstag, 16. August 2007, Hamburg-Alsterdorf, LKA-Gebäude Bruno-Georges-Platz

Nochmals zweieinhalb Jahre später ist der Mord an Julia P. noch immer ungeklärt. Doch Hauptkommissar Ralf T. von der zuständigen Mordkommission gibt die Hoffnung weiterhin nicht auf. Auf dem Stadtplan, der in seinem Büro an der Wand hängt, markiert eine Stecknadel die Stelle in dem Waldstück am Bramfelder See, an der die Architektin vor mittlerweile mehr als drei Jahren niedergestochen wurde.

»Ich nehme mir immer wieder mal die Akte vor«, erklärt er gegenüber Reportern einer Lokalzeitung. Selbstverständlich sei er nach wie vor zuversichtlich, diesen Fall eines Tages aufklären zu können. »Ich bin optimistisch und ehrgeizig. Sonst wäre ich besser Verwaltungsbeamter geworden. Ich bin neugierig und versuche, mich in die Täterpersönlichkeit hineinzudenken. Warum hat er das gemacht? Warum gerade so und nicht anders? Warum hier und warum mit einem Handbeil oder Tomahawk?«

Der Chefermittler sieht den Tatort im Wald noch genau vor sich, wie er sich ihm im Juni vor drei Jahren dargeboten hat. »Die Birken am Wegrand. Der Waldboden, auf dem das Opfer schon nicht mehr lag, als ich damals eingetroffen bin.« Julia P. war bereits mit dem Rettungswagen zur Klinik gebracht worden.

Nach dem Mord sei er noch mehrfach am Tatort gewesen, erzählt er den Reportern. »Neue Erkenntnisse führen zu neuen Bewertungen.« Doch trotz aller Bemühungen haben er und sein Team in all den Jahren keine verwertbaren neuen Erkenntnisse gewonnen. Ganz zu schweigen von einem Durchbruch bei der Fahndung nach dem jungen Radler in Weiß.

Unbeirrbar setzt Hauptkommissar T. darauf, auch diesen Fall über kurz oder lang aufklären zu können. Seine Hoffnung richtet sich nach wie vor auf mögliche Zeugen, die sich bislang nicht gemeldet haben. »Die meisten Täter können mit ihrem schlechten Gewissen nicht gut leben und müssen über die Tat mit jemandem reden.«

Ein wenig klingt es wie das sprichwörtliche Pfeifen im Walde.

Fast fünf Jahre nach dem Mord an Julia P. kommt überraschend Bewegung in die festgefahrenen Ermittlungen. Plötzlich scheint die Aufklärung des Falls zum Greifen nah. In einem Supermarkt in Hamburg-St. Pauli wird ein 78-jähriger Mann ermordet. Aus unerfindlichem Grund zückt der Täter an der Wursttheke ein Handbeil und schlägt damit wuchtig immer wieder auf sein Opfer ein. Der Senior stirbt noch am Tatort, der Angreifer wird festgenommen. Er heißt Florian K. und ist 28 Jahre alt.

Kriminalhauptkommissar Ralf T. von der 3. Hamburger Mordkommission ist für das Tötungsdelikt in St. Pauli eigentlich nicht zuständig. Doch als er von dem Fall erfährt, ist er wie elektrisiert. Die Parallelen zum Mordfall Julia P. sind unübersehbar. Der Täter ist in beiden Fällen ein junger Mann. Die Tatwaffe ist beide Male ein Handbeil. Und genauso wie Julia P. wurde auch das Opfer in St. Pauli ohne Vorwarnung angegriffen und mit mehreren Beilhieben getötet.

Hat Florian K. fünf Jahre zuvor auch Julia P. umgebracht? Ist er derselbe junge Mann, der damals mit dem orangefarbenen Mountainbike unterwegs war? Den das Opfer und mehrere Zeugen als schlank, gepflegt, mittelgroß und 15 bis 20 Jahre alt beschrieben haben? Damals war Florian K. 24 Jahre alt.

Durchaus möglich, dass er auf die unter Stress stehenden Zeugen noch jünger gewirkt hat, sagt sich Hauptkommissar T. *Auch die Fallanalytiker sind seinerzeit davon ausgegangen, dass der Mörder von Julia P. einige Jahre älter sein könnte als von den Zeugen geschätzt.*

Umgehend nehmen Hauptkommissar T. und sein Team die neue Spur auf. Doch auch diese Fährte erweist sich kurz darauf als Sackgasse. Florian K. hat dunkle Haare, und die trug er im Sommer 2004 schulterlang. Das geht aus Zeugenaussagen und seiner Bewerbungsmappe aus jener Zeit hervor. Sein Porträtfoto, auf dem er eine Pferdeschwanz-Frisur à la David

Garrett trägt, wurde laut Stempel auf der Rückseite am 22. Juni 2004 aufgenommen – drei Tage nach dem Mord an Julia P.

Freitag, 18. Dezember 2009, Hamburg-Alsterdorf, LKA-Gebäude Bruno-Georges-Platz

»Die Spur sah wirklich vielversprechend aus«, erzählt Oberkommissarin Laura H. Monate nach dieser großen Enttäuschung TV-Reportern. Die Kriminalbeamtin gehört zur 3. Mordkommission und war bei den Ermittlungen im Fall Julia P. von Anfang an dabei.
»Aber das wäre zu schön gewesen, um wahr zu sein«, fügt Hauptkommissar T. hinzu. Julia P. sei ein Zufallsopfer gewesen, fährt er fort, davon sei er nach wie vor überzeugt. »Der Täter ist morgens mit der Tatwaffe, ein Handbeil oder Tomahawk, in den Wald gefahren, um irgendjemanden zu töten«, sagt der leitende Mordermittler. »Vor der Tat gab es keinen Streit zwischen Täter und Opfer. Er schlug unvermittelt mit der Waffe auf Julia P. ein. Das Motiv ist bis heute vollkommen unklar.«
Der Hauptkommissar ist sich genauso wie die Oberkommissarin sicher, dass es sich bei dem weiß gekleideten jungen Mountainbike-Fahrer um den Mörder von Julia P. handeln muss. Doch der Tatverdächtige hat nach wie vor kein Gesicht. Die technischen Möglichkeiten zur Nachbearbeitung von Bildern sind zwar in den letzten Jahren deutlich besser geworden, aber das Video vom Eingangsbereich des Kogge-Hilfswerks ist von so schlechter Qualität, dass selbst die beste Optimierungssoftware keine individuellen Gesichtszüge aus dem grob gerasterten Material hervorzaubern kann.
Mehr als 3000 Personen haben die Kriminalbeamten seit Beginn der Ermittlungen vor viereinhalb Jahren überprüft, bilanziert Hauptkommissar T. Am Tatort im Wald steht ein Mahnmal, das die Erinnerung an die Bluttat wachhält. Durch Anschläge an den Bäumen im Umkreis und Flugblattaktionen

versuchen die Kriminalbeamten nach wie vor, Zeugen aufzutreiben, die unter Umständen doch noch den entscheidenden Hinweis liefern können. »Vielleicht hat sich der Täter doch jemandem anvertraut«, sagt Hauptkommissar T. »Vielleicht hat er auch nur Andeutungen gemacht oder geprahlt, und diejenigen, mit denen er gesprochen hat, haben dem keine Bedeutung beigemessen oder wollen ihn nicht anschwärzen. In diesem Fall hoffen wir sehr, dass sich der Zeuge ein Herz fasst und uns davon erzählt. Auch vermeintlich Banales kann uns weiterhelfen.«

Doch die Hoffnung auf einen spät sich offenbarenden Zeugen erfüllt sich auch in der Folgezeit nicht. Obwohl nach wie vor Hinweise beim LKA in Hamburg eingehen.

Möglicherweise haben die Ermittler den Täter von Anfang an am falschen Ort gesucht. »Vielleicht lebte er damals schon in einer anderen Stadt, vielleicht auch nur in einem anderen Bezirk von Hamburg«, überlegt Oberkommissarin H. »Vielleicht kannte er den Stadtwald am Bramfelder See nur deshalb gut, weil er dort im Viertel ab und an zu Besuch war.«

Gerade bei Ermittlungen zu Tötungsdelikten müssen die Kriminalbeamten immer den nächstliegenden Anknüpfungspunkten als Erstes nachgehen. »Wir gehen systematisch vor und können dadurch bestimmte Dinge ausschließen«, erklärt sie. »Wenn wir von Ortskenntnis des Täters ausgehen, konzentrieren wir uns natürlich auf das Umfeld des Tatorts.«

Die kriminalistischen Methoden sind vielfach praxiserprobt und führen – gerade bei Mordermittlungen – fast immer zum Erfolg. Mit der Operativen Fallanalyse wurde zudem eine der schärfsten kriminalistischen Waffen eingesetzt. Dass ein Tötungsdelikt trotz allem unaufgeklärt bleibt, ist äußerst selten – aber es kommt eben vor. So wie im Fall Julia P. Umso mehr nagen solche Fälle an den verantwortlichen Ermittlern. Auch wenn sie die betreffende Akte zur Seite legen müssen, halten sie ständig weiter Ausschau nach dem entscheidenden Hinweis, der doch noch zum Durchbruch führen könnte.

So geht es auch Hauptkommissar Ralf T. und Oberkommissarin Laura H. mit dem Mordfall Julia P. Wenn ihnen ein anderer Fall mit ähnlichem Tatmuster und/oder Täterprofil ins Blickfeld gerät, schrillen bei ihnen sofort die Alarmsirenen. Wie im Fall des 78-Jährigen, der im Mai 2009 von Florian K. im Supermarkt mit einem Handbeil getötet wurde. Oder wie im Fall einer 29-jährigen Frau, die im Juli desselben Jahres in Mecklenburg getötet wurde. Auch sie wurde beim Joggen überfallen, allerdings wurde sie mit einem Messer getötet. Doch auch hier stellte sich heraus: Der Mord in Mecklenburg hat mit dem Verbrechen im Hamburger Stadtwald nichts zu tun. Der Mörder der 29-jährigen Joggerin war ein polizeibekannter Sexualstraftäter. Anhand der DNA, die er am Tatort zurückließ, wurde er rasch identifiziert: ein 45-jähriger Mann, also deutlich zu alt, um fünf Jahre zuvor von Julia P. und diversen Zeugen für einen Teenager gehalten zu werden.

Wieder eine Spur, die sich als falsch herausstellt. Wieder eine Hoffnung weniger. Und ein Grund mehr, unbeirrt weiterzuermitteln, bis auch der Mörder von Julia P. eines Tages gefasst und seiner gerechten Strafe zugeführt werden kann.

Persönliche Anmerkung: Berlin, Sommer 2017

Seit über zwanzig Jahren habe ich es regelmäßig mit den verschiedensten Arten von Tötungsdelikten und den unterschiedlichsten Tätertypen zu tun und kann ohne Übertreibung behaupten, dass ich alle Facetten des gewaltsamen Todes kenne. Trotzdem ist der Fall Julia P. für mich ein ganz besonderer Fall, den ich niemals vergessen werde. Es ist der gewaltsame und völlig sinnlose Tod einer jungen Frau, die abrupt und ohne Vorwarnung aus einem erfüllten und glücklichen Leben herausgerissen wurde.

Dieser ungelöste Mordfall begleitet mich jetzt seit weit mehr als einem Jahrzehnt, und ich stelle seitdem immer wieder fest, dass ich bei Pressemeldungen ähnlicher Tötungsdelikte – die Joggerinnen im Wald als Opfer betreffen – automatisch versuche, Parallelen zu dem Mord an Julia P. festzustellen. Zudem bin ich nach wie vor von der unglaublichen Kaltblütigkeit erschüttert, mit der der Mörder von Julia P. vorging. Ich glaube nicht an den perfekten Mord, aber in diesem Fall scheint der Täter dem schon sehr nahe gekommen zu sein.

Nicht zuletzt lässt mich der Gedanke nach wie vor erschaudern, dass die Zeugin Mareike S. nur deshalb ihr Leben retten konnte, weil sie, einer inneren Eingebung folgend, den Waldweg verließ und sich ins Unterholz schlug. Diese Eingebung bewahrte sie vor dem Tod, kostete aber stattdessen Julia P. das Leben. Doch ich möchte nicht missverstanden werden: Mareike S. hat keinerlei Schuld an dieser Bluttat. Ein kaltblütig agierender Killer, der immer noch auf freiem Fuß ist, hat das Leben von Julia P. ausgelöscht.

Nachwort

Wenn Sie alle Kapitel dieses Buches gelesen haben, haben Sie nicht nur einen Einblick in die Welt der Rechtsmedizin, Ermittlungsbehörden und Strafgerichte bekommen, sondern auch einiges über unsere Arbeitsweisen und Methoden gelernt. Aber mit Sicherheit sind Ihnen noch zwei weitere Dinge klargeworden: Das vermeintlich Böse, das sich klar definieren lässt, ist nicht das wahre Böse, und nichts ist unmöglich, nur weil es unwahrscheinlich ist. Diese beiden Feststellungen sind tatsächlich die Kernaussagen, auf die sich in der Rechtsmedizin und Polizeiarbeit alles herunterbrechen lässt.

Wie kein anderes medizinisches Fach ist die Rechtsmedizin ein Spiegel der Gesellschaft. Sie beleuchtet die jeweils aktuellen gesellschaftlichen Probleme, sei es der Tod des kleinen Volkan im Jahr 2000, der eine damals längst überfällige Verschärfung der Gesetze und Vorschriften zum Umgang mit gefährlichen Hunden in Deutschland nach sich zog, sei es Betrug am Sozialstaat durch den vermeintlichen »Waldjungen« Ray, der es 2011 bequemer fand, in Berlin auf Kosten anderer zu leben, als aus eigener Kraft seinen Lebensunterhalt zu bestreiten, oder sei es der Piratenpolitiker Gerwald Claus-Brunner, der uns 2016 anschaulich vor Augen führte, dass Politiker nicht nur Menschen, sondern mitunter auch die schlechteren Menschen sind. Um nur drei Beispiele aus dem Fundus dieses Buches zu nennen.

Von dem großen Schriftsteller und Dichter Hermann Hesse stammt die Textzeile »*Und jedem Anfang wohnt ein Zauber inne ...*«. Als Rechtsmediziner möchte man hinzufügen: »*... und manchem Ende dann ein Schrecken*«.

Danksagung

Zunächst danke ich Ihnen, meine verehrten Leserinnen und Leser, dass Sie mir als Autor von populärwissenschaftlichen Sachbüchern, Debattenbüchern und Thrillern auch nach zehn Jahren nach wie vor die Treue halten. Es freut mich, dass Ihr Interesse an irrwitzigen, teils unglaublichen, zumeist sehr tragischen, aber in jedem Fall immer spannenden Anekdoten, Geschichten und echten Fällen aus der Rechtsmedizin ungebrochen (und nicht *zerbrochen* …) ist.

Rechtsmedizin ist Teamarbeit – wie schon mehrfach von mir betont, ist dies die Leitmaxime im Sektionssaal, im Labor und am Tatort. Und deshalb gilt mein großer Dank an erster Stelle allen meinen Mitarbeitern der beiden Berliner rechtsmedizinischen Institute – dem Institut für Rechtsmedizin der Charité und dem Landesinstitut für gerichtliche und soziale Medizin – sowie der Berliner Gewaltschutzambulanz. Danken möchte ich gleichfalls Fachkollegen anderer rechtsmedizinischer Institute, ärztlichen Kollegen anderer Fachrichtungen sowie Mitstreitern bei der Staatsanwaltschaft, im Landeskriminalamt Berlin, im Bundeskriminalamt, im Auswärtigen Amt, bei der Generalbundesanwaltschaft, der Generalstaatsanwaltschaft Berlin und der Generalstaatsanwaltschaft Brandenburg.

Im Speziellen danke ich (in alphabetischer Reihenfolge):

Jürgen Brähmer, *Boxweltmeister*

Privatdozent Dr. Claas Buschmann, *Institut für Rechtsmedizin der Charité, Berlin*

Denise Dümpelmann, *Landesinstitut für gerichtliche und soziale Medizin, Berlin*

Dr. Edwin Ehrlich, *Landesinstitut für gerichtliche und soziale Medizin, Berlin*

Rechtsanwalt Johannes Eisenberg, *Berlin*

Dr. Saskia Etzold, *Gewaltschutzambulanz der Charité, Berlin*

Privatdozent Dr. Sven Hartwig, *Institut für Rechtsmedizin der Charité, Berlin*

Dr. Sieglinde Herre, *Institut für Rechtsmedizin der Charité, Berlin*

Jana Hoffmann, *Institut für Rechtsmedizin der Charité, Berlin*

Oberstaatsanwalt Ralph Knispel, *Staatsanwaltschaft Berlin*

Dr. Senat Krasnici, *Klinik für Unfall- und Wiederherstellungschirurgie der Charité, Berlin*

Dr. Klaus Krocker, *Landesinstitut für gerichtliche und soziale Medizin, Berlin*

KHK Olaf Kühntopf, *7. Mordkommission, Landeskriminalamt Berlin*

Cindy Lichtenstein, *Landesinstitut für gerichtliche und soziale Medizin, Berlin*

Cornelia Martius, *Landesinstitut für gerichtliche und soziale Medizin, Berlin*

Dr. Dejana Matejic, *Landesinstitut für gerichtliche und soziale Medizin, Berlin*

Philipp Möller, *Landesinstitut für gerichtliche und soziale Medizin, Berlin*

Privatdozentin Dr. Marion Nagy, *Institut für Rechtsmedizin der Charité, Berlin*

Dr. Lars Oesterhelweg, *Institut für Rechtsmedizin der Charité, Berlin*

Prof. Dr. Dr. Fritz Pragst, *Institut für Rechtsmedizin der Charité, Berlin*

Prof. Dr. Klaus Püschel, *Institut für Rechtsmedizin, Hamburg*

Prof. Dr. Lutz Roewer, *Institut für Rechtsmedizin der Charité, Berlin*

Dr. Frank Rosenbaum, *Landesinstitut für gerichtliche und soziale Medizin, Berlin*

Dr. Larissa Rößler, *Gewaltschutzambulanz der Charité, Berlin*

KHK Christian Schulz, *Operative Fallanalyse, Landeskriminalamt Berlin*

Dr. Markus Schwaiger, *Landesinstitut für gerichtliche und soziale Medizin, Berlin*

Ein großes Dankeschön auch an meinen Lektor Thomas Tilcher, meinen Verleger Hans-Peter Übleis und meinen Literaturagenten Roman Hocke.

Meiner Frau Anja danke ich dafür, dass sie mir im Privatleben immer den Rücken frei hält und mir in beruflichen Belangen immer mit den richtigen Ratschlägen zur Seite steht. Und um das mal mit einer richtig abgedroschenen Phrase (die aber im Kern seit Menschengedenken gültig ist) in Anlehnung an Aretha Franklin und Annie Lennox mit einem Zitat aus dem Song *Sisters Are Doin' It For Themselves* zu unterlegen:

> *Now, there was a time,*
> *when they used to say,*
> *that behind every great man,*
> *there had to be a great woman.*

Michael Tsokos

Literaturverzeichnis

Killer auf vier Pfoten
Heinze S, Feddersen-Petersen DU, Tsokos M, Buschmann C, Püschel K (2014) Tödliche Attacken von Hunden auf Kinder. *Rechtsmedizin* 24: 37–41
Rothe K, Tsokos M, Handrick W (2015) Tier- und Menschenbissverletzungen. *Deutsches Ärzteblatt* 112: 433–443

Ein schlimmer Finger
Püschel K, Hildebrand E, Hitzer K, Al-Hashimy S (1998) Selbstverstümmelung als Versicherungsbetrug. *Unfallchirurgie* 24: 75–80
Hildebrand E, Hitzer K, Püschel K (2001) Simulation und Selbstbeschädigung. Verlag Versicherungswirtschaft, Karlsruhe

Just hanging around
Brinkmann B, Banaschak S, Bratzke H, u. v. m. (1997) Fehlleistungen bei der Leichenschau in der Bundesrepublik Deutschland. *Archiv für Kriminologie* 199: 1–12, 65–74
Anders S, Tsokos M, Püschel K (2003) Todesfälle im Gewahrsam. Rechtsmedizin 13: 77–81
Pollak S (2005) Rechtsmedizinische Aspekte des Suizids. *Rechtsmedizin* 15: 235–249
Braun C, Tsokos M (2006) Häufigkeit von Simon-Blutungen bei verschiedenen Todesarten. *Rechtsmedizin* 16: 302–308
Püschel K (2009) Quo vadis »ärztliche Leichenschau«? *Rechtsmedizin* 19: 389–390
Kralovec K, Plöderl M, Yazdi K, Fartacek R (2009) Die Rolle von Religion und Religiosität in der Suizidologie. *Psychiatrie & Psychotherapie* 1: 17–20
Felthous AR, Saß H (2010) Zusammenhang zwischen Art der strafbaren Handlung und Suizid in Haftanstalten der USA. *Forensische Psychiatrie, Psychologie & Kriminologie* 4: 170–181

Rabe K, Konrad N (2010) Aktuelle Aspekte des Gefängnissuizids. *Forensische Psychiatrie, Psychologie & Kriminologie* 4: 182–192

Weber T, Förste D, Tsokos M (2013) Zusammenhang zwischen Suizidhäufigkeit und sozialer Lage in Berlin. *Rechtsmedizin* 23: 383–390

Die Akte Demmler

Hayashi T, Hartwig S, Tsokos M, Oesterhelweg L (2014) Postmortem multislice computed tomography (pmMSCT) imaging of hangman's fracture. *Forensic Science, Medicine, and Pathology* 10: 3–8

Tattoli L, Buschmann CT, Tsokos M (2014) Remarkable findings in suicidal hanging. *Forensic Science, Medicine, and Pathology* 10: 639–642

Versalzen

Späth G, Czech K, Bartels O (1982) Vergiftungen und akute Arzneimittelüberdosierungen. De Gruyter, Berlin

Geisler L (2006) Innere Medizin: Lehrbuch für Pflegeberufe. Kohlhammer Verlag, Stuttgart

Herrmann B, Dettmeyer R, Banaschak S, Thyen U (2008) Kindesmisshandlung. Springer Medizin Verlag, Heidelberg

Buschmann CT, Lange F, Tsokos M (2010) Tödliche Intoxikation mit Kochsalzlösung. *Archiv für Kriminologie* 226: 48–54

Baden gegangen

Riepert T, Rittner C (1999) Tod in der Badewanne. Ein Beitrag zur Relevanz der ärztlichen Leichenschau. *Notfall & Rettungsmedizin* 2: 486–491

Brzank P (2009) (Häusliche) Gewalt gegen Frauen: sozioökonomische Folgen und gesellschaftliche Kosten. *Bundesgesundheitsblatt – Gesundheitsforschung – Gesundheitsschutz* 52: 330–338

Püschel K, Mittelacher B (2016) Tote schweigen nicht. Ellert und Richter Verlag, Hamburg

Obduktionsprotokoll und weitere rechtsmedizinische und polizeiliche Berichte zum Tod von Whitney Houston: http://www.auto psyfiles.org/reports/Celebs/houston,%20whitney_report.pdf

Abgestürzt

Türk EE, Tsokos M (2004) Pathologic features of fatal falls from height. *American Journal of Forensic Medicine and Pathology* 25: 194–199

Byard RW, Tsokos M (2006) Avulsion of the distal tibial shaft in aircraft crashes: a pathological feature of extreme decelerative injury. *American Journal of Forensic Medicine and Pathology* 27: 337–339

Überfordert

Tsokos M (2015) Misshandlung älterer Personen. In: Madea B (Hrsg.) Rechtsmedizin, 3. Auflage. Springer Medizin Verlag, Heidelberg, 532–538

»Von drauß' vom Walde komm ich her ...«

Püschel K, Tsokos M (2014) Altersdiagnostik: Einseitig. *Deutsches Ärzteblatt* 111: A-1146 / B-985 / C-932

K. o. durch Tiefschlag

Betz P, Lignitz E, Eisenmenger W (1995) The time-dependent appearance of black eyes. *International Journal of Legal Medicine* 108: 96–99

Mord beim Sport

Musolff C, Hoffmann J (Hrsg.) (2001) *Täterprofile bei Gewaltverbrechen.* Springer Verlag, Berlin Heidelberg New York 2001

Michael Tsokos

Die Klaviatur des Todes

Deutschlands
bekanntester Rechtsmediziner
klärt auf

Ein Toter auf einer Berliner Straße – Opfer eines heimtückischen Mordes oder ein tragischer Unfall? Eine grausam verstümmelte Frauenleiche – war es ein brutales Sexualverbrechen? Ein Ehepaar mit schweren Vergiftungssymptomen – standen die beiden auf der Todesliste des russischen Geheimdiensts?

Der Rechtsmediziner Michael Tsokos wird immer dann von den Ermittlungsbehörden um Hilfe gebeten, wenn sie bei ihrer Aufklärungsarbeit rechtsmedizinische Expertise benötigen. Er soll herausfinden, was die Toten nicht mehr erzählen können: War es Mord? War es Suizid? Oder war es ein Unfall? Realistisch und hautnah schildert Tsokos rätselhafte Fälle, an deren Lösung er selbst maßgeblich beteiligt war. Im Obduktionssaal und im Labor fügt der Forensik-Spezialist die Indizien wie Puzzleteile zu einem Gesamtbild zusammen, das zur Rekonstruktion des Falles führt.

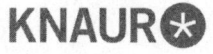